Hematologia e Hemoterapia Pediátrica
Um Guia Prático

Série Atualizações Pediátricas

- Oftalmologia pediátrica e os desafios mais frequentes *(2022)*
- Nutrição na consulta pediátrica – como conduzir *(2022)*
- Aleitamento materno na era moderna – vencendo desafios *(2021)*
- O dia a dia do pediatra *(2021)*
- Cuidados paliativos na prática pediátrica *(2019)*
- Dermatologia pediátrica no consultório *(2019)*
- Infectologia nas emergências pediátricas *(2019)*
- Medicina do sono *(2019)*
- Pneumologia pediátrica no consultório *(2019)*
- Puericultura passo a passo *(2019)*
- Da queixa clínica à reumatologia pediátrica *(2019)*
- Adolescência e sexualidade – visão atual *(2016)*
- Atualização em alergia e imunologia pediátrica: da evidência à prática *(2016)*
- Do pediatra ao endocrinologista pediátrico: quando encaminhar *(2016)*
- Pediatria ambulatorial: da teoria à prática *(2016)*
- A saúde mental na atenção à criança e ao adolescente: os desafios da prática pediátrica *(2016)*
- Atualizações em terapia intensiva pediátrica – 2ª edição *(2014)*
- Doenças pulmonares em pediatria: atualização clínica e terapêutica *(2014)*
- Hematologia e hemoterapia pediátrica *(2013)*
- Obesidade no paciente pediátrico: da prevenção ao tratamento *(2013)*
- Otorrinolaringologia para o pediatra – 2ª edição *(2013)*
- Odontopediatria para o pediatra *(2013)*
- Imunizações em pediatria *(2013)*
- Oncologia para o pediatra *(2012)*
- Gastroenterologia e hepatologia na prática pediátrica – 2ª edição *(2012)*
- O recém-nascido de muito baixo peso – 2ª edição *(2010)*
- Oftalmologia para o pediatra *(2010)*
- Emergências pediátricas – 2ª edição – revisada e ampliada *(2010)*
- Atualidades em doenças infecciosas – manejo e prevenção *(2009)*

O presente livro passou por criterioso processo de revisão científica e gramatical pelos coordenadores, editores e produtores. No entanto, ainda assim, está exposto a erros. Caso haja dúvida, solicitamos ao leitor entrar em contato com a Sociedade de Pediatria de São Paulo (SPSP).

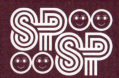

Sociedade de Pediatria de São Paulo
Departamento Científico de Hematologia e Hemoterapia

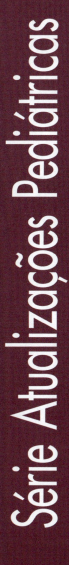

Hematologia e Hemoterapia Pediátrica

Um Guia Prático

Coordenadoras

Miriam Verônica Flor Park

Andrea Angel

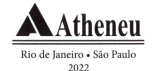

Rio de Janeiro • São Paulo
2022

Sociedade de Pediatria de São Paulo
– Diretoria de Publicações –

Diretora: Cléa Rodrigues Leone

Membros: Antonio Carlos Pastorino, Antonio de Azevedo Barros Filho, Celso Moura Rebello, Cléa Rodrigues Leone, Fabio Carmona, Gil Guerra Junior, Luis Eduardo Procopio Calliari, Marina Carvalho de Moraes Barros, Mário Cícero Falcão, Paulo Henrique Manso, Ruth Guinsburg, Sonia Regina Testa da Silva Ramos, Tamara Beres Lederer Goldberg, Tulio Konstantyner

Coordenadora Editorial: Paloma Ferraz
Assistente Editorial: Rafael Franco

EDITORA ATHENEU

São Paulo — Rua Maria Paula, 123 – 18º andar
Tel.: (11) 2858-8750
E-mail: atheneu@atheneu.com.br

Rio de Janeiro — Rua Bambina, 74
Tel.: (21) 3094-1295
E-mail: atheneu@atheneu.com.br

Produção Editorial: *Know-How Desenvolvimento Editorial*
Capa: *Equipe Atheneu*

0676

CIP-BRASIL. CATALOGAÇÃO NA PUBLICAÇÃO
SINDICATO NACIONAL DOS EDITORES DE LIVROS, RJ

H428

Hematologia e hemoterapia pediátrica : um guia prático/coordenadoras Miriam Verônica Flor Park, Andrea Angel. - 1. ed. - Rio de Janeiro : Atheneu, 2022.
318 p. : il. ; 24 cm. (Atualizações pediátricas)

Inclui bibliografia e índice
ISBN 978-65-5586-512-7

1. Hematologia pediátrica. 2. Sangue - Doenças - Diagnóstico. 3. Sangue - Doenças - Tratamento. I. Angel, Andrea. II. Série.

22-75688　　　　　　　CDD: 618.921572
　　　　　　　　　　　　CDU: 616.15-053.2

Meri Gleice Rodrigues de Souza - Bibliotecária - CRB-7/6439
25/01/2022　　　　26/01/2022

PARK, M.V.F.; ANGEL, A.
Hematologia e hemoterapia pediátrica – um guia prático. Sociedade de Pediatria de São Paulo – SPSP.

© *Direitos reservados à* EDITORA ATHENEU – *Rio de Janeiro, São Paulo, 2022.*

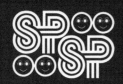

Sociedade de Pediatria de São Paulo
Departamento Científico de Hematologia e Hemoterapia

Diretoria Executiva 2019-2022

Presidente: *Sulim Abramovici*
1º Vice-presidente: *Renata Dejtiar Waksman*
2º Vice-presidente: *Claudio Barsanti*
Secretária-geral: *Maria Fernanda Branco de Almeida*
1º Secretário: *Ana Cristina Ribeiro Zollner*
2º Secretário: *Lilian dos Santos Rodrigues Sadeck*
1º Tesoureiro: *Mário Roberto Hirschheimer*
2º Tesoureiro: *Paulo Tadeu Falanghe*

Diretoria de Publicações

Diretora: *Cléa Rodrigues Leone*
Membros: *Antonio Carlos Pastorino, Antonio de Azevedo Barros Filho, Celso Moura Rebello, Cléa Rodrigues Leone, Fabio Carmona, Gil Guerra Junior, Luis Eduardo Procopio Calliari, Marina Carvalho de Moraes Barros, Mário Cícero Falcão, Paulo Henrique Manso, Ruth Guinsburg, Sonia Regina Testa da Silva Ramos, Tamara Beres Lederer Goldberg, Tulio Konstantyner*

Coordenadora Editorial
Paloma Ferraz

Assistente Editorial
Rafael Franco

Coordenadoras

MIRIAM VERÔNICA FLOR PARK
Médica Pediatra e Hematologista Pediatra. Especialista em Hematologia e Hemoterapia pela Associação Brasileira de Hematologia, Hemoterapia e Terapia Celular (ABHH). Doutora em Ciências pela Faculdade de Medicina da Universidade de São Paulo (FMUSP). Médica da Unidade de Hematologia do Instituto da Criança do Hospital das Clínicas da Faculdade de Medicina da Universidade de São Paulo (ICr-HCFMUSP). Presidente do Departamento Científico de Hematologia e Hemoterapia da Sociedade de Pediatria de São Paulo (SPSP) (gestão 2019-2021).

ANDREA ANGEL
Médica Assistente e Preceptora dos Residentes do Setor de Hematologia Pediátrica do Departamento de Pediatria da Escola Paulista de Medicina da Universidade Federal de São Paulo (EPM/UNIFESP). Mestre em Ciências pelo Programa de Pediatria e Ciências Aplicadas à Pediatria da EPM/UNIFESP. Vice-Presidente do Departamento Científico de Hematologia e Hemoterapia da Sociedade de Pediatria de São Paulo (SPSP) (gestão 2019-2021).

Colaboradores

ALEXANDRE DE ALBUQUERQUE ANTUNES
Médico pela Universidade de Brasília (UnB). Pediatra pela Universidade Estadual de Campinas (Unicamp). Hematologista e Hemoterapeuta Pediátrico pelo Instituto da Criança do Hospital das Clínicas da Faculdade de Medicina da Universidade de São Paulo (HCFMUSP). Título em Hematologia e Hemoterapia Pediátrica pela Associação Médica Brasileira/Sociedade Brasileira de Pediatria/Associação Brasileira de Hematologia, Hemoterapia e Terapia Celular (AMB/SBP/ABHH). Residência em Transplante de Medula Óssea Pediátrico pelo Hospital de Câncer de Barretos.

ANA CLÁUDIA CARRAMASCHI VILLELA SOARES
Médica pela Universidade São Francisco, Bragança Paulista. Residência Médica em Pediatria pela Universidade de Campinas (Unicamp). Residência Médica em Hematologia e Hemoterapia Pediátrica pelo Centro Infantil Boldrini (Unicamp). Título de Especialista em Pediatria pela Sociedade Brasileira de Pediatria (SBP) e em Hematologia e Hemoterapia Pediátrica pela Associação Brasileira de Hematologia, Hemoterapia e Terapia Celular (ABHH). Médica Hematologista no Laboratório de Citometria de Fluxo, São Paulo (Dasa).

ANA PAULA ANTUNES PASCALICCHIO BERTOZZI
Residência em Pediatria pela Faculdade de Medicina da Universidade de São Paulo (FMUSP). Especialização em Oncologia Pediátrica pelo Grupo de Apoio ao Adolescente e à Criança com Câncer (GRAACC-UNIFESP). Títulos de Pediatria pela Sociedade Brasileira de Pediatria (SBP). Título de Oncologia pela Sociedade Brasileira de Oncologia Pediátrica (Sobope). Doutorado pela Faculdade de Medicina de Jundiaí. Professora da Faculdade de Medicina de Jundiaí.

ANA VIRGÍNIA LOPES DE SOUSA
Mestre em Pediatria e Ciências Aplicadas à Pediatria pela Escola Paulista de Medicina da Universidade Federal de São Paulo (EPM/UNIFESP). Especialista em Oncologia Pediátrica pela Sociedade Brasileira de Cancerologia (SBC), Médica Assistente em Oncologia Pediátrica no Instituto de Oncologia Pediátrica do Grupo de Apoio ao Adolescente e à Criança com Câncer (IOP/GRAACC/UNIFESP).

Andrea Angel
Médica Assistente e Preceptora dos Residentes do Setor de Hematologia Pediátrica do Departamento de Pediatria da Escola Paulista de Medicina da Universidade Federal de São Paulo (EPM/UNIFESP). Mestre em Ciências pelo Programa de Pediatria e Ciências Aplicadas à Pediatria da EPM/UNIFESP. Vice-Presidente do Departamento Científico de Hematologia e Hemoterapia da Sociedade de Pediatria de São Paulo (SPSP) (Gestão 2019-2021).

Bruna Paccola Blanco
Médica Especialista em Pediatria pela Sociedade Brasileira de Pediatria (SBP). Atualmente, Fellow de Onco-Hematologia Pediátrica da Faculdade de Medicina da Universidade de São Paulo (FMUSP).

Célia Martins Campanaro
Professora Adjunta do Departamento de Pediatria da Faculdade de Medicina de Jundiaí. Pediatra com atuação em Hematologia e Hemoterapia Pediátrica pela Associação Médica Brasileira/Sociedade Brasileira de Pediatria/Associação Brasileira de Hematologia, Hemoterapia e Terapia Celular (AMB/SBP/ABHH).

Christiane Maria Silva Pinto
Hematologista Pediátrica do Serviço de Hemofilias e Coagulopatias Hereditárias da Universidade Federal de São Paulo (UNIFESP) e do Instituto de Oncologia e Hematologia (Hemomed).

Daniele Martins Celeste
Título de Especialista em Hematologia Pediátrica e Hemoterapia pela Associação Brasileira de Hematologia, Hemoterapia e Terapia Celular (ABHH). Médica Hematologista Pediatra do Instituto de Tratamento do Câncer Infantil (Itaci)/Instituto da Criança do Hospital das Clínicas da Faculdade de Medicina da Universidade de São Paulo (ICr/HCFMUSP). Médica Pediatra e Hematologista do Hospital Sírio-Libanês.

Fernanda Silva Sequeira
Médica Especialista em Pediatria em Hematologia e Hemoterapia Pediátrica do Serviço de Oncologia e Hematologia do Instituto da Criança do Hospital das Clínicas da Faculdade de Medicina da Universidade de São Paulo (HCFMUSP).

Gabriela de Toledo Passos Candelária
Médica pela Universidade Estadual de Campinas (Unicamp). Pediatra, Hematologista e Hemoterapeuta Pediátrica pelo Instituto da Criança do Hospital das Clínicas da Faculdade de Medicina da Universidade de São Paulo (HCFMUSP). Título em Pediatria e em Hematologia e Hemoterapia Pediátrica pela Associação Médica Brasileira/Sociedade Brasileira de Pediatria/Associação Brasileira de Hematologia, Hemoterapia e Terapia Celular (AMB/SBP/ABHH).

Gabriele Zamperlini Netto
Oncologista Pediátrico. Coordenador da Enfermaria de Oncologia Infantil do Instituto de Tratamento do Câncer Infantil (Itaci)/Instituto da Criança do Hospital das Clínicas da Faculdade de Medicina da Universidade de São Paulo (ICr/HCFMUSP). Oncologista Pediátrico e Membro da Equipe de Transplante de Medula Óssea Infantil do Hospital Israelita Albert Einstein (HIAE). Ex-Fellow Clínico em Oncologia e Hematologia Infantil no Hospital for Sick Children – University of Toronto.

Heloisa Galvão do Amaral Campos
Diretora do Departamento de Cirurgia Reparadora e Coordenadora do Núcleo de Anomalias Vasculares do AC Camargo Cancer Center, de São Paulo. Membro da International Society for the Study of Vascular Anomalies (ISSVA). Especialista em Cirurgia Pediátrica. Mestrado e Doutorado em Ciências da Oncologia.

Izabella Campos Oliveira Hegg
Médica pela Universidade Federal de Minas Gerais (UFMG). Onco-Hematologista Pediatra pela Santa Casa de São Paulo II. Assistente do Serviço de Onco-Hematologia Pediátrica do Departamento de Pediatria da Santa Casa de Misericórdia de São Paulo.

Juliana Moreira Franco
Residência Médica em Pediatria e em Hematologia e Hemoterapia Pediátrica pela Escola Paulista de Medicina da Universidade Federal de São Paulo (UNIFESP). Preceptora dos residentes do Setor de Hematologia Pediátrica do Departamento de Pediatria da UNIFESP.

Katharina Nelly Tobos Melnikoff
Médica Pediatra e Mestre em Hematologia pela Faculdade de Medicina da Universidade de São Paulo (FMUSP). Título de Especialista em Hematologia pela Associação Brasileira de Hematologia, Hemoterapia e Terapia Celular (ABHH). Médica Assistente da Hematologia Pediátrica no Hospital Brigadeiro. Responsável pela Hematologia na Coordenadoria de Saúde Sudeste do Município de São Paulo.

Luís Guilherme Aguiar de Cunto Schützer Del Nero
Oncologista Pediátrico e Preceptor de Oncologia Infantil do (Itaci)/Instituto da Criança do Hospital das Clínicas da Faculdade de Medicina da Universidade de São Paulo (ICr/HCFMUSP).

Luiz Guilherme Darrigo Junior
Doutor em Pediatria pela Faculdade de Medicina de Ribeirão Preto da Universidade de São Paulo (USP). Médico Assistente do Departamento de Pediatria e Puericultura da Faculdade de Medicina de Ribeirão Preto da USP.

Maria Pizza
Doutora em Pediatria pela Faculdade de Ciências Médicas da Santa Casa de São Paulo (FCMSCSP). Médica Onco-Hematologista Pediatra II. Assistente do Departamento de Pediatria da Santa Casa de Misericórdia de São Paulo.

Marina Foltran Cela
Médica Pediatra. Residente em Hematologia Pediátrica do Instituto de Tratamento do Câncer Infantil (Itaci)/Instituto da Criança do Hospital das Clínicas da Faculdade de Medicina da Universidade de São Paulo (ICr/HCFMUSP).

Marlene Pereira Garanito
Doutora em Bioética pelo Centro Universitário São Camilo. Médica Especialista em Pediatria pela Sociedade Brasileira de Pediatria (SBP). Certificado de Atuação na Área de Hematologia e Hemoterapia Pediátrica pela Associação Médica Brasileira/Sociedade Brasileira de Pediatria/Associação Brasileira de Hematologia, Hemoterapia e Terapia Celular (AMB/SBP/ABHH). Coordenadora da Unidade de Hematologia do Serviço de Oncologia e Hematologia do Hospital das Clínicas da Faculdade de Medicina da Universidade de São Paulo (HCFMUSP).

Mary Hokazono
Médica Assistente e Preceptora dos Residentes do Setor de Hematologia Pediátrica do Departamento de Pediatria da Escola Paulista de Medicina da Universidade Federal de São Paulo (EPM/UNIFESP). Mestre em Ciências pelo Programa de Pediatria e Ciências Aplicadas à Pediatria da EPM/UNIFESP.

Miriam Verônica Flor Park
Médica Pediatra e Hematologista Pediatra. Especialista em Hematologia e Hemoterapia pela Associação Brasileira de Hematologia, Hemoterapia e Terapia Celular (ABHH). Doutora em Ciências pela Faculdade de Medicina da Universidade de São Paulo (FMUSP). Médica da Unidade de Hematologia do Instituto da Criança e do Adolescente do Hospital das Clínicas da Faculdade de Medicina da Universidade de São Paulo (HCFMUSP). Presidente do Departamento Científico de Hematologia e Hemoterapia da Sociedade de Pediatria de São Paulo (SPSP) (Gestão 2019-2021).

Monica dos Santos Cypriano
Graduada em Medicina pela Escola Paulista de Medicina da Universidade Federal de São Paulo (EPM/UNIFESP). Residência em Pediatria pela UNIFESP. Especialização em Oncologia Pediátrica pela UNIFESP. Fellowship em Onco-Hematologia Pediátrica pelo St. Jude Chidren's Research Hospital. Mestrado em Pediatria e Ciências Aplicada em Pediatria pela UNIFESP. Diretora Clínica do Instituto de Oncologia Pediátrica do Grupo de Apoio ao Adolescente e à Criança com Câncer (GRAACC/UNIFESP).

Monica Pinheiro de Almeida Veríssimo
Hematologista e Hemoterapeuta Pediátrica no Centro Infantil Boldrini. Coordenadora da Hematologia do Centro Infantil Boldrini. Membro do Comitê de Hematologia Pediátrica da Associação Brasileira de Hematologia, Hemoterapia e Terapia Celular (ABHH) e do Departamento Científico de Hematologia e Hemoterapia Pediátrica da Sociedade de Pediatria de São Paulo (SPSP). Participação no Comitê de Assessoramento Técnico do Ministério da Saúde (2012-2019).

Nayara Dorta de Souza Avelino
Pediatra pelo Hospital do Servidor Público Estadual (Iamspe). Hematologista Pediátrica pela Escola Paulista de Medicina da Universidade Federal de São Paulo (EPM/UNIFESP). Mestrado em Pediatria e Ciências Aplicadas à Pediatria pela UNIFESP.

Patricia Belintani Blum Fonseca
Mestre e Doutora em Ciências pela Escola Paulista de Medicina da Universidade Federal de São Paulo (EPM/UNIFESP). Chefe da Hematologia e Hemoterapia Pediátrica do Hospital Estadual Infantil Darcy Vargas (HIDV). Médica Assistente do Setor de Hematologia Pediátrica do Departamento de Pediatria da UNIFESP. Membro do Comitê de Falências Medulares da Associação Brasileira de Hematologia, Hemoterapia e Terapia Celular (ABHH).

Paula Gracielle Guedes Granja
Graduação em Medicina pela Universidade Estadual de Santa Cruz-BA. Residência Pediatra, Hematologista e Hemoterapeuta Pediátrica pelo Hospital Boldrini (Unicamp). Pós-Graduação em Hemoterapia e Terapia Celular pelo Hospital Israelita Albert Einstein e MBA em Gestão de Clínicas e Hospitais pela Fundação Getulio Vargas (FGV). Responsável Técnica pelo Serviço de Hemoterapia do Hospital do Grupo de Apoio ao Adolescente e à Criança com Câncer (GRAACC). Responsável pela Hematologia Pediátrica do Hospital Sepaco. Secretária do Departamento Científico de Hematologia e Hemoterapia da Sociedade de Pediatria de São Paulo (SPSP) (Gestão 2019-2021).

Priscila Grizante Lopes
Mestre em Pediatria pela Faculdade de Medicina da Universidade de São Paulo (FMUSP). Especialista em Pediatria pela Sociedade Brasileira de Pediatria (SBP) e em Hematologia Pediátrica pela Associação Brasileira de Hematologia, Hemoterapia e Terapia Celular (ABHH). Médica Hematologista Pediátrica do Hospital Infantil Sabará com ênfase em Hemostasia e Trombose Pediátrica.

Renata Grizzo Feltrin de Abreu
Titular do Departamento de Cirurgia Plástica Reparadora e do Núcleo de Anomalias Vasculares do AC Camargo Cancer Center, São Paulo. Médica Pediatra e Hematologista Pediátrica. Especialista em Pediatria.

Roberto Augusto Plaza Teixeira
Médico Pediatra, Hematologista e Oncologista Pediátrico. Mestre em Pediatria pela Faculdade de Ciências Médicas da Santa Casa de São Paulo (FCMSCSP). Doutor em Pediatria pela Faculdade de Medicina da Universidade de São Paulo (FMUSP). Médico Assistente do Serviço de Onco-Hematologia do Instituto do Tratamento do Câncer Infantil (Itaci)/Instituto da Criança do Hospital das Clínicas da Faculdade de Medicina da Universidade de São Paulo (HCFMUSP). Hematologista Pediatra do Centro de Hematologia de São Paulo.

SANDRA REGINA CALEGARE
Pediatra com Especialização em Hematologia Pediátrica pela Escola Paulista de Medicina da Universidade Federal de São Paulo (EPM/UNIFESP). Encarregada Médica da Hematologia Pediátrica do Hospital Santa Marcelina. Coordenadora da Hematologia Pediátrica do Hospital da Criança – Rede D'or São Luiz.

THIAGO DE SOUZA VILELA
Médico Assistente do Departamento de Hematologia do Hospital Infantil Sabará. Residência Médica em Hematologia e Hemoterapia Pediátrica pela Escola Paulista de Medicina da Universidade Federal de São Paulo (EPM/UNIFESP). Preceptor dos Residentes do Setor de Hematologia Pediátrica do Departamento de Pediatria da UNIFESP.

Agradecimentos

Agradecemos com muita alegria à Sociedade de Pediatria de São Paulo (SPSP), em especial ao seu presidente, o Dr. Sulim Abramovici, e à Dra. Cléa Rodrigues Leone, diretora de publicações, pela oportunidade e apoio para a organização deste livro.

Agradecemos de coração a todos os coautores desta publicação – nossos colegas do Departamento Científico de Hematologia e Hemoterapia da SPSP –, que voluntariamente e com muita dedicação disponibilizaram o seu tempo, competência e conhecimento para este projeto destinado aos pediatras. Com certeza, este trabalho será de grande utilidade para a melhoria do atendimento às crianças com anormalidades hematológicas, pois oferece um guia prático de consulta, para as situações do dia a dia, de maneira leve e simples, contudo, detalhada, atualizada e consistente.

Agradecemos aos pediatras que já fizeram parte do Conselho Gestor do Departamento Científico de Hematologia e Hemoterapia da SPSP, bem como do Departamento de Onco-Hematologia da SPSP, que sempre mantiveram ativas as reuniões e atividades do Departamento, com publicações, contatos e trocas de experiências, que muito enriquecem todos os seus participantes.

Agradecemos aos mestres e precursores da Pediatria e da Hematologia Clínica e Pediátrica, que atuaram em favor do conhecimento, da comunicação e do encontro dos colegas, por meio da produção acadêmica, do ensino, pesquisa, e das associações de especialistas. Esses precursores abriram caminhos e pavimentaram estradas que hoje são trilhadas com maior facilidade pelos médicos que desejam o melhor para os seus pacientes – as crianças do nosso país. Assim, podemos, então, atuar em práticas inovadoras e avançar para a excelência do atendimento, de medidas diagnósticas, terapêuticas e de cuidado, para alcançarmos uma medicina mais eficiente, econômica, humana, justa e igualitária.

Miriam Verônica Flor Park
Andrea Angel
Coordenadoras

Prefácio

Prezados estudantes e pediatras,

Foi com muita honra que recebi o convite para redigir o prefácio do livro *Hematologia e Hemoterapia Pediátrica – um guia prático*, uma grande responsabilidade!

Os conhecimentos na área da Medicina se ampliaram muito nas últimas décadas e a Hematologia Pediátrica não ficou ao largo desse processo.

Assim, é necessária a constante atualização, baseada em evidências, correlacionando as manifestações clínicas e a fisiopatologia, as alternativas terapêuticas, prevenção e cuidados especiais nas doenças hematológicas da infância e da adolescência.

Este livro traz em seus capítulos exemplos de casos clínicos, numa abordagem prática, cuja leitura, espera-se, seja agradável, estimule o raciocínio clínico e facilite a decisão terapêutica para cada paciente avaliado.

A aproximação da prática à teoria, presente neste livro, é um impulso ao desenvolvimento do raciocínio clínico, o ponto mais atraente da especialidade. Para atender um paciente com suspeita ou confirmação de doença hematológica, é necessário que o profissional médico veja a Hematologia sem receios, com o olhar numa situação dinâmica, sistêmica, de múltiplas interfaces, apto a adquirir novos conhecimentos e enfrentar desafios.

A Medicina é uma arte baseada na relação entre médico e paciente, no atendimento humanizado. A Hematologia trabalha frequentemente com pacientes portadores de doenças crônicas, que necessitam tanto das atualizações técnicas como do nosso olhar diferenciado, pois cada um deles apresenta características únicas.

Os profissionais que formaram o grupo que elaborou os textos deste livro atuam juntos há muitos anos e tenho certeza de que essa especial relação permitiu que se construísse este trabalho, de singular qualidade! A chegada de novos colegas é sempre bem-vinda e esperamos que se amplie continuamente.

Parabéns às coordenadoras Andrea Angel e Miriam Verônica Flor Park, aos colegas e à SPSP pela elaboração deste livro!

Boa leitura e estudos a todos!

Célia Martins Campanaro
Professora Adjunta do Departamento de Pediatria
da Faculdade de Medicina de Jundiaí

Apresentação da Presidência

A Sociedade de Pediatria de São Paulo (SPSP) tem como missão o oferecimento de educação continuada aos pediatras, por meio de cursos, jornadas, congressos e publicações científicas. Sabedores da fundamental importância de um profissional capacitado para a orientação de uma vida saudável e para a prevenção de doenças, a SPSP trabalha, continuamente, para levar conhecimento atualizado à comunidade médica.

A *Série Atualizações Pediátricas* é um dos resultados desse incansável trabalho. Organizada pela Diretoria de Publicações, a Série é elaborada pelos membros dos departamentos científicos, profissionais de elevado conhecimento médico e de destacada experiência clínica.

É com grande orgulho que apresentamos a edição do volume *Hematologia e Hemoterapia Pediátrica – um guia prático*, trabalho desenvolvido pelo Departamento Científico de Hematologia e Hemoterapia da SPSP. Os pediatras são frequentemente questionados sobre problemas hematológicos e oncológicos em crianças e adolescentes; assim, a parceria com especialistas é importante.

A responsabilidade assumida pelos profissionais do departamento reflete o sucesso e a credibilidade conquistados durante o desenvolvimento da especialidade no Brasil. Os autores reúnem talentos com forte motivação que representam a vanguarda na especialidade e mantêm relacionamento e intercâmbio entre as demais especialidades.

O maior valor de seus profissionais é o compromisso de transmitir os conhecimentos adquiridos, originando novos multiplicadores.

O livro atualiza os conceitos de atendimento, rediscute a fisiopatologia, sempre abordando os temas com base em evidências. O texto é objetivo, didático e de agradável leitura. A preocupação com a segurança do paciente é valorizada.

Com esta publicação saem vencedores os pediatras e as crianças que podem receber atendimento especializado de qualidade.

Sulim Abramovici
Presidente da Sociedade de Pediatria de São Paulo

Apresentação da Diretoria

A Diretoria de Publicações da SPSP vem desenvolvendo ao longo do tempo, juntamente com os Departamentos Científicos, a *Série Atualizações Pediátricas*. Nesta, têm sido abordados, atualizados e disponibilizados aos pediatras os diversos aspectos que permeiam os processos de saúde e doença na criança e no adolescente, com base nos aspectos clínicos.

O livro *Hematologia e Hemoterapia Pediátrica – um guia prático* disponibiliza essas informações, a partir de situações clínicas definidas, nas quais deverão ser investigados e tratados os distúrbios hematológicos mais frequentes do paciente pediátrico.

Além disso, de uma forma muito prática, os autores discutem as principais doenças onco-hematológicas e as terapias transfusionais em pediatria.

Sempre procurando fornecer as orientações necessárias às dúvidas que possam ocorrer durante as atividades clínicas dos pediatras, os autores acrescentam uma seção sobre *websites* e referências para uma consulta rápida, que poderão ser muito úteis na prática diária.

Por todos esses aspectos, além da linguagem clara e direta pela qual os autores trazem essas informações, apoiados no conhecimento atual disponível e em suas experiências clínicas, torna este livro uma fonte de consulta prático, atual e necessário a todos que buscam as melhores práticas em Pediatria.

Cléa Rodrigues Leone
Diretora de Publicações da Sociedade de Pediatria de São Paulo

Apresentação das Coordenadoras

É com grande prazer e imensa honra que apresentamos a vocês o livro *Hematologia e Hemoterapia Pediátrica – um guia prático*. Quando fomos convidadas para a coordenação deste livro, sentimo-nos prestigiadas e contentes, mas ao mesmo tempo com certo receio pelo desafio que se apresentava. Mas se era um desafio, dispusemo-nos a enfrentá-lo.

O primeiro contemplou a escolha e a organização dos capítulos e, para isso, pudemos contar com a colaboração de vários membros do Departamento Científico de Hematologia e Hemoterapia da Sociedade de Pediatria de São Paulo (SPSP). Analisamos as propostas, comparamos com outras publicações, fizemos modificações e, depois de muito trabalho, elaboramos o Sumário proposto.

Este livro representa a síntese da experiência de hematologistas pediátricos e tem a clínica como orientação básica, refletindo uma abordagem para o diagnóstico e a condução de doenças hematológicas em crianças. O nosso objetivo foi selecionar informações clínicas da literatura e agregá-las à experiência da prática diária. Esperamos que o trabalho tenha resultado num texto fluente, conciso e atualizado.

O maior desejo na profissão médica é a busca contínua pelo aperfeiçoamento, e a consciência dos seus limites permite a integração com os outros colegas, proporcionando a soma de experiências em prol dos pacientes e da nossa especialidade.

Orgulhamo-nos do resultado e esperamos que todos os nossos colegas possam aproveitar a leitura.

Um grande abraço!

Andrea Angel
Miriam Verônica Flor Park
Coordenadoras

Sumário

SEÇÃO 1
Diagnósticos diferenciais e abordagem inicial em onco-hematologia

1. A criança que sangra, *3*
Priscila Grizante Lopes

2. A criança com anemia, *17*
Célia Martins Campanaro

3. A criança com neutropenia, *23*
Juliana Moreira Franco
Andrea Angel

4. Adenomegalias, *33*
Mary Hokazono

5. Hepatoesplenomegalia, *39*
Luís Guilherme Aguiar de Cunto Schützer Del Nero
Gabriele Zamperlini Netto

SEÇÃO 2
Interpretação dos exames complementares em hematologia pediátrica

6. Hemograma, *47*
Patricia Belintani Blum Fonseca

7. Avaliação da coagulação, *57*
Daniele Martins Celeste

8. Teste do pezinho para doenças hematológicas, *67*
Sandra Regina Calegare

SEÇÃO 3
Principais doenças onco-hematológicas

9. **Hemoglobinopatias,** *75*

   Parte 1. Orientações gerais para a família do paciente com doença falciforme, *75*
   Nayara Dorta de Souza Avelino

   Parte 2. Complicações agudas da doença falciforme – abordagem na emergência, *80*

       a. Crise vaso-oclusiva, síndrome torácica aguda, priapismo e crise aplástica, *80*
       Monica Pinheiro de Almeida Veríssimo

       b. Acidente vascular cerebral, infecção e sequestro esplênico, *82*
       Andrea Angel
       Miriam Verônica Flor Park

   Parte 3. Traço falciforme – traço de talassemia, *94*
   Katharina Nelly Tobos Melnikoff

10. **Anemias carenciais,** *101*

    Parte 1. Anemia por deficiência de ferro, *101*
    Ana Paula Antunes Pascalicchio Bertozzi
    Célia Martins Campanaro

    Parte 2. Anemia megaloblástica, *107*
    Ana Claudia Carramaschi Villela Soares

11. **Deficiências enzimáticas – deficiência de G6PD e de piruvatoquinase,** *115*
    Juliana Moreira Franco

12. **Alterações hematológicas na síndrome de Down,** *123*
    Roberto Augusto Plaza Teixeira

13. **Trombocitopenia imune,** *131*
    Thiago de Souza Vilela
    Andrea Angel

14. **Hemofilias e outras coagulopatias,** *139*
    Christiane Maria Silva Pinto

15. **Anemias hemolíticas,** *153*

    Parte 1. Anemia hemolítica autoimune, *153*
    Bruna Paccola Blanco
    Marlene Pereira Garanito

Parte 2. Esferocitose hereditária, *159*
Fernanda Silva Sequeira

16. **Falências medulares,** *167*
Luiz Guilherme Darrigo Junior

17. **Doenças onco-hematológicas – abordagem pelo pediatra,** *177*
Izabella Campos Oliveira Hegg
Maria Pizza

18. **Síndrome hemofagocítica,** *187*
Monica dos Santos Cypriano

19. **Tromboses e trombofilias,** *193*
Priscila Grizante Lopes

20. **Anomalias vasculares – abordagem inicial do pediatra,** *205*
Renata Grizzo Feltrin de Abreu
Heloisa Galvão do Amaral Campos

21. **Doenças hematológicas no paciente crítico,** *217*
Marina Foltran Cela
Miriam Verônica Flor Park

22. **Doenças hematológicas no período neonatal,** *237*
Gabriela de Toledo Passos Candelária
Alexandre de Albuquerque Antunes

23. **Emergências onco-hematológicas,** *245*
Roberto Augusto Plaza Teixeira

24. **O doente crônico onco-hematológico – como e quando o pediatra pode ajudar?,** *255*
Ana Virgínia Lopes de Sousa

SEÇÃO 4
Terapia transfusional em pediatria

25. **Principais hemocomponentes – suas modificações e indicações,** *263*
Paula Gracielle Guedes Granja

26. **Reações transfusionais mais frequentes – prevenção e conduta,** *271*
Paula Gracielle Guedes Granja

SEÇÃO 5
Outros temas e informações complementares

27. ***Websites*** **e referências de consulta para o pediatra,** *281*
Miriam Verônica Flor Park

Índice remissivo, *285*

Seção 1
Diagnósticos diferenciais e abordagem inicial em onco-hematologia

Capítulo 1

A criança que sangra

Priscila Grizante Lopes

Introdução

Manifestações hemorrágicas leves, hematomas e equimoses são relativamente comuns na prática clínica pediátrica. O diagnóstico de doenças hemorrágicas na criança é complexo principalmente em virtude da dificuldade e da subjetividade para a quantificação do sangramento pelos familiares e em razão da menor frequência de desafios hemostáticos durante a infância como cirurgia prévia, trauma e menstruação.

Um melhor entendimento e conhecimento da hemostasia pediátrica, a investigação adequada do antecedente pessoal e familiar de sangramento, a determinação de forma objetiva, da intensidade e frequência dos sinais e sintomas, um exame físico detalhado e a identificação de sangramento excessivo diante de situações específicas determinam a necessidade da investigação laboratorial para o diagnóstico de doenças hereditárias ou adquiridas.[1]

Hemostasia

A hemostasia é o processo complexo que resulta na formação do coágulo sanguíneo no sítio de lesão vascular[2] e que envolve os sistemas vascular e celular e proteínas plasmáticas. É dividida em três fases: hemostasia primária; hemostasia secundária e fibrinólise.

Hemostasia primária

A hemostasia primária consiste na formação do tampão plaquetário. Após a lesão vascular, ocorre uma vasoconstrição, as plaquetas aderem ao colágeno do subendotélio por meio do receptor GP Ib/V/IX e do fator de von Willebrand (FvW), em locais de alta força de cisalhamento, e por meio do receptor GP VI nos locais de baixa força de cisalhamento. Há secreção de substâncias dos grânulos plaquetários como adenosina difosfato (ADP), FvW, tromboxano A2, fibrinogênio, P-selectina, cálcio entre outros. Posteriormente, ocorre a agregação plaquetária mediante interação do FvW e do fibrinogênio com o receptor GP IIbIIIa, o primeiro em locais de alta força de cisalhamento e o segundo, em locais de baixa força de cisalhamento.[3-5]

Hemostasia secundária

A hemostasia secundária é responsável pela formação da fibrina que estabiliza o tampão plaquetário. Estudos realizados em 2006 por Monroe e Hoffman descreveram o modelo de hemostasia celular dividida em três estágios: iniciação; amplificação e propagação.[3]

A fase de iniciação começa com o estímulo da cascata de coagulação por meio da exposição do fator tecidual (FT), glicoproteína expressa nas células do endotélio vascular lesado e na superfície celular de células como os monócitos, que se liga ao fator VII ativado formando o complexo tenase extrínseco (FT/VIIa), que, por sua vez, ativa pequenas quantidades de fator X e fator IX. O fator X ativado forma um complexo com o fator V ativado catalisando a transformação da protrombina em trombina.[5-7]

Na fase de amplificação, a trombina gerada na fase inicial em pequenas quantidades ativa os fatores V, VIII e XI e as plaquetas.

A fase de propagação ocorre na superfície plaquetária e inicia-se com a ligação entre os fatores IX e VIII, ambos ativados, e cálcio formando o complexo tenase intrínseco que ativa o fator X, que, então, se associa ao fator V ativado e ao cálcio formando o complexo protrombinase, o que resulta numa explosão de geração de trombina, que, por sua vez, transforma fibrinogênio em fibrina, estes monômeros de fibrina se polimerizam e o fator XIII, ativado pela trombina, estabiliza o coágulo.[2,6,7]

O mesmo processo responsável por conter o sangramento também pode colocar o indivíduo em risco de oclusão vascular por coágulo se não houver um mecanismo regulatório que realize a inibição da coagulação. As proteínas responsáveis por esta inibição são os anticoagulantes naturais: o inibidor da via do fator tecidual (TFPI); proteína C (PC); proteína S (PS) e antitrombina (AT).

Fibrinólise

A fibrinólise promove a degradação do coágulo de fibrina por intermédio da conversão do plasminogênio em plasmina, principal enzima do sistema fibrinolítico que tem a função de degradar a fibrina. Além disso, também atuam os reguladores da coagulação que limitam o processo hemostático ao local de injúria vascular.[1-8] O sistema fibrinolítico também é regulado por cofatores, receptores e inibidores e tem como principais reguladores o ativador do plasminogênio tipo tecidual (t-PA) e o ativador do plasminogênio tipo uroquinase (u-PA).[5,7,8]

A fibrinólise também é controlada por um sistema de inibidores como o inibidor do ativador do plasminogênio 1 (PAI-1), que inibe a ação do t-PA e u-PA; a alfa 2 anti-plasmina, que inibe diretamente a plasmina e o inibidor da fibrinólise ativado pela trombina (TAFI), que catalisa a remoção dos resíduos de lisina da molécula de fibrina, reduzindo os sítios de ligação com o plasminogênio e, assim, inibindo a geração de plasmina e a fibrinólise.[2,5-8]

Hemostasia na criança

O sistema de coagulação das crianças é imaturo. Diversos estudos destacaram que as proteínas envolvidas no processo de coagulação nas crianças apresentam diferenças quantitativas e funcionais, idade-dependentes, em comparação aos adultos.

Nas crianças, os níveis dos fatores da coagulação vitamina K-dependentes (II, VII, IX e X) e de fatores de contato (XI, XII, pré-calicreína e cininogênio de alto peso molecular) estão reduzidos em cerca de 50% dos valores dos adultos, apresentam maior atividade do fator de von Willebrand (FvW) e redução dos anticoagulantes naturais como PC, PS e AT. Também há redução da capacidade fibrinolítica em decorrência da redução da concentração e da função do plasminogênio.[9-11]

O entendimento destas diferenças é muito importante para interpretarmos corretamente o resultado dos exames laboratoriais na hora de avaliar uma criança com sangramento.

Investigação do sangramento

Sangramentos ocorrem em crianças saudáveis e podem não ser necessariamente decorrentes de doenças hemorrágicas, portanto é importante tentar determinar se o sangramento descrito é normal ou anormal.[12]

Hematomas em locais com proeminências ósseas, principalmente em joelhos e pernas, são frequentes em crianças na idade pré-escolar e escolar, sendo incomuns hematomas nas costas, nádegas, abdome e braços;[19] ao passo que sangramentos são incomuns em crianças pequenas sem doenças hemorrágicas e ainda sem mobilidade.

A epistaxe pode ser causada por rinite alérgica, infecções, trauma, veias superficiais e ambiente seco. No entanto, devemos observar se a duração, a frequência e a quantidade são maiores do que o esperado.[13]

Doenças hemorrágicas graves são mais frequentemente diagnosticadas na infância após circuncisão, sangramento de coto umbilical, sangramento mucocutâneo importante (Figura 1.1) ou hemorragia intracraniana.[14] Contudo, distúrbios hemorrágicos leves podem ficar mais evidentes com o passar dos anos após a exposição a desafios hemostáticos mais significantes.

Além disso, devemos também estar alertas à possibilidade de maus tratos, para isso é necessário verificar a plausibilidade da história da injúria, achados no exame físico e procurar por lesões ocultas, como fraturas, para garantir uma abordagem adequada.[15]

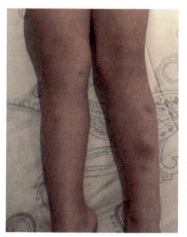 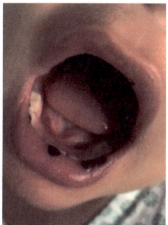 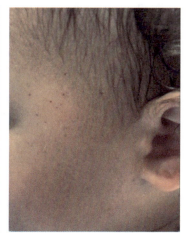

Figura 1.1 – Sangramentos mucocutâneos (equimoses, sangramento de mucosa e petéquias).
Fonte: Acervo de Dra. Julia Maimone Beatrice e autoria do capítulo.

História do sangramento

Para abordar corretamente um paciente com sangramento, precisamos realizar uma avaliação detalhada com história do sangramento, apresentação clínica, o antecedente pessoal e familiar da criança, considerando que o sangramento é anormal se a duração e a quantidade forem maiores e mais severas do que o esperado.[12,14,16,17]

Na avaliação da história de sangramento, é fundamental questionar localização, severidade e frequência do sangramento em cada situação.

Avaliar particularidades no período neonatal, como tipo de parto, presença de cefalo-hematoma ao nascimento, hematomas e equimoses em locais de punção, sangramento e atraso na queda do coto umbilical e sangramento no local de coleta da triagem neonatal, habitualmente no calcanhar.[12]

Perguntar ativamente sobre equimoses após vacinas, sangramentos após extrações e perdas dentárias, trauma, cirurgias e avaliar o padrão menstrual nas meninas, pois os pais tendem a esquecer eventos do passado da criança.

Saber o momento do início dos sintomas auxilia na diferenciação de patologias congênitas e adquiridas. Sintomas com duração mais longa e em crianças menores são mais sugestivos de doenças congênitas e sintomas agudos são mais sugestivos doenças adquiridas; no entanto, ambos podem estar presentes em qualquer idade.[14]

Na criança com sangramento, devemos também avaliar a presença de demais sinais e sintomas clínicos que podem sugerir outras etiologias. A presença de hepatoesplenomegalia, de linfonodomegalias e de palidez pode indicar uma neoplasia como leucemias e linfomas. Hepatopatias podem causar sangramentos por interferência no metabolismo dos fatores da coagulação produzidos no fígado, especialmente os fatores dependentes de vitamina K (FII, VII, IX e X).

O histórico do uso de medicamentos também é essencial, assim como verificar a dose e intervalo da utilização de anti-inflamatórios não hormonais, aspirina e outros medicamentos que contêm aspirina, anticonvulsivantes como o ácido valproico, uso de ervas medicinais, gengibre, *ginkgo biloba*, além da possibilidade de ingestão acidental de medicamentos anticoagulantes e de veneno de rato.[14,19]

A Sociedade Internacional de Hemostasia e Trombose (ISTH) elaborou um escore com objetivo de auxiliar na quantificação de sangramento em adultos e crianças. Esse escore avalia a intensidade dos seguintes sangramentos: epistaxe; sangramento muco cutâneo; sangramento após ferimentos pequenos; cirurgia; extração dentária e parto; sangramentos de cavidade oral; sangramento do trato gastrointestinal; hematúria; menorragia; hematoma muscular; hemartrose; sangramento em sistema nervoso central (SNC) e outros sangramentos (Figura 1.2).

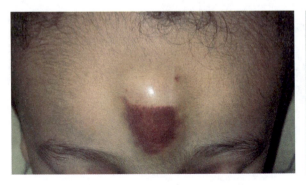
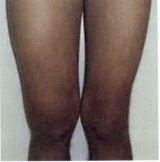

Figura 1.2 – Hematoma subgaleal, sangramento (articular e muscular).
Fonte: Acervo de Dra. Julia Maimone Beatrice e autoria do capítulo.

O sangramento anormal em crianças é definido se escore ≥ 3, porém a validação dessa ferramenta em crianças ainda não foi finalizada.[18]

História familiar

O antecedente familiar de sangramento auxilia na determinação de diagnósticos de distúrbios hemorrágicos hereditários, pois, conforme discutido anteriormente, muitas crianças ainda não foram submetidas a desafios hemostáticos suficientes até o momento do sangramento.

Deve ser perguntado ativamente sobre histórico de cirurgias, partos, extrações dentárias, menstruações, necessidade de transfusão de sangue, epistaxe, gengivorragia e equimoses espontâneas.

Presença de manifestações hemorrágicas em homens e tios maternos pode sugerir doenças de herança recessiva ligada ao cromossomo X como hemofilia A e B e síndrome de Wiskott-Aldrich. Doenças em ambos os sexos em diferentes gerações sugerem doenças de herança autossômica dominante e a história de consanguinidade é importante para doenças com heranças autossômicas recessivas como deficiência do fator XIII.[14,17,19]

Exame físico

É importante realizar um exame físico minucioso e detalhado para avaliar as características do sangramento, verificar estado geral do paciente, presença de hepatomegalia ou esplenomegalia, icterícia, presença de linfonodomegalias, alterações de articulações, malformações do esqueleto e outras anormalidades.

Petéquias, equimoses, sangramento de mucosa como gengivorragia, epistaxe e metrorragia são sugestivos de alterações relacionadas a hemostasia primária que podem decorrer de anormalidades vasculares por anomalias estruturais, doenças do tecido conjuntivo, vasculite de pequenos vasos, doença de von Willebrand, plaquetopenia ou alterações na função plaquetária (plaquetopatias).[12,14,16]

Sangramento em partes moles, músculos e em articulações é sugestivo de alterações relacionadas à hemostasia secundária, principalmente hemofilia A e B e outras deficiências congênitas de fatores da coagulação.[12,14,17]

Exames laboratoriais

A avaliação laboratorial de crianças com doenças hemorrágicas inicia-se habitualmente com os seguintes exames: hemograma com contagem plaquetária; avaliação do esfregaço de sangue periférico; tempo de protrombina (TP); tempo de tromboplastina parcial ativada (TTPA); tempo de trombina (TT) e fibrinogênio (tais exames serão abordados de forma detalhada no Capítulo 7 – Avaliação da coagulação).[14]

O hemograma avalia a presença de citopenias e de alterações em leucócitos e eritrócitos e verifica a contagem plaquetária e o esfregaço de sangue periférico traz informações adicionais como morfologia das plaquetas, presença de células imaturas ou anômalas e auxilia na exclusão da pseudoplaquetopenia.

O TP avalia a via extrínseca (fator VII) e via final comum da coagulação (fatores VII, X, VII e I), o TTPA avalia a via intrínseca (fatores XII, XI, IX, VIII, pré-calicreína e cianogênio de alto peso molecular) e via final comum da coagulação (fatores VII, X, VII e I), o TT avalia a conversão do fibrinogênio em fibrina (fator I). Quando o TP e/ou TTPA estão prolongados, o teste da mistura é utilizado para auxiliar no diagnóstico diferencial entre a deficiência de fatores de coagulação (quando acontece correção) e a presença de inibidores (quando não acontece correção).[12,14,19,20]

Entretanto, para o diagnóstico preciso, devemos utilizar uma associação entre história clínica e do sangramento, exame físico, exames laboratoriais, conforme o fluxograma detalhado da Figura 1.3.

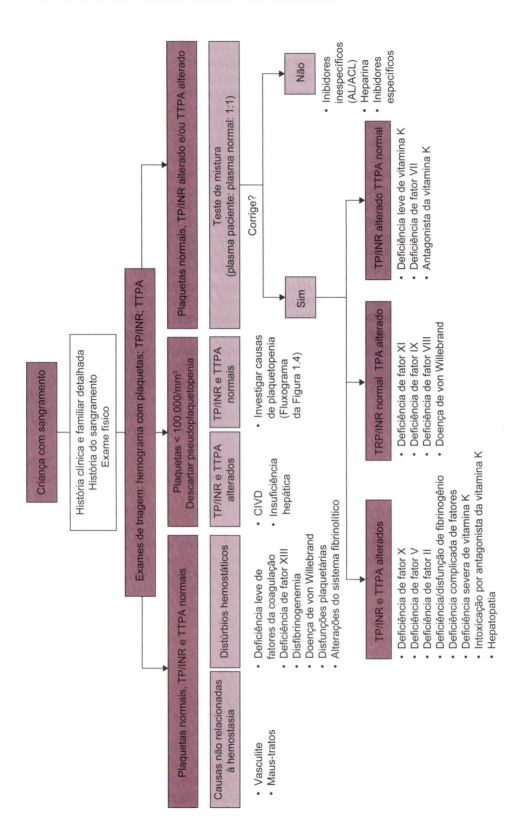

Figura 1.3 – Algoritmo para avaliação da criança com sangramento.

TP: tempo de protrombina; TTPA: tempo de tromboplastina parcial ativada; CIVD: coagulação intravascular disseminada; INR: razão normalizada internacional (*international normalizaed ratio*).

Fonte: Adaptada de Blanchette VS, Brandão LR, Breakey VR, 2017.17.

Caso clínico 1

História da moléstia atual

Criança com 5 anos do sexo feminino, previamente hígida, apresenta petéquias em tórax e equimoses em membro superior direito e face posterior da coxa esquerda há 5 dias e epistaxe há 1 dia. Nega trauma local, nega febre e dor óssea, emagrecimento. Há 1 mês apresentou tosse, coriza e cefaleia, com duração de 3 dias.

Antecedente pessoal

Nascida de parto normal sem intercorrências, nega infecções ou sangramentos, nega uso de medicamentos contínuos na última semana.

História do sangramento

Queda do coto umbilical com 10 dias, nega sangramento, nega equimoses e epistaxe anteriores, nega sangramento após cirurgia de hérnia umbilical com 2 anos.

Antecedente familiar

Nega doenças na família, casal não consanguíneo e nega sangramentos.

Exame físico

Bom estado geral, corada, eupneica e sem gânglios aumentados palpáveis. Abdome flácido plano sem visceromegalias.

Equimoses pequenas em membros inferiores e na face posterior da coxa direita, petéquias em tórax e face, sem sangramento ativo.

Exames laboratoriais

- **Hemograma:** hemoglobina (Hb) 12 g/dL; hematócrito (Ht) 38%; leucócitos 9650 µ/L 37% segmentados 53%; linfócitos 8% monócitos 2% eosinófilos plaquetas 13.000 mm^3 PCR 3 TP 14,7 segundos; AP 80%; TTPA 32 segundos RTTPA 1,02.
- **Esfregaço de sangue periférico:** excluídas pseudoplaquetopenia e presença de macroplaquetas.

Trombocitopenias

As trombocitopenias podem ser causadas por redução da produção de plaquetas, aumento da destruição plaquetária imune, mecânica, por ativação e consumo ou por sequestro. É importante destacar que antes de iniciar uma investigação, deve ser excluído a pseudoplaquetopenia por meio da análise de esfregaço de sangue periférico e verificar a morfologia e tamanho das plaquetas (Figura 1.4).

As principais causas imunes são a trombocitopenia imune (PTI), a trombocitopenia induzida por medicamentos e as doenças autoimunes sistêmicas.

A PTI é a principal doença hemorrágica adquirida em crianças e caracteriza-se por plaquetopenia isolada < 100.000 plaquetas/mm^3 em crianças previamente hígidas. Frequentemente precedida por infecções virais ou vacinas, trata-se de um diagnóstico de exclusão. O quadro clínico consiste em sangramento muco cutâneo agudo em uma criança em bom estado geral sem outros achados no exame físico, como linfonodomegalias ou visceromegalias.[12,16,21]

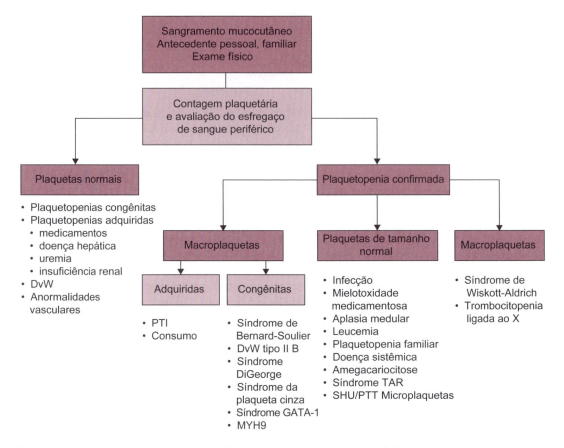

Figura 1.4 – Algoritmo de diagnóstico diferencial de doenças plaquetárias.
DvW: doença de von Willebrand; PTI: trombocitopenia imune; TAR: trombocitopenia aplasia radial; SHU/PTT: síndrome hemolítico-urêmica/púrpura trombocitopênica trombótica
Fonte: Adaptada de Blanchette VS, Brandão LR, Breakey VR, Revel-Vilk S, 2017.

As principais causas de plaquetopenia por ativação e consumo (não imunes) são: coagulação intravascular disseminada (CIVD) e as microangiopatias trombóticas, como síndrome hemolítico-urêmica (SHU) e púrpura trombocitopênica trombótica (PTT), cirurgias e traumas.

As microangiopatias trombóticas são caracterizadas por tromboses microvasculares que causam anemia hemolítica microangiopática, trombocitopenia e lesão de órgãos.

A SHU é definida pela plaquetopenia, anemia hemolítica microangiopática e disfunção renal e é frequentemente precedida por um quadro de diarreia causada por bactérias produtoras da Shigatoxina. A PTT é caracterizada por trombocitopenia, febre, anemia hemolítica microangiopática, alteração neurológica e insuficiência renal decorrentes da redução congênita ou adquirida da ADAMTS-13, enzima responsável por clivar os multímeros de alto peso molecular do FvW. Nessas patologias, os testes de coagulação (TP e TTPA) são habitualmente normais.[21]

No hiperesplenismo, ocorre sequestro plaquetário exacerbado que resulta em plaquetopenia por redução do número de plaquetas circulantes no sangue, apesar da massa plaquetária normal. A esplenomegalia pode ser decorrente de neoplasias, doença de Budd-Chiari, hipertensão portal e erros inatos do metabolismo, entre outros.[22]

A redução da produção plaquetária pode ser resultante de doenças sistêmicas como infecções (vírus Epstein-Barr, citomegalovírus, parvovírus); deficiências nutricionais; doenças de infiltração medular como leucemias, linfomas, doenças de depósito; falências medulares como aplasia medular, síndrome mielodisplasica e medicamentos; ou doenças hematológicas congênitas raras (Figura 1.4).[22]

Disfunções plaquetárias

As doenças da função plaquetária podem ser congênitas ou adquiridas. As adquiridas são frequentemente associadas a medicamentos (aspirina, ácido valproico e anti-inflamatórios não hormonais), alterações renais e hepáticas. As congênitas são caracterizadas por alteração na função do receptor plaquetário como síndrome de Bernard-Soulier (GP Ib-IX-V) e a trombastenia de Glanzmann (GP IIb IIIa) e doenças do estoque plaquetário dos grânulos alfa (síndrome da plaqueta cinzenta e síndrome de Quebec) e grânulos densos (síndromes de Hermansk-Pudlak e de Chediak-Higashi). O quadro clínico é caracterizado principalmente por sangramento mucocutâneo, epistaxe, menorragia e sangramento pós-operatório. O teste de agregação plaquetária é o principal exame para avaliação da função plaquetária, entretanto exames mais específicos são utilizados para diagnóstico diferencial dessas patologias.[23]

Doença de von Willebrand

A doença de von Willebrand (DvW) é a coagulopatia hereditária mais frequente, acomete cerca de 1% da população. É classificada em: tipos 1 e 3, caracterizados pela redução quantitativa do FvW e tipo 2 (2A, 2B, 2N e 2M), caracterizado por alterações qualitativas do FvW. As principais manifestações clínicas são sangramento mucocutâneo, menorragia, epistaxe, sangramento gastrointestinal e sangramento prolongado após ferimentos pequenos, manipulação dentária e cirurgias. Porém, é importante lembrar que a DvW tipo 3 pode cursar com sangramentos de hemostasia secundária decorrente da combinação da deficiência importante do FvW e do fator VIII da coagulação (FVIII ligado ao FvW). O diagnóstico laboratorial é realizado por meio da análise funcional e quantitativa do FvW; para determinar os subtipos da DvW, são necessários outros exames específicos.[24]

Diagnóstico e discussão caso clínico 1

A criança do caso clínico 1 apresentou um quadro agudo de sangramento mucocutâneo mais sugestivo de alterações na hemostasia primária, não apresentava antecedente pessoal e familiar de sangramentos, o que direcionou para o diagnóstico de uma patologia adquirida. Refere quadro anterior de infecção viral e nega outros sintomas associados ao sangramento. Ao exame físico, apresentava-se em bom estado geral, sem outros achados como linfonodomegalias ou visceromegalias. Os exames laboratoriais constataram plaquetopenia sem alterações em outras séries do hemograma com TP e TTPA normais. Excluída pseudoplaquetopenia e verificada presença de macroplaquetas no esfregaço de sangue periférico, o que direcionou para o diagnóstico de trombocitopenia imune (PTI).

 Caso clínico 2

História da moléstia atual

Criança com 6 meses do sexo masculino, previamente hígida, sem intercorrências ao nascimento, apresenta tumoração em coxa direita após aplicação da vacina hexavalente há cerca de 7 dias. Refere que há 4 dias apresenta dor e redução da mobilidade do membro inferior direito, palidez e hipoatividade e estado subfebril há 1 dia.

Antecedente pessoal

Refere parto cesárea sem intercorrências, nega infecções ou sangramentos, refere tumoração pequena em coxa e após vacina aos 2 meses de vida, com regressão lenta em cerca de 20 dias.

Antecedente familiar

Nega doenças na família, os pais não são consanguíneos.

Exame físico

Regular estado geral, hipoativo, descorado 2+/4, eupneico e irritado.

Tumoração com cerca de 10 cm de diâmetro, com hiperemia leve e calor local, apresentava restrição de mobilidade e dor à manipulação do membro inferior direito e pulsos presentes.

Exames de imagem

Ultrassonografia de membro inferior direito: espessamento cutâneo com aumento da ecogenicidade e volumosa formação heterogênea (volume de 70 mL) sugestivos de hematoma.

Exames laboratoriais

Hemograma: hemoglobina (Hb) 6,4 g/dL; hematócrito (Ht) 19,2%; leucócitos 9650 µ/L; plaquetas 305.000/mm³; PCR 3 TP 13,9 segundos AP 88%; TTPA 120 segundos; RTTPA 3,6; fibrinogênio 230 mg/dL.

Após teste da mistura com *pool* de plasma normal a 50%: RTTPA 1,2.

Fator XII 82%; fator XI 94%; FIX < 1%; FVIII 75%; FvW 98%; Cofator de ristocetina: 120%.

Coagulopatias hereditárias

Hemofilias A e B

As coagulopatia hereditárias são doenças hemorrágicas resultantes da deficiência quantitativa ou qualitativa dos fatores da coagulação.

Nas hemofilia A e B, são caracterizadas por deficiência dos fatores de coagulação VIII e IX respectivamente. A hemofilia é uma doença ligada ao cromossomo X, porém cerca de 30% dos pacientes podem apresentar história familiar negativa para sangramento e uma mutação nova. A gravidade da doença está relacionada aos níveis de atividade dos fatores FVIII e IX, sendo classificada como leve (6% a 40%), moderada (1% a 5%) e grave (< 1%). As hemorragias podem ser espontâneas ou precedidas por traumas. As principais manifestações clínicas da hemofilia grave são hemartrose e hematoma muscular. O diagnóstico inicial consiste no prolongamento do TTPA que avalia a via intrínseca da coagulação com TP e plaquetas normais. O teste da mistura auxilia no diagnóstico por intermédio da correção do TTPA que sugere deficiência de fatores da coagulação e, posteriormente, é necessária a dosagem dos fatores VIII e IX para diagnóstico confirmatório.[20,25]

Outras coagulopatias hereditárias são raras, a Tabela 1.1 descreve as principais manifestações clínicas e alterações laboratoriais dessas doenças hemorrágicas.[19,20,26]

A deficiência de inibidores da fibrinólise como alfa-2 antiplasmina e PAI-1 é causa rara de sangramentos decorrente de hiperfibrinólise.[14]

Tabela 1.1 – Manifestações clínicas e exames laboratoriais em coagulopatias hereditárias.

Fator deficiente	Local de sangramentos	TP	TTPA
I*	CU, TGI, TGU, SNC, após cirurgia/trauma, MC ou articular (raro)	A	A
II**	Muscular, articular, MC, SNC (raro)	A	A
V	MC, articular (raro), CU (raro)	A	A
VII	Articular, SNC, MC	A	N
VIII	Articular ou muscular, SNC, após trauma/cirurgia, MC	N	A
IX	Articular ou muscular, SNC, após trauma/cirurgia, MC	N	A
X	MC, após trauma/cirurgia, CU e articular (raro)	A	A
XI	Após trauma/cirurgia, MC	N	A
XII	Sem sangramento	N	A
XIII	CU, SNC, dificuldade de cicatrização	N	N

TP: tempo de protrombina; TTPA: tempo de tromboplastina parcial ativada; A: alterado/prolongado; N: normal; CU: cordão umbilical; TGI: trato gastrointestinal; TGU: trato genitourinário; SNC: sistema nervoso central; MC: mucocutâneo; * fibrinogênio; ** protrombina.

Fonte: Elaborada pela autoria do capítulo.

Coagulopatias adquiridas

As coagulopatias adquiridas ocorrem mais frequentemente em crianças doentes e hospitalizadas.

Na coagulação intravascular disseminada (CIVD), ocorre uma coagulopatia de consumo desencadeada por infecção, trauma, hipóxia ou doenças preexistentes. É caracterizada por uma ativação do sistema de coagulação e pelo comprometimento da fibrinólise, que acarretam a deposição de fibrina e a obstrução de vasos da microcirculação, resultando em falência de múltiplos órgãos e sistemas, consumo de plaquetas e fatores de coagulação, que podem causar sangramento.[27]

A coagulopatia associada à deficiência de vitamina K pode ser secundária à ingestão ou absorção inadequada. Estes pacientes acometidos podem apresentar sangramentos em locais de punção, hematomas, equimoses e sangramento no trato gastrointestinal. A deficiência de vitamina K causa redução dos fatores II, VII, IX e X e das proteínas C e S dependentes da vitamina K e leva ao prolongamento do TP; em casos mais severos, pode ocorrer alteração de TP e TTPA.[28]

Diagnóstico e discussão caso clínico 2

A criança do caso clínico 2 apresentou um quadro de sangramento muscular, após aplicação de vacina, sugestivo de alterações na hemostasia secundária, apresentou quadro semelhante na aplicação de vacina anterior em uma criança com poucos meses de vida, o que nos direcionou para a possibilidade de uma patologia hereditária; apesar da história familiar negativa para sangramentos, em cerca de 30% dos casos de hemofilia B ocorre uma mutação nova. Realizado exame de imagem, que confirmou a presença de um hematoma muscular. Os exames laboratoriais constataram plaquetas normais, TP normal e TTPA prolongado, houve correção do teste da mistura corroborando a possibilidade de deficiência de fatores de coagulação. Coletados os fatores que alteram o TTPA isoladamente (XII, XI, VIII e IX), sendo constatada a deficiência do fator IX da coagulação e diagnosticada a hemofilia B.

A avaliação do sangramento em crianças é desafiadora para os pediatras, uma história clínica detalhada com antecedente familiar e pessoal de sangramento, um exame físico cuidadoso e exames de triagem são ferramentas importantes para auxiliar na definição daqueles sangramentos que necessitam de uma investigação laboratorial mais aprofundada.

Referências bibliográficas

1. Manno CS. Management of bleeding disorders in children. Hematology Am Soc Hematol Educ Program. 2005(1):416-22.
2. O'Donnell JS, O'Sullivan JM, Preston RJS. Advances in understanding the molecular mechanisms that maintain normal hemostasis. Br J Haematol. 2019;186(1):24-36.
3. Furie B, Furie BC. Mechanisms of thrombus formation. N Engl J Med. 2008;359:938-49.
4. Monroe DM, Hoffman M. What does it take to make the perfect clot? Arteriosclerosis, Thrombosis and Vascular Biology. 2006;26:41-8.
5. Revel-Vilk S, Rand ML, Israels S. Primary and secondary hemostasis, regulators of coagulation and fibrinolysis: understanding the basics. In: Blanchette VS, Brandão LR, Breakey VR, Revel-Vilk S (ed.). Sick kids handbook of pediatric thrombosis and hemostasis. 2nd ed. Basel: Karger; 2017. p. 5-13.
6. Mann KG, Brummel-Ziedins K. Blood coagulation. In: Orkin SH, Fisher DE, Ginsburg D, Look AT, Lux SE, Nathan DG (ed.). Nathan and Oski's hematology of infancy and childhood. 8th ed. Philadelphia (PA): Elsevier Saunders; 2015. p. 964-83.
7. Hajjar KA. Molecular basis of fibrinolysis. In: Orkin SH, Fisher DE, Ginsburg D, Look AT, Lux SE, Nathan DG (ed.). Nathan and Oski's hematology of infancy and childhood. 8th ed. Philadelphia (PA): Elsevier Saunders; 2015. p. 984-98.
8. Longstaff C, Kolev K. Basic mechanisms and regulation of fibrinolysis. J Thromb Haemost. 2015;13(Suppl 1):S98-105.
9. Kenet G, Barg AA, Nowak-Gottl U. Hemostasis in very young. Semin Thromb Haemost. 2018;44(7):617-23.
10. Monagle P, Massicotte P. Developmental hemostasis: secondary hemostasis. Semin Fetal Neonatal Med. 2011;16:294-300.
11. Strauss T, Sidlik-Muskatel R, Kenet G. Developmental hemostasis: primary hemostasis and evaluation of platelet function in neonates. Semin Fetal Nenatal Med. 2011;16(6):301-4.
12. Khair K, Liesner R. Bruising and bleeding in infants and children: a practical approach. Br J Haematol. 2006;133:221-31.
13. Paranjothy S, Fone D, Mann M, Dunstan F, Evans E, Tomkinson A et al. The incidence and a etiology of epistaxis in infants: a population-based study. Arch Dis Child. 2009 Jun;94(6):421-4.
14. Revel-Vilk S, Rand ML, Israels S. An approach to the bleeding child. In: Blanchette VS, Brandão LR, Breakey VR, Revel-Vilk S (ed.). Sick kids handbook of pediatric thrombosis and hemostasis. 2nd ed. Basel: Karger; 2017. p. 17-25.
15. Christian CW; Committee on Child Abuse and Neglect; American Academy of Pediatrics. The evaluation of suspected child physical abuse. Pediatrics. 2015;136:e1337.
16. Ommen CH, Peters M. The bleeding child. Part I: Primary hemostatic disorders. Eur J Pediatr. 2012;171:1-10.
17. Sarnaik A, Kamat D, Kannikeswaran N. Diagnosis and management of bleeding disorder in child. Clin Pediatrics. 2010;49(5):422-31.
18. Rodegheiro F, Tossetto A, Abshire T, Arnold DM, Coller BS, James P; ISTH/SSC joint VWF and Perinatal/Pediatric Hemostasis Subcommittes Working Group. ISTH/SSC bleeding assessment tool: a standardized questionnaire and a proposal for a new bleeding score for inherited bleeding disorders. J Thromb Haemost. 2010;8:2063-5.
19. Villaça PR, Carneiro JDA. Abordagem da criança com sangramento. In: Carneiro JDA (ed.). Hematologia pediátrica. 2. ed. Barueri (SP): Manole; 2013.
20. Herrewegen FV, Meijers JCM, Peters M, Ommen CH. The bleeding child. Part II: Disorders of secondary hemostasis and fibrinolysis. Eur J Pediatr. 2012;171:207-14.

21. Joly BS, Zheng XL, Veyradier A. Understanding thrombotic microangiopathies in children. Intensive Care Med. 2018;44(9):1536-8.
22. Kaplan RN, Bussel JB. Differential diagnosis and management of thrombocytopenia in childhood. Pediatr Clin N Am. 2004;51:1109-40.
23. Shapiro AD. Platelet function disorders. Hemophilia. 2000;6(Suppl 1):120-7.
24. Connell NT, Flood VH, Brignardello-Petersen R, Abdul-Kadir R, Arapshian A, Couper S et al. ASH, ISTH, NHF and WFH 2021 guidelines on the management of von Willebrand disease. Blood Adv. 2021;5(1):301-25.
25. Zapotocka E, Curtin JA, Blanchette VS. Managing hemophilia in children and adolescents. In: Blanchette VS, Brandão LR, Breakey VR, Revel-Vilk S (ed.). Sick kids handbook of pediatric thrombosis and hemostasis. 2nd ed. Basel: Karger; 2017. p. 71-96.
26. Valim AKZ, Okazaki E. Doença de von Willebrand, hemofilias e disfunções plaquetárias. In: Carneiro JDA (ed.). Hematologia pediátrica. 2. ed. Barueri (SP): Manole; 2013.
27. Rajagopal R, Thachil J, Monagle P. Disseminated intravascular coagulation in pediatrics. Arch Dis Child. 2017;102(2):187-93.
28. Morley SL. Management of acquired coagulopathy in acute pediatrics. Arch Dis Child Pract Ed. 2011;96(2):49-60.

Capítulo 2

A criança com anemia

Célia Martins Campanaro

As anemias constituem achados frequentes em Pediatria e nos serviços de Hematologia Pediátrica. Apresentam diferentes causas e mecanismos fisiopatológicos: déficit de produção por deficiência de nutrientes e problemas na eritropoiese; destruição aumentada de eritrócitos; perdas hemorrágicas agudas e crônicas. Devemos lembrar que as perdas sanguíneas crônicas evoluem para esgotamento de reservas de nutrientes e resultam em déficits de ferro. As anemias podem ser adquiridas, hereditárias ou congênitas.[1]

A definição de anemia, segundo a Organização Mundial de Saúde (OMS), é a situação em que ocorre a redução da massa eritrocitária e/ou da hemoglobina, considerando-se os valores adequados para idade, sexo e altitude em relação ao nível do mar.[1,2]

A investigação diagnóstica é baseada na anamnese e em exame clínico detalhado, seguidos de avaliação laboratorial, com prioridade para hemograma e contagem de reticulócitos.

Uma vez identificada a anemia no hemograma, esta pode ser classificada de acordo com a morfologia e a fisiopatologia. A classificação morfológica tem como base o tamanho das hemácias, como microcíticas, macrocíticas, normocíticas; a cor, como hipocrômicas, normocrômicas e hipercrômicas; para a classificação fisiológica, devem ser considerados os valores de reticulócitos: se aumentados, as anemias são hiperproliferativas e, se reduzidos, hipoproliferativas.[1,2]

A Tabela 2.1 apresenta os valores considerados normais, de acordo com a idade do paciente.

Tabela 2.1 – Valores considerados normais de hemoglobina segundo a faixa etária.

Idade	Hemoglobina (Hb g/dL)
Recém-nascidos	15 a 18
6ª a 12ª semana	+/- 10
Lactentes 12ª semana aos 6 meses	10 a 11
6 a 24 meses	≥ 11
Pré-escolares	≥ 11 a 12
Escolares	≥ 12
Adolescentes e adultos sexo feminino	≥ 12
Adolescentes e adultos sexo masculino	≥ 13
Gestantes	≥ 11

Fonte: Pontos de corte recomendados pela Organização Mundial da Saúde (OMS) para a classificação de anemia.

A investigação das anemias deve seguir raciocínio clínico, associada aos achados de exame físico e às provas laboratoriais.[3-5]

Caso clínico

Situação 1

JPS, 5 dias de vida, chega ao pronto-socorro infantil trazido pela mãe, que refere prostração, dificuldade ao mamar, palidez, icterícia e sonolência. A mãe conta que fez pré-natal sem intercorrências, o parto foi normal e o peso de nascimento foi 2.650 g, comprimento de 48 cm e Apgar 8 e 9. JPS mamava regularmente e teve alta com 48 horas de vida, com orientação de banhos de sol diários para "amarelão".

Exame físico

Mau estado geral, descorado ++++/4, ictérico ++/4, acianótico, perfusão periférica lenta (> 3 segundos), taquipneico, prostrado, gemente. FR: 48 ipm; FC 180 bpm; peso: 2.700 g; temperatura 36,2 °C

- **Sistema respiratório:** taquipneia, retração intercostal, murmúrio vesicular presente e simétrico, sem ruídos adventícios.
- **Sistema cardiovascular:** bulhas rítmicas, normofonéticas, taquicárdicas, presença de sopro sistólico +++/4 em foco mitral, com irradiação para os demais, e 3ª bulha.
- **Abdome:** plano, flácido, indolor, fígado palpável a 3 cm do rebordo costal direito e baço palpável a 2 cm do rebordo costal esquerdo.
- **Sistema neurológico:** prostrado, hipotônico. Sem sinais localizatórios, reflexos periféricos presentes e simétricos.
- **Otoscopia e oroscopia:** sem alterações.
- **Pele:** icterícia moderada zona III/IV.
- **RN:** apresenta anemia e icterícia de instalação e agravamento agudo, pois demonstra sinais de insuficiência cardíaca.
- **Hipóteses diagnósticas:** síndrome anêmica a esclarecer/cor anêmico-urgência.

Como conduzir a investigação de anemias no período neonatal, em lactentes, pré-escolares e escolares[4,5]

Anamnese

a) **Identificação:** nome, idade, sexo, procedência, origem; nome e idade dos responsáveis, observar nível de confiabilidade das informações.
b) **Queixas e duração:** sinais e sintomas de anemia e tempo de aparecimento.
c) **História pregressa:** tempo do diagnóstico; fatores e queixas associados; terapias recebidas (dose de medicamentos e tempo); presença de icterícia atual; recorrente ou anterior; hábito intestinal; presença de náuseas; vômitos; infecções de repetição ou próximas à anemia; alterações de apetite; redução das atividades físicas, da capacidade de trabalho, de estudo e da concentração; febre; perda de peso; alterações na coloração das fezes e/ou da urina; sangramentos (epistaxes, mucosa oral); lesões cutâneas.
d) **Antecedentes gestacionais:** realização de pré-natal, número de consultas, intercorrências; uso de vitaminas durante a gestação, doenças maternas.
e) **Condições de parto:** tipo de parto, justificativas para partos cirúrgicos, idade gestacional, peso ao nascimento, Apgar.
f) **Pós-parto:** icterícia neonatal, necessidade de fototerapia, situação da ingesta e tipo de alimentação; queda do coto umbilical.
g) **Alimentação:** tempo de aleitamento materno ou uso de fórmulas/leites artificiais; desmame, introdução de alimentos; diário alimentar da criança; horários das refeições e mamadas.
h) **Cuidados gerais (puericultura):** vacinação, reações vacinais, desenvolvimento neuropsicomotor; sono, resultados de triagem neonatal (teste do pezinho: observar hemoglobinopatias e deficiência de G6PD), condições do sono (qualidade, quantidade e horários).
i) **Antecedentes familiares:** gestações e abortos anteriores, consanguinidade, doenças hematológicas, síndromes, anemias, litíase de vias biliares.
j) **Ambiente e epidemiologia:** exposição a substâncias tóxicas (inseticidas, derivados de benzeno, agrotóxicos), medicamentos; contato com animais e viagens recentes; uso de substâncias tóxicas, álcool e drogas.
k) **Adolescentes:** informações sobre menarca, regularidade de ciclos, tempo de sangramento e quantidade de fluxo, atividades diárias, alimentação detalhada, medicamentos e uso de drogas e/ou álcool.
l) **Prematuros:** agravamentos durante a gestação, idade gestacional no parto, complicações e cuidados necessários após o nascimento, coletas de sangue, infecções, velocidade de crescimento, alimentação detalhada e suplementação vitamínica.

Exame físico

Avaliar estado geral e sinais vitais: palidez, icterícia, perfusão periférica, temperatura, hepatomegalia e/ou esplenomagalia; ausculta pulmonar e cardíaca, presença de sopros, 3ª bulha, malformações faciais, ósseas, assimetria de dedos das mãos e/ou pés, e outras sugestivas de sinais sindrômicos; peso, comprimento/estatura, fâneros: cabelos quebradiços, unhas frágeis, queilite angular, papilas linguais,

No caso descrito, é necessária a investigação direcionada ao período neonatal, considerando-se as seguintes causas fisiológicas:[4]

- **Perdas sanguíneas durante a gestação e parto:** transfusão feto-materna; feto-fetal, feto-placenta; hemorragias de cordão e da placenta; cefalo-hematomas.
- **Diminuição da produção de eritrócitos:** hipoplasias eritroides, síndrome de Blackfan Diamond, infecções perinatais, mielodisplasia e leucemias.

- **Aumento da destruição eritrocitária:** anemias hemolíticas imunes (incompatibilidades ABO/Rh, induzida por drogas); eritroenzimopatias (deficiência de G6PD, piruvatoquinase), defeitos da membrana eritrocitária (esferocitose).

Pensando em anemia hemolítica neonatal, foram solicitados os exames de hemograma, reticulócitos, bilirrubinas totais e frações, repetidas as tipagens sanguíneas (TS) materno-fetais, e dosagem de G6PD. Como o paciente apresentava sinais compatíveis com cor anêmico, foi solicitada prova de compatibilidade sanguínea a fim de se agilizar a conduta imediata: terapia transfusional.
- HMG: Hb 4,5 g/dL; HT 12% VCM 92 fl reticulócitos: 14,5% TS materna e RN A+ BT 19 mg/dL BI 16,4 mg/dL e BD 2,6.

A conduta imediata foi a indicação de terapia transfusional com concentrado de hemácias, 10 mL/kg e, após o resultado da dosagem de G6PD, os cuidadores foram esclarecidos sobre o diagnóstico e orientados a evitar o uso de drogas oxirredutoras. A criança evoluiu bem, sendo acompanhada pelo pediatra na rotina de puericultura. Bom ganho de peso, assintomática.

Caso clínico

Situação 2
Aos 75 dias de vida, repetiu hemograma na rotina de puericultura: Hb 9,8 g/dL, HT 30%, VCM 88 fl; reticulócitos 2%; ferritina 90 mg/dL.

Hd anemia fisiológica
Manteve-se observação clínica, sem intervenção medicamentosa, pois a anemia fisiológica ocorre secundária à hemólise fisiológica e hematopoiese ainda em adequação.

A investigação laboratorial das anemias em Pediatria é direcionada a partir dos achados da anamnese e do exame físico, seguidos pelos exames laboratoriais – hemograma e reticulócitos –, os quais permitirão o raciocínio clínico laboratorial, com base nos critérios morfológicos dos eritrócitos e nos fisiológicos secundários ao aumento ou redução de reticulócitos. A avaliação morfológica classifica as anemias em microcíticas, normocíticas e macrocíticas, segundo o volume corpuscular médio (VCM); e em hipocrômicas, normocrômicas e hipercrômicas, segundo a hemoglobina corpuscular média (HCM). A avaliação fisiológica classifica as anemias em hipoproliferativas (reticulocitopenia) e hiperproliferativas (reticulocitose).[4-6]

A investigação das principais causas das anemias, segundo as manifestações clínicas são descritas na Figura 2.1.

A investigação das principais causas das anemias, segundo as alterações morfológicas, é descrita no Quadro 2.1.[4-6]

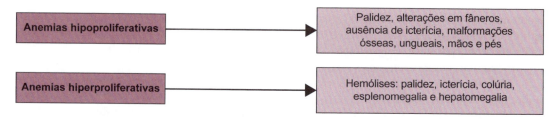

Figura 2.1 – Descrição das manifestações clínicas relacionadas às anemias, segundo classificação fisiológica (baseada em reticulócitos).
Fonte: Elaborada pela autoria do capítulo.

Quadro 2.1 – Descrição de morfologia e reticulócitos relacionadas às etiologias mais frequentes.

Anemia/hemograma	
Morfologia/reticulócitos	**Etiologia**
Microcitose Reticulócitos reduzidos ou normais	• Anemia ferropriva, intoxicação por chumbo e anemias sideroblásticas
Microcitose Reticulócitos aumentados ou normais	• Microesferocitose hereditária • Síndromes talassêmicas
Normocitose Reticulócitos reduzidos ou normais	• Anemia de doença crônica/inflamações/infecções; falências medulares (mielodisplasia e aplasia de medula óssea)
Normocitose Reticulócitos aumentados	• Anemias hemolíticas hereditárias ou adquiridas
Macrocitose Reticulócitos reduzidos ou normais	• Anemia megaloblástica (deficiência de B12, ácido fólico e B1), medicamentos, mielodisplasias, hipotireoidismo e síndrome de Down
Macrocitose Reticulócitos aumentados	• Hemólises, hemorragias agudas (pseudomacrocitose)

Fonte: Elaborado pela autoria do capítulo.

A continuidade da investigação dependerá das principais hipóteses diagnósticas elaboradas. São descritos, a seguir, os exames laboratoriais indicados para confirmação diagnóstica das principais causas de anemias na infância e adolescência e os cuidados especiais nas diversas situações.[4-6]

a) **Anemia ferropriva:** ferritina, ferro sérico e saturação de transferrina reduzidos, capacidade total de ligação do ferro aumentada. A ferritina é proteína de fase aguda inflamatória e pode estar falsamente elevada nas infecções e inflamações; identificar e controlar a causa base de deficiência de ferro.

b) **Síndromes talassêmicas:** pesquisa de hemoglobinopatias na triagem neonatal (alfatalassemia); eletroforese de hemoglobinas, com aumento da Hb A2 e/ou HbF. Orientação familiar quanto à hereditariedade.

c) **Anemia de doença crônica:** fundamentais a história clínica e os exames específicos para a doença de base; ferro, saturação de transferrina e capacidade total de ligação de ferro reduzidas, ferritina aumentada.

d) **Falências medulares:** mielograma, biópsia de medula óssea, estudos genéticos associados à clínica; constituídas por um grupo amplo e variado de patologias.

e) **Anemias megaloblásticas:** dosagem de ácido fólico, vitamina B12, homocisteína, ácido metilmalônico, mielograma. Importante diferenciar a deficiência de ácido fólico da B12 para tratamento específico.

f) Anemias hemolíticas hereditárias:
  - **Defeitos de membrana:** recomenda-se avaliação morfológica em esfregaço de sangue periférico, resistência globular osmótica e, em alguns locais de pesquisa, o estudo das proteínas de membrana eritrocitária.
  - **Eritroenzimopatias:** dosagens específicas das enzimas G6PD, hexoquinase, piruvatoquinase.
  - **Anemia/doença falciforme:** eletroforese de hemoglobinas.

g) **Anemias hemolíticas adquiridas:**
   - **Autoimunes:** pesquisa de autoanticorpos (Ac), Coombs direto e indireto, desidrogenase láctica (DHL), induzidas por medicamentos (penicilinas e derivados, anticonvulsivantes, metildopa), parasitas (malária) e infecções (*Mycoplasma pneumoniae*, *Legionella pneumophila* ou *Chlamydophila pneumoniae*).
   - **Microangiopáticas:** síndrome hemolítico-urêmica e coagulação intravascular disseminada.

Referências bibliográficas

1. Powers JM, Sandoval C, Mahoney DH, Lorin MI, Armsby C. Approach to the child with anemia. UpToDate [Literature review current through: 2021 Mar. This topic last updated: 2021 Mar 19]. Disponível em: . Acesso em: 2 abr. 2021.
2. Fisberg M, Lyra I, Weff V et al. In: Diretrizes consenso sobre anemia ferropriva. Disponível em: https://www.sbp.com.br/fileadmin/user_upload/21019f.
3. Benoist B, McLean E, Egli I, Cogswell M. In: Worldwide prevalence of anemia 1993-2005: WHO global database on anemia. Disponível em: https://apps.who.int/iris/bitstream/handLe/10665/43894/9789241596657. Acesso em: 2 abr. 2021.
4. Campanaro CM, Chopard MRT. Anemias: investigação e diagnóstico diferencial. In: Braga JAP, Tone LG, Loggetto SR (coord.). Hematologia e hemoterapia pediátrica. Atheneu; 2014. cap. 3, p. 25-40.
5. Garanito MP. Diagnóstico diferencial das anemias. In: Carneiro JDA (coord.). Hematologia pediátrica. 2. ed. Manole; 2013. cap. 3, p. 32-40.
6. Siu AL; US Preventive Services Task Force (USPSTF). Screening for iron deficiency anemia in young children: recommendation statement. Pediatrics. 2015 Oct;136(4).

Capítulo 3

A criança com neutropenia

Juliana Moreira Franco
Andrea Angel

Introdução[1,2]

Neutrófilo é a célula madura derivada do precursor granulocítico, que permanece por 6 a 136 horas no sangue periférico após sair da medula óssea. É importante ressaltar que apenas 5% dos neutrófilos maduros encontram-se na circulação. Os outros 95% permanecem na medula óssea, constituindo a reserva medular.

Juntamente com os monócitos (que são transformados em macrófagos nos tecidos), os neutrófilos são a primeira resposta do sistema imunológico frente à maioria das infecções, principalmente aquelas de origem bacteriana ou fúngica. Assim, fazem parte da imunidade inata e também são denominados "leucócitos polimorfonucleares", sendo a sua ação principal a fagocitose dos patógenos e sua posterior destruição.

A produção neutrofílica é estimulada pelas citocinas inflamatórias (estimuladoras de colônias granulocíticas) produzidas por diversos tecidos em resposta a infecções de etiologias diversas.

Os distúrbios dos neutrófilos podem ser de quantidade (neutropenia e neutrofilia) e de qualidade (alterações funcionais dos neutrófilos; geralmente associadas à neutrofilia). Neste capítulo, abordaremos apenas a neutropenia.

A neutropenia é definida como a contagem absoluta de neutrófilos 2 desvios-padrão abaixo da média normal. Até 1 ano de idade, a neutropenia é considerada com contagens abaixo de 1.000/mm³. Após os 12 meses, considera-se neutropenia nas contagens abaixo de 1.500/mm². A classificação da gravidade é feita de acordo com o número total de neutrófilos: entre 1.500 e 1.000/mm³, é considerada leve; entre 1.000 e 500/mm³, moderada; e abaixo de 500/mm³, é grave, com maior suscetibilidade a infecções graves. Sua classificação também pode ser de acordo com a etiologia – congênita ou adquirida. Ou ainda segundo sua reserva medular – baixa ou normal.

Neutropenias congênitas[1,3-5]
Neutropenia congênita grave

Em 1956, o pediatra sueco Rolf Kostmann descreveu, pela primeira vez, casos de neutropenia congênita com parada de maturação medular em famílias consanguíneas. Hoje, sabemos que o termo "neutropenia congênita grave" (NCG) compreende um grupo extenso de doenças, com mutações genéticas distintas e com variados padrões de herança – autossômico dominante, autossômico recessivo, ligado ao X e esporádico –, porém com história clínica semelhante e incidência aproximada de um caso em 1 milhão de nascimentos. A maioria das mutações está ligada ao gene da elastase (ELANE, antigo ELA2). A elastase neutrofílica é uma proteína sérica produzida durante o estágio promielocítico e armazenada nos grânulos de neutrófilos e monócitos. Durante a inflamação ela é liberada, contribuindo para destruição do patógeno e dano tecidual local. Nos pacientes com mutação do gene ELANE, há malformação dessa proteína e desencadeamento de reações que favorecem a apoptose da célula, causando a parada de maturação característica da doença.

O termo **síndrome de Kostmann** deve ser usado apenas quando há herança autossômica recessiva, como na mutação do gene HAX1. As principais mutações associadas à NCG são nos genes ELANE, PRDM5, PFAAP5, G6PC3 e GFI1 (autossômicas dominantes), HAX1 e CSF3R (autossômicas recessivas) e WAS (ligada ao X).

Essas crianças apresentam neutropenia severa desde o nascimento, geralmente com contagem de neutrófilos abaixo de 200/mm^3, com história precoce de infecções graves, principalmente infecções de pele, gengivite, estomatite, pneumonia e abscessos perianais. No período neonatal, é comum a ocorrência de onfalite. Durante os episódios infecciosos, pode haver discreta elevação dos neutrófilos, geralmente transitória e modesta. Pode haver monocitose e eosinofilia, sem anemia ou plaquetopenia.

Sem tratamento, a mortalidade é elevada ainda na primeira infância. Porém, com o rápido diagnóstico e a instituição de tratamento com fator estimulador de colônia de granulócitos (G-CSF), o número de infecções se reduz bastante e há significativa expansão da sobrevida.

Na maioria dos pacientes, as alterações medulares mostram parada de maturação mieloide, com aumento relativo de promielócitos e mielócitos. Eventualmente pode haver vacuolização de promielócitos. A avaliação medular com análise citogenética é de indicação anual pelo elevado risco de desenvolvimento de mielodisplasia e leucemia que as alterações genéticas associadas conferem a longo prazo. O risco de malignização é maior nos pacientes refratários ao G-CSF ou naqueles que precisam de elevadas doses da medicação (> 8 mcg/kg/dia), com resposta parcial.

O diagnóstico diferencial deve ser feito com as doenças que cursam com neutropenia e imunodeficiência. O curso clínico dessas doenças é semelhante, com neutropenia e infecções graves desde os primeiros meses de vida, porém com mielograma revelando maturação normal da série granulocítica.

O transplante de medula óssea (TMO) permanece como única terapia curativa, sendo indicado especialmente nos pacientes com maior risco de malignização – pior resposta ao G-CSF e mutações genéticas de alto risco.

É importante ressaltar que não há indícios de que o tratamento a longo prazo com G-CSF contribua diretamente para a transformação leucêmica. Nos pacientes com neutropenia cíclica, por exemplo, é bastante rara a evolução para leucemia. Nos casos de neutropenia congênita grave, entretanto, essa afirmação ainda é controversa. Portanto, a sua utilização não deve ser postergada nos casos recém-diagnosticados de NCG, mantendo-se sempre a dose mínima possível para garantir níveis aceitáveis de neutrófilos e com avaliação medular anual.

Neutropenia cíclica

A neutropenia cíclica é caracterizada por vales de neutropenia grave (por volta de 200/mm³ neutrófilos) em intervalos regulares de aproximadamente 21 dias e duração média de 3 a 5 dias. Nesses períodos, há maior suscetibilidade a infecções graves e recorrentes. É comum o relato de lesões orais e de pele, além de febre. Pode haver monocitose no vale da neutropenia, com retorno ao número normal de monócitos com a elevação dos neutrófilos. A mortalidade por infecção e sepse, felizmente, é rara.

A maioria dos pacientes apresenta mutação no gene ELANE, o mesmo responsável por casos de neutropenia congênita grave. Entretanto, diferentemente dos pacientes com NCG, não há risco elevado de malignidade e a coleta de mielograma não está indicada.

Para identificação dos vales, é indicada a coleta de hemogramas 3 vezes por semana por pelo menos 6 a 8 semanas.

O uso de G-CSF nos períodos de neutropenia pode ser indicado.

Síndrome de Shwachman-Diamond

A tríade neutropenia, insuficiência pancreática exócrina e anormalidades esqueléticas define a síndrome de Shwachman-Diamond. Em 90% dos casos, é causada por uma mutação localizada no cromossomo 7, no gene SDS (*Shwachman-Diamond Syndrome Gene*), que culmina na apoptose do precursor neutrofílico FAS-mediada. Caracteriza-se por neutropenia grave, com alto risco infeccioso e atraso do crescimento. Metade dos pacientes apresenta anemia e/ou trombocitopenia associadas. A pele pode apresentar padrão eczematoso grave, com melhora após reposição de enzimas pancreáticas.

Há elevado risco de transformação oncológica e, por isso, sugerem-se coletas de hemogramas pelo menos 3 a 4 vezes ao ano, além de avaliação medular com citogenética nos pacientes que apresentem piora ou progressão das citopenias.

É importante fazer o diagnóstico diferencial com **síndrome de Pearson**, causada por deleções no DNA mitocondrial. A doença apresenta também neutropenia e falência pancreática exócrina, porém com presença de trombocitopenia e anemia sideroblástica, frequentemente dependente de transfusões. O diagnóstico é facilmente definido na avaliação do mielograma que exibe vacuolização dos precursores da medula óssea.

Neutropenia relacionada a erros inatos da imunidade

Os erros inatos da imunidade (EII), antigamente denominados "imunodeficiências primárias", são doenças caracterizadas por disfunção do sistema imunológico, resultando em infecções graves e/ou recorrentes, predisposição a doenças autoimunes e autoinflamatórias e tendência ao desenvolvimento de neoplasias.

Constituem uma causa menos frequente de neutropenia, porém não menos importante.

Doenças como as **síndromes de Chédiak-Higashi (CHS), de Griscelli tipo II (GSII)** e **de Hermansky-Pudlak** são EII caracterizadas por albinismo oculocutâneo, tendo os pacientes graus variados de albinismo, com cabelos frequentemente descritos como prateados e alteração na coloração dos olhos. Há neutropenia e maior vulnerabilidade a infecções piogênicas, especialmente do trato respiratório e pele. Pode haver evolução para linfo-histiocitose hemofagocítica nessas doenças, principalmente CHS e GSII. Há indicação de TMO como tratamento definitivo.

Na **síndrome WHIM** (*Warts, Hypogammaglobulinaemia, Infections and Myelokathexis*), nota-se presença de verrugas, com tendência à malignização, principalmente em mãos, pés e genitália, e de infecções graves associadas à leucopenia importante com neutropenia, decorrentes de *mielokatexis* – dificuldade da medula óssea em liberar células maduras.

Uma das formas mais graves de imunodeficiência severa combinada (SCID) é a **disgenesia reticular**, marcada por deficiência na maturação de linfócitos B, T e células NK (*natural killers*), além de neutropenia grave. Os pacientes são acometidos por infecções graves já nos primeiros dias de vida, com alta mortalidade. O único tratamento é o TMO.

Neutropenia étnica benigna[1,6]

A neutropenia étnica benigna é também conhecida como "neutropenia familiar benigna", "neutropenia benigna da infância" ou "neutropenia crônica idiopática benigna". É uma condição assintomática, não relacionada a infecções de repetição ou infecções graves, presente em pessoas de origem africana e árabe principalmente, mas também vista em descendentes de judeus iemenitas e etíopes.

É associada à mutação no gene DARC (*Duffy Antigen Receptor for Chemokines*) que determina o fenótipo Duffy nulo (Fy^a-/Fy^b-). Essa mutação confere vantagem evolutiva por modular a infectividade por diversas espécies de Plasmodium, porém discute-se atualmente se ele também confere maior suscetibilidade à infecção pelo vírus da imunodeficiência humana (HIV). Ainda não há consenso sobre os mecanismos que causam a neutropenia.

Esses pacientes apresentam neutropenia leve, com contagem de neutrófilos de 200 a 600/mm³ a menos do que a referência. Não há necessidade de tratamento.

Neutropenia autoimune[1,7,8]

Os neutrófilos exibem diversos antígenos de superfície que podem ser alvo de autoanticorpos: HNA-1a, HNA-1b, HNA-1c, HNA-2, HNA-3a, HNA-4a e HNA-5a. Os antígenos mais frequentemente associados à neutropenia autoimune são HNA-1a e HNA-1b, expressos exclusivamente em neutrófilos.

A neutropenia autoimune ocorre predominantemente em crianças menores de 3 anos, com média de apresentação entre 8 e 11 meses. A incidência aproximada de 1 em 100 mil crianças pode ser subdiagnosticada pelo curso benigno e, portanto, pouco suspeito da doença. Muitos casos considerados neutropenia crônica idiopática em crianças e adultos provavelmente se tratava de neutropenia autoimune, porém sem a identificação do anticorpo sérico.

Apresenta contagem de neutrófilos extremamente baixa (geralmente < 200/mm³), porém com baixo risco infeccioso – provavelmente decorrente da boa reserva medular, em contraste com as neutropenias congênitas, por exemplo. Pode haver monocitose e/ou eosinofilia. Não há anemia ou trombocitopenia associadas – caso haja, é provável tratar-se da síndrome de Evans.

Durante os episódios infecciosos, é comum haver rápido e expressivo aumento de neutrófilos, com retorno à neutropenia após resolução do quadro. As infecções bacterianas são geralmente leves e responsivas a antibióticos de 1ª linha, sendo infecções de pele, gengivite e vias aéreas as mais comuns. O uso de antibioticoterapia profilática ou G-CSF não é indicado de rotina.

A pesquisa de anticorpos pode ser feita por imunofluorescência (GIFT) ou por aglutinação (GAT). Sugerem-se quatro ou mais coletas repetidas em casos negativos com quadro clínico típico, pois a sensibilidade e a especificidade dos testes são limitadas. Considerando-se a dificuldade de acesso e a realização desses testes, sua presença não é indispensável para o diagnóstico, sendo o quadro clínico e a evolução sugestivos da doença. É importante ressaltar que os anticorpos anticitoplasma de neutrófilos não são responsáveis pela doença e não devem ser usados na investigação e diagnóstico da neutropenia autoimune.

O mielograma pode ser normal ou exibir hiperplasia do setor granulocítico. A coleta do mielograma pode ser postergada caso haja positividade na pesquisa de anticorpos neutrofílicos e apenas se a criança não tiver outra citopenia associada, não tiver infecções severas e não houver suspeita alguma de leucemia.

Remissão espontânea ocorre em teoricamente todos os pacientes, com duração da neutropenia geralmente inferior a 24 meses. Crianças menores tendem a remitir mais rapidamente. Nos casos em que não haja remissão após 2 anos de doença ou persistir após os 5 anos de vida, sugere-se reinvestigação de imunodeficiências e de outras doenças autoimunes associadas.

Neutropenia secundária a infecções[1,3]

Nas infecções virais, a neutropenia aguda pode ocorrer do 1° ao 2° dia da doença e perdurar por 3 a 8 dias. Está relacionada ao pico de viremia e reflete a redistribuição, induzida pelo vírus, de neutrófilos do *pool* circulante para a periferia.

Em infecções bacterianas, principalmente no período neonatal e em quadros de sepse, pode haver o desenvolvimento de neutropenia resultante de reserva medular insuficiente nessas crianças.

É frequente haver neutropenia crônica nos pacientes infectados pelo HIV como um achado relacionado à síndrome da imunodeficiência adquirida (SIDA/AIDS). Provavelmente decorre da combinação da produção reduzida de neutrófilos associada à sua destruição mediada por anticorpos antineutrofílicos.

Neutropenia secundária induzida por medicamentos[1,3,9,10]

Denominada também "neutropenia idiossincrática", é uma causa bastante frequente em adultos, porém apenas 10% dos casos ocorrem em crianças. Seus mecanismos são variados – mediada imunologicamente, tóxica ou reações de hipersensibilidade.

A lista de medicações mais comumente associadas à neutropenia está descrita na Tabela 3.1.

A neutropenia secundária ao uso de antineoplásicos ou radioterapia ocorre geralmente de 7 a 10 dias após a respectiva aplicação e pode ter duração de até 2 a 3 semanas. Nesses pacientes, há frequentemente um comprometimento da imunidade celular e, portanto, apresentam maior risco de infecções graves.

Neutropenia secundária a outras doenças[1,3,11]

A neutropenia pode estar associada a outras citopenias (como anemia e/ou trombocitopenia) nas doenças de substituição da medula óssea, como as leucemias, infiltrações medulares por neoplasias sólidas (como neuroblastoma, rabdomiossarcoma e sarcoma de Ewing), síndrome mielodisplásica, anemia aplástica e erros inatos do metabolismo (doenças metabólicas ou de depósito, como a glicogenose tipo 1b). O diagnóstico é essencialmente realizado pelo aspirado de medula óssea (acompanhado muitas vezes de biópsia de medula óssea) e seu tratamento é direcionado à doença identificada.

Nas doenças reumatológicas, é frequente a presença de neutropenia (associada ou não a outras citopenias), em decorrência da ação de autoanticorpos inespecíficos. A síndrome de Felty, por exemplo, é caracterizada por artrite reumatoide, neutropenia e esplenomegalia.

A esplenomegalia, presente em doenças de depósito e hepatopatias com hipertensão portal, pode causar neutropenia por sequestro no sistema reticuloendotelial. É frequente a presença de anemia e/ou trombocitopenia concomitante. Raramente é indicada a esplenectomia por aumentar o risco infeccioso, principalmente por microrganismos encapsulados.

A neutropenia pode ainda estar associada à mielopoiese ineficaz em casos de deficiências vitamínicas (como a vitamina B12 e o ácido fólico – por baixa ingestão alimentar, baixa absorção intestinal ou uso prolongado de drogas como sulfametoxazol-trimetoprim e fenitoína) ou em doenças mais raras, como o marasmo em lactentes, anorexia nervosa ou, eventualmente, em pacientes com nutrição parenteral prolongada.

Tabela 3.1 – Medicamentos que causam neutropenia.[10]

Antibióticos	Anti-inflamatórios	Psicotrópicos	Antitireoideos
• Macrolídeos • Sulfametoxazol-trimetoprim • Cloranfenicol • Sulfonamidas (p. ex.sulfadiazina e sulfametoxazol) • Penicilinas semissintéticas (ampicilina, amoxacilina, oxacilina, carbapenêmicos) • Vancomicina • Cefalosporinas • Dapsona	• Sulfassalazina • AINE • Sais de ouro • Penicilamina • Fenilbutazona • Antipirina (fenazona) • Dipirona • Fenacetina	• Clozapina • Fenotiazina (clorpromazina) • Antidepressivos tricíclicos (p. ex., amitriptilina) • Antidepressivos tetracíclicos (p. ex. mirtazapina, trazodona) • Meprobamato • Levimasol (Ascaridil®)	• Metimazol • Carbimazol • Propiltiouracil • Antialérgicos • Clorfeniramina

Anticonvulsivantes	Quelantes de ferro	Antivirais	Antimaláricos
• Carbamazepina • Fenitoína • Etosuximide • Valproato	• Deferiprone	• Oseltamivir • Aciclovir • Ganciclovir	• Amodiaquina • Cloroquina • Quinina

Drogas cardiovasculares	Diuréticos	Drogas dermatológicas	Drogas gastrointestinais
• Antiarrítmicos (tocainide, procainamida, flecainide) • Ticlopidina • Inibidores ACE (enalapril, captopril) • Propranolol • Dipidamol • Digoxina	• Tiazidas • Acetazolamida • Furosemida • Espironolactona	• Dapsona • Isotretinoína	• Sulfassalazina • Antagonistas do receptor H2

Fonte: Elaborada pela autoria do capítulo.

Situações da prática clínica
Neutropenia febril[12-14]

É bem estabelecido que o paciente em tratamento oncológico com febre deve ser avaliado rapidamente em serviço médico, com extensa avaliação laboratorial e início de antibioticoterapia de amplo espectro, visando reduzir a mortalidade. O período de maior risco compreende o vale de neutropenia, entre 7 e 10 dias após quimioterapia, geralmente com duração de 5 dias. Esses pacientes podem apresentar apenas febre como sintoma infeccioso, uma vez que, em virtude da neutropenia, os sinais infecciosos clássicos podem não estar presentes em decorrência de menor resposta inflamatória. Em 10% a 30% dos casos, pode-se identificar o patógeno.

Nos pacientes com história de neutropenia congênita ou associada a imunodeficiências, o tratamento em vigência de febre deve ser semelhante ao direcionado para o paciente oncológico.

Entretanto, é comum que crianças previamente hígidas apresentem neutropenia em vigência de febre em decorrência de uma doença viral. Estudos recentes sugerem que pacientes imunocompetentes com febre e neutropenia (mesmo moderada e grave) não têm maior risco de infecção bacteriana severa. Portanto, podem ser seguidos de forma ambulatorial, sem necessidade de uso de antibioticoterapia precoce, pacientes que se apresentam com bom estado geral, com pais orientados, fácil acesso ao sistema de saúde, sem história pessoal que sugira neutropenia crônica (sem uso de medicações que causam neutropenia, sem infecções de repetição, sem mortes em crianças pequenas na família), com exame físico normal (sem sugestão de doença oncológica ou desnutrição), exames laboratoriais normais exceto pela neutropenia.

Vacinação no paciente neutropênico[2,15]

As vacinas produzem imunidade mediante estímulo para formação de anticorpos pelos linfócitos. Sugere-se que crianças com distúrbios fagocíticos podem receber vacinas inativadas e com vírus vivo atenuado, porém devem-se evitar vacinas de bactérias vivas atenuadas, como a BCG.

Uso de antibioticoterapia profilática na neutropenia[1,16]

Na maioria dos pacientes com neutropenia crônica, as infecções são decorrentes da própria flora. O uso de antibioticoterapia profilática, portanto, não surte bom efeito, uma vez que pode selecionar patógenos mais agressivos e invasivos. Nos pacientes neutropênicos, com baixa reserva medular ou história de infecções de repetição, é mais indicado o uso do fator estimulador de G-CSF, visando resolução da neutropenia e menor risco infeccioso.

Fluxograma para investigação de neutropenia[17]

A Figura 3.1 ilustra um fluxograma para a abordagem diagnóstica do paciente com neutropenia.

HEMATOLOGIA E HEMOTERAPIA PEDIÁTRICA – UM GUIA PRÁTICO

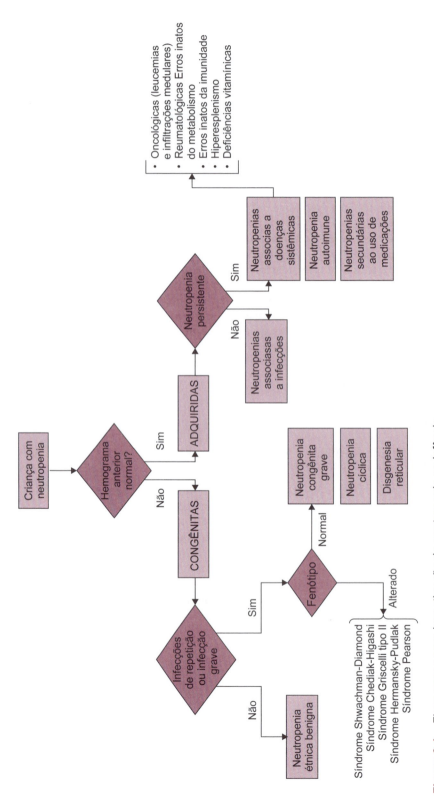

Figura 3.1 – Fluxograma para investigação de neutropenia na infância.
Fonte: Adaptada de Roskos RR Boxer LA, 1991.

Referências bibliográficas

1. Nathan D, Oski F, Orkin S. Nathan and Oski's hematology of infancy and childhood. Philadelphia (PA): Elsevier, Saunders; 2015.
2. Abbas A. Imunologia básica. Elsevier Health Sciences Brazil; 2014.
3. Frater J. How I investigate neutropenia. International Journal of Laboratory Hematology. 2020;42(Suppl 1):121-32.
4. Ancliff PJ. Congenital neutropenia. Blood Reviews. 2003;17(4):209-16.
5. Spoor J, Farajifard H, Rezaei N. Congenital neutropenia and primary immunodeficiency diseases. Critical Reviews in Oncology/Hematology. 2019;133:149-62.
6. Ortiz M, Meier E, Hsieh M. Identification and clinical characterization of children with benign ethnic neutropenia. Journal of Pediatric Hematology/Oncology. 2016;38(3):e140-3.
7. Farruggia P, Dufour C. Diagnosis and management of primary autoimmune neutropenia in children: insights for clinicians. Therapeutic Advances in Hematology. 2014;6(1):15-24.
8. Teachey D, Lambert M. Diagnosis and management of autoimmune cytopenias in childhood. Pediatric Clinics of North America. 2013;60(6):1489-511.
9. Curtis B. Non-chemotherapy drug-induced neutropenia: key points to manage the challenges. Hematology. 2017;2017(1):187-93.
10. Coates TD. Overview of neutropenia in children and adolescents. In: Newburger P, Rosmarin AG (ed.). UpToDate. Disponível em: https://www.uptodate.com/contents/overview-of-neutropenia-in-children-and-adolescents. Acesso em: 31 mar. 2021.
11. Berliner N, Horwitz M, Loughran T. Congenital and acquired neutropenia. Hematology. 2004;2004(1):63-79.
12. Barg A, Kozer E, Mordish Y, Lazarovitch T, Kventsel I, Goldman M. The risk of serious bacterial infection in neutropenic immunocompetent febrile children. Journal of Pediatric Hematology/Oncology. 2015;37(6):e347-51.
13. Wittmann O, Rimon A, Scolnik D, Glatstein M. Outcomes of immunocompetent children presenting with fever and neutropenia. The Journal of Emergency Medicine. 2018;54(3):315-9.
14. David O, Fruchtman Y, Sergienko R, Kapelushnik J, Leibovitz E. The infectious and non-infectious etiology, clinical picture and outcome of neutropenia in immunocompetent hospitalized children. Pediatric Infectious Disease Journal. 2018;37(6):570-5.
15. Janczar S, Zalewska-Szewczyk B, Babol-Pokora K, Paśnik J, Zeman K, Młynarski W. Vaccination in children with chronic severe neutropenia: review of recommendations and a practical approach. Central European Journal of Immunology. 2020;45(2):202-5.
16. Dale D. How I manage children with neutropenia. British Journal of Hematology. 2017;178(3):351-63.
17. Roskos RR, Boxer LA. Clinical disorders of neutropenia. Ped Rev. 1991;12(7):208-12.

Capítulo 4

Adenomegalias

Mary Hokazono

Introdução

Os gânglios linfáticos aumentados de tamanho são denominados "adenomegalias". As adenomegalias nas crianças, apesar de a grande maioria ser reacional, são um importante motivo de preocupação para o pediatra.

As grandes questões se referem a decidir quando apenas observar e acompanhar a evolução; quando medicar com antibióticos e/ou anti-inflamatórios; quando proceder à investigação imediata e quando biopsiar.[1]

No período neonatal, linfonodos de qualquer tamanho são preocupantes. Portanto, devem ser todos investigados.

Nas crianças de 0 a 12 anos, são preocupantes os linfonodos de qualquer tamanho localizados nas regiões supraclaviculares, axilares e poplíteas; também são preocupantes os linfonodos endurecidos, os aderidos a planos profundos e os maiores do que 10 mm em seu maior diâmetro na região cervical, maior do que 15 mm na região inguinal e maior do que 5 mm nas demais regiões. Ainda devemos nos preocupar com os linfonodos que aumentam de tamanho durante o período de seguimento.

Para avaliarmos pacientes com adenomegalias, podemos seguir o organograma proposto na Figura 4.1.

Apresentação de casos clínicos

Caso clínico 1

Criança de 4 anos, branca, sexo feminino, chega ao consultório médico com queixa de "bolinhas" no lado esquerdo do pescoço há 10 dias.

Relata ainda febre de 38 °C a 38,7 °C neste período.

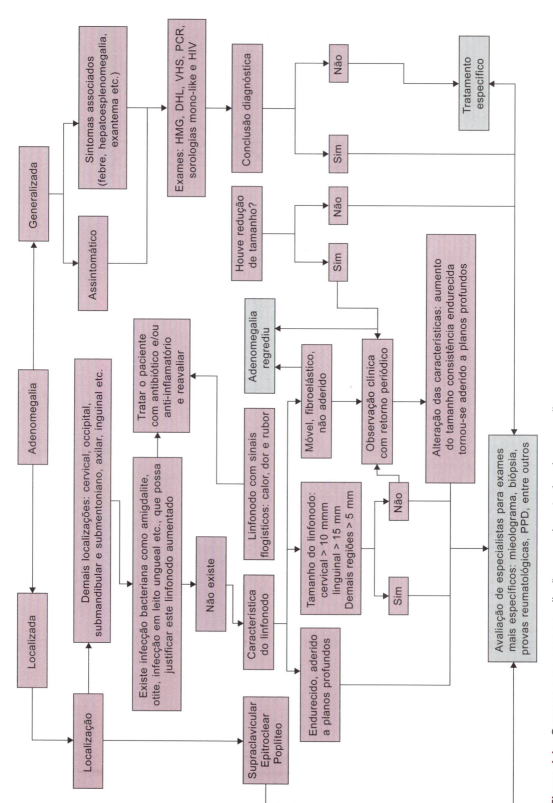

Figura 4.1 – Organograma para a avaliação e seguimento de adenomegalias.
Fonte: Elaborada pela autoria do capítulo.

A família procurou auxílio médico duas vezes. Na primeira vez, com 3 dias de história de febre, foram passados anti-inflamatório e antitérmico, sem melhora. Na segunda vez, com 7 dias de evolução, foi prescrito antibiótico, também sem melhora.

Ao exame físico, a criança se apresenta em bom estado geral, afebril no momento.

Orofaringe com hiperemia.

Um linfonodo cervical médio, à esquerda, de 2,5 cm de diâmetro, vários cervicais bilaterais de 1 a 1,5 cm de diâmetro, inguinais bilaterais de 1 cm de diâmetro e linfonodo axilar, à esquerda, de 1 cm de diâmetro.

Fígado palpável no rebordo costal direito e baço palpável a 2 cm do rebordo costal esquerdo.

Restante do exame físico sem alterações.

Não realizou nenhum exame complementar até o momento.

Trata-se de criança com linfonodomegalia disseminada, com febre há 10 dias e esplenomegalia.

Entre as hipóteses diagnósticas, devemos lembrar infecções virais (citomegalovírus, mononucleose, rubéola, HIV, entre outras) e não podemos afastar causas onco-hematológicas (leucemias e linfomas), embora bem mais raras.

Solicitar exames de hemograma (HMG, que avalia citopenias e, em caso de bicitopenia ou pancitopenia, devemos solicitar avaliação de especialista); velocidade de hemossedimentação (VHS) e/ou proteína C-reativa (PCR), ambos para avaliar inflamação; desidrogenase lática (DHL: exame para avaliar o turnover celular); e sorologias para as infecções *mono-like* e de HIV.

Exames que ainda poderiam ser solicitados seriam a radiografia de tórax para avaliar alargamento de mediastino e a ultrassonografia ou tomografia de abdômen para avaliar aumento das dimensões renais e adenomegalias (caso o HMG apresente bicitopenia ou pancitopenia e o DHL estiver elevado).

Neste caso, os exames foram os seguintes:
- HMG: Número de eritrócitos = 3,5 milhões/mm^3; Hb = 10,5 g/dL; Htc = 32%. Leucócitos = 25.000/mm^3 (3% bastões, 35% segmentados, 2% eosinófilos, 0% basófilos, 35% linfócitos, 20% linfócitos atípicos, 5% monócitos). Plaquetas = 400.000/mm^3.
- VHS: 60 mm/h; PCR: 4 mg/dL; DHL = 400 UI/L.

Entre as sorologias, apresentou resultado positivo para vírus Epstein-Barr e negativo para as demais.

Diagnóstico de mononucleose infecciosa.

 ## Caso clínico 2

Criança de 4 anos, branca, chega ao pronto-socorro com queixa de "bolinhas" no pescoço há 1 semana, alguns episódios de febre não aferida e palidez neste período e hoje apresenta "pintinhas" na pele em pernas e braços.

Ao exame físico, a criança apresenta-se em bom estado geral, descorada e afebril.

Petéquias em membros superiores, inferiores e abdômen.

Palpa-se um linfonodo em cadeia cervical direita de 3 cm e vários linfonodos cervicais bilaterais coalescentes, linfonodos axilares bilaterais de 0,5 a 1 cm de diâmetro e linfonodos inguinais bilaterais de 1 a 1,5 cm de diâmetro.

Fígado a 1 cm do rebordo costal direito e baço a 2 cm do rebordo costal esquerdo. Sem outros achados ao exame físico.

Caso parecido com o caso 1 por apresentar adenomegalia disseminada e esplenomegalia, mas com algumas diferenças, como quadro mais agudo, presença de petéquias e criança descorada.

Solicitados HMG, VHS e/ou PCR e DHL neste momento.
- HMG: Número de eritrócitos = 2,5/mm^3; Hb = 8 g/dL; Htc = 24%. Leucócitos = 5.000/mm^3 (5% bastões, 40% segmentados, 4% eosinófilos, 1% basófilos, 40% linfócitos, 0% linfócitos atípicos, 10% monócitos). Plaquetas = 30.000/mm^3.
- VHS: 40 mm/h; PCR: 2 mg/dL; DHL = 800 UI/L.

Como este paciente apresenta adenodomegalia e esplenomegalia com bicitopenia e aumento importante de DHL, uma hipótese diagnóstica que não podemos afastar é a de leucose aguda ou linfoma não Hodgkin.

Poderíamos solicitar radiografia de tórax e ultrassonografia ou tomografia abdominal.

Seria muito prudente que o pediatra solicitasse avaliação do especialista, no caso, um onco-hematologista. Provavelmente seria realizado mielograma e, se o mielograma não apresentar células blásticas, seria realizada a biópsia de linfonodo.

Discussão didática do tema

Linfonodos são estruturas normais, formados por tecido linfoide e estão distribuídos por todo o nosso corpo. São também conhecidos como "gânglios linfáticos" e estão ligados a vasos linfáticos. Estão localizados, por exemplo, no pescoço, nas axilas e na região inguinal. É importante conhecermos onde os linfonodos estão localizados e quais regiões do corpo eles drenam.[2]

Uma particularidade importante a salientar é a drenagem das cadeias supraclaviculares, nas quais, à direita e à esquerda, é diferente. O ducto linfático direito drena a linfa das seguintes regiões do corpo: lado direito da cabeça; do pescoço e do tórax; o membro superior direito; o pulmão direito; o lado direito do coração e a face diafragmática do fígado. Do lado esquerdo, está presente o ducto torácico, que conduz a linfa da maior parte do corpo para o sangue. É o tronco comum a todos os vasos linfáticos, exceto para os vasos citados anteriormente (ducto linfático direito). Isso explica por que, quando encontramos um linfonodo ou grupo de linfonodos supracalviculares à direita, realizamos investigação com tomografia de tórax e, quando encontramos à esquerda, além da tomografia de tórax, também se faz necessária a investigação com ultrassonografia ou tomografia de abdômen.[2]

Quando está presente alguma infecção, por exemplo, uma amigdalite, o linfonodo cervical ipsilateral aumenta de tamanho e, depois de tratada a amigdalite, ele regride.

Entretanto, pode ser que linfonodos únicos ou múltiplos apresentem aumento de tamanho por inúmeras causas, desde reacionais até infiltração de células malignas. É muito importante uma anamnese completa e detalhada nos casos de adenomegalia, pois são inúmeras as etiologias possíveis.

É importante saber a duração do quadro, sintomas sistêmicos associados (como febre, sudorese, emagrecimento, petéquias, hepatomegalia e/ou esplenomegalia), contatos com pessoas doentes (como na tuberculose).

Deve-se realizar o exame físico completo, com atenção ao tamanho dos linfonodos (medir em seu maior diâmetro e anotar a cada consulta), consistência do linfonodo (fibroelástico ou endurecido), se o linfonodo é móvel ou aderido a planos profundos, anotar a localização com exatidão, qual linfonodo ou quais cadeias ganglionares estão comprometidos.

Se um paciente apresentar, por exemplo, uma cadeia cervical com linfonodo único ou alguns da mesma cadeia aumentados, móveis, fibroelásticos, doloridos, com alguma flogose e na orofaringe hiperemia com placas purulentas, trata-se de uma adenomegalia reacional, decorrente de amigdalite.

Se um paciente apresentar um linfonodo único, aumentado de tamanho e com sinais flogísticos exuberantes, muito provavelmente trata-se de adenite bacteriana.

Se apresentar um linfonodo único, aumentado de volume, sem sinais flogísticos, com consistência endurecida e aderido a planos profundos, pode ser doença da arranhadura do gato ou até um caso de doença de Hodgkin.

Não poderíamos deixar de citar a covid-19 e adenomegalias. A covid-19 tornou-se o mais grave problema de saúde pública desta geração, tendo sido declarada como pandemia em 11 de março de 2020. As crianças são susceptíveis à covid-19, embora a maioria com menor gravidade, mas isso não quer dizer que não possam apresentar quadros graves e até óbito. Entre as várias apresentações clínicas da covid-19 na infância, tem sido observado aumento vertiginoso de casos da doença de Kawasaki. Para fins de diagnóstico: febre por mais de 5 dias e pelo menos quatro dos critérios clínicos: conjuntivite, alterações de orofaringe, adenomegalia cervical absurda ou maior que 1,5 cm, alterações de pés e mãos com edema e hiperemia, *rash* e exantema.[3]

Nos casos descritos, avaliamos dois pacientes com adenomegalia generalizada (acometimento de várias cadeias linfonodais), com sinais e sintomas associados, e tivemos duas abordagens e etiologias distintas.

A etiologia mais frequente nos casos de adenomegalias, avaliadas por Chicarino e colaboradores, foi infecciosa, sendo a adenite piogênica a mais comum. Nos pacientes em que não foi possível determinar a etiologia, a evolução benigna, autolimitada sugeriu natureza viral ou reacional. Neoplasia foi causa rara.[4]

Com o intuito de diagnosticar as causas das linfodenomegalias periféricas por meio de algoritmos, já em 1993, Vieira e colaboradores avaliaram 128 pacientes provenientes do ambulatório de pediatria geral. A autora menciona que a análise cuidadosa dos dados e o seguimento dos pacientes reduziram o diagnóstico anatomopatológico de "hiperplasia linfoide reacional", desta forma reduzindo o número de biópsias desnecessárias e minimizando a superestimação de neoplasias ganglionares.[5]

Para a avaliação das adenomegalias, são de suma importância a história clínica detalhada e o exame físico cuidadoso e minucioso. Assim poderemos direcionar nosso raciocínio clínico e elucidar os diagnósticos com atenção e cuidado, ao mesmo tempo sem economizar nosso arsenal de exames complementares, mas também sem expor nosso paciente a exames desnecessários ou inúteis. A adenomegalia compõe um grupo de sinais e/ou sintomas de inúmeras patologias, e o diagnóstico preciso é importante para o tratamento adequado deste paciente.

Referências bibliográficas

1. Lee MLM, Logetto SR. Adenomegalia: um dilema para o pediatra. 2010. Disponível em: https://www.spsp.org.br/2011/01/21/adenomegalia_um_dilema_para_o_pediatra. Acesso em: 10 abr. 2021.
2. Ferner H, Staubesand J. Sobotta – Atlas de anatomia humana. 18. ed. Rio de Janeiro: Guanabara Koogan; 1984.
3. Nehab M. Principais questões sobre complicações agudas da covid-19 em pediatria. 2020. Disponível em: https://portaldeboaspraticas.iff.fiocruz.br/atencao-crianca/principais-questoes-sobre-complicacoes-agudas-da-covid-19-em-pediatria. Acesso em: 10 abr. 2021.
4. Chicarino MC. Etiologia das adenomegalias na infância: análise de 137 casos do ambulatório de doenças infecciosas e parasitárias. [Tese de mestrado em Medicina]. Rio de Janeiro: Instituto de Puericultura e Pediatria da Universidade Federal do Rio de Janeiro; 2006.
5. Vieira TCA. Abordagem diagnóstica da criança com linfadenomegalia periférica. [Tese de mestrado em Medicina, área de concentração em Pediatria]. São Paulo: Escola Paulista de Medicina.

Capítulo 5

Hepatoesplenomegalia

Luís Guilherme Aguiar de Cunto Schützer Del Nero
Gabriele Zamperlini Netto

Introdução

A criança, ou o adolescente, com hepatoesplenomegalia sempre representa um grande desafio ao pediatra. Não apenas pela angústia associada ao potencial diagnóstico de uma doença grave, mas principalmente pelas inúmeras possibilidades etiológicas, incluindo desde cenários benignos e transitórios a doenças de maior gravidade, com necessidade de encaminhamento a um especialista. O diagnóstico precoce é importante, uma vez que algumas das condições têm tratamentos específicos e, se não tratadas, podem causar elevada morbimortalidade.[1,2]

Epidemiologia

Curiosamente, embora a avaliação do fígado e do baço seja rotineiramente incluída nas consultas pediátricas, a incidência de hepatoesplenomegalia é pouco reportada por serviços de pediatria geral, com a maior parte das descrições concentrada conforme a subespecialidade que representa determinada patologia.

As diferentes patologias que cursam com hepatoesplenomegalia variam de acordo com a faixa etária, o estado nutricional, exposição a agentes infecciosos, região, *status* socioeconômico e período analisados. Além disso, com o desenvolvimento de novos antibióticos, vacinas e novas terapias, as causas infecciosas de hepatoesplenomegalia vão se tornando menos comuns e outras condições tornam-se mais prevalentes.[2]

Um estudo brasileiro avaliou crianças encaminhadas a um ambulatório geral de pediatria por quadros de hepatoesplenomegalia entre 1993 e 1996. Foram avaliados, no período, 89 pacientes, com idades entre 1 mês de vida e 14 anos, do quais 39% foram diagnosticados com quadro infeccioso (as principais infecções diagnosticadas foram do trato urinário, hepatites virais, leishmaniose visceral e toxocaríase), 8% com doenças metabólicas e 6% com neoplasia.

O principal diagnóstico realizado foi de anemia, porém, em sua maioria, havia uma condição associada, como processo infeccioso. Outros diagnósticos encontrados no estudo foram os de desnutrição e de quadros carenciais, também associados a outras patologias.[3]

Estudo semelhante conduzido na Índia incluiu 150 pacientes pediátricos com menos de 14 anos de idade. As etiologias mais comuns foram representadas por doenças infecciosas em quase metade dos casos (malária, hepatites, tuberculose e septicemia), doenças hematológicas em 44% dos casos (hemoglobinopatias e leucemias), seguidas por doenças congestivas (falência cardíaca congestiva e endocardite infecciosas), doenças do tecido conectivo (artrite idiopática juvenil) e doenças de depósito.[4]

Fisiopatogenia

O fígado e o baço são órgãos que compõem o sistema reticuloendotelial, com rica vascularização e, portanto, encontram-se frequentemente aumentados, isolada ou simultaneamente, tanto em processos intrínsecos de cada um dos órgãos como parte de fenômenos sistêmicos. Do ponto de vista acadêmico, a hepatoesplenomegalia pode ocorrer por meio de cinco mecanismos principais: inflamação/infecção; depósito excessivo de substâncias nas células; infiltrações dos órgãos por outras células; congestão e obstrução.[1,2,5] Apesar da tentativa de classificação fisiopatológica descrita, é importante reconhecer que muitos processos não se encaixam em um mecanismo apenas, como o caso das anemias hemolíticas adquiridas ou congênitas em que a esplenomegalia ocorre por hiperplasia do sistema reticuloendotelial consequente a maior remoção de eritrócitos anômalos (maior função esplênica), mas também por algum grau de hematopoiese extramedular. As infecções acarretam uma hiperplasia do sistema imunológico e, portanto, a hepatoesplenomegalia pode ser secundária a uma resposta sistêmica, embora também possa estar diretamente ligada a determinada infecção.[6]

O Quadro 5.1 ilustra alguns exemplos de etiologias relacionadas a cada um dos mecanismos.[1-6]

Quadro 5.1 – Etiologias e mecanismos associados.

Mecanismo	Etiologias
1. Inflamação/infecção	• Infecções (mononucleose, hepatites, citomegalovírus, HIV, febre amarela, febre tifoide, septicemia, endocardite bacteriana, tuberculose, salmonelose septicêmica prolongada, brucelose, infecções fúngicas, malária, leishmaniose, esquistossomose e toxoplasmose) • Drogas • Doenças autoimunes • Colagenoses
2. Doenças de depósito	• Doença de depósito de glicogênio • Doença de Neimann-Pick • Doença de Gaucher • Mucopolissacaridoses • Doença de Wilson • Hemocromatose • Amiloidose
3. Infiltração	• Neoplasias primárias do fígado • Hemangiomas e hamartomas hepáticos e esplênicos e hiperplasia nodular focal hepática • Outras condições malignas (leucemias, linfomas, histiocitose de células de Langerhans e tumores metastáticos) • Linfo-histiocitose hemofagocítica • Hematopoiese extramedular

(continua)

Quadro 5.1 – Etiologias e mecanismos associados. (*Continuação*)	
Mecanismo	**Etiologias**
4. Congestão vascular	• Insuficiência cardíaca congestiva • Doença pericárdica restritiva • Trombose de veias hepática (síndrome de Budd-Chiari), esplênica e porta • Síndrome da obstrução sinusoidal (ou doença vaso-oclusiva)
5. Obstrutivas	• Colelitíase • Cisto de colédoco • Atresia de vias biliares • Tumores hepáticos, biliares, hepáticos e duodenais

Fonte: Elaborado pela autoria do capítulo a partir das referências 1 a 6.

Quadro clínico

O pediatra que avalia uma criança ou adolescente com suspeita de hepatoesplenomegalia é imediatamente confrontado com a perspectiva de um achado patológico, com necessidade de ampla investigação diagnóstica ou com a eventualidade de o quadro comportar uma abordagem expectante. A palpação do fígado e do baço não representa hepatomegalia ou esplenomegalia, necessariamente. O tamanho de ambos os órgãos varia de acordo com a idade e o sexo entre o nascimento e a vida adulta, o fígado pode aumentar em massa em até 10 vezes. Desta forma, o fígado de um recém-nascido com 1 semana de vida tem, em média, 4 a 4,5 cm, com crescimento progressivo ao longo da infância, atingindo, aos 12 anos, 7 a 8 cm em meninos e 6 a 6,5 cm em meninas. A medida do fígado é obtida entre a percussão de sua borda superior e a palpação da borda hepática inferior ao longo da linha hemiclavicular direita. De modo geral, a palpação do fígado além de 3,5 cm do rebordo costal direito em recém-nascidos e 2 cm em crianças indica hepatomegalia. O baço pode ser palpado entre 1 e 2 cm do rebordo costal esquerdo em 15% dos recém-nascidos até 1 mês de vida e 7% a 10% das crianças até 10 anos. Quando palpável além de 2 cm do rebordo costal esquerdo, é considerado aumentado; esplenomegalia maciça é definida quando o baço é palpável além da cicatriz umbilical.[5,7,8] Fatores anatômicos como deformidades torácicas (p. ex., *pectus excavatum*), obesidade, ângulos costais estreitos e musculatura abdominal tensa podem influenciar a palpação do fígado e do baço. A relação com estruturas adjacentes pode ensejar a falsa interpretação de aumento do fígado e do baço como ocorre quando há acúmulo de líquido e/ou ar no tórax, provocando o deslocamento caudal do fígado, e na presença de massa retroperitoneal, cisto colédoco ou abscesso peri-hepático.[1,5]

Exames radiológicos podem determinar com maior precisão os eixos e volumes do fígado e do baço, corroborando, portanto, o diagnóstico de hepatoesplenomegalia.[9,10]

A caracterização da hepatomegalia com a observação da consistência, superfície, forma/bordas e presença de dor pode sugerir diferentes processos etiológicos. De forma ilustrativa, podemos citar um exame que evidencie o fígado endurecido, de aspecto nodular e não doloroso como sugestivo de cirrose. As doenças de depósito estão associadas à consistência normal ou amolecida; as hepatites virais podem cursar com aumento discreto do fígado e/ou baço, de consistência normal ou firme, por vezes doloroso à palpação.[1,5]

Para a definição da etiologia da hepatoesplenomegalia, é preciso fazer uma anamnese e um exame físico minuciosos e, a partir das informações obtidas, guiar a solicitação dos exames complementares.

A idade da apresentação clínica é fundamental na elucidação diagnóstica. Por exemplo, em recém-nascidos, o achado de hepatoesplenomegalia pode ser explicado pelo antecedente de infecções durante a gestação ou sepse, pela presença de incompatibilidade ABO e Rh e consequente hemólise, por um histórico de cateterização umbilical e risco aumentado para abscessos hepáticos ou trombose de veia porta. O achado de hiperbilirrubinemia prolongada no período neonatal pode estar associado a fibrose cística, deficiência de alfa-1-antitripsina ou causas obstrutivas como atresia de vias biliares.[5,11]

A epidemiologia do paciente com procedência imediata e remota pode favorecer possibilidades infecciosas, como nos casos de malária, calazar, esquistossomose, entre outros prevalentes no nosso meio. Antecedentes pessoais como uso de medicações, drogas ilícitas, transfusão de hemoderivados e tatuagens devem ser questionados. O histórico de infecções de repetição/imunodeficiência e de doença inflamatória intestinal pode se correlacionar com risco de colangite esclerosante.

Os quadros agudos associados a febre são mais comuns em infecções. A persistência de sintomas sistêmicos como fadiga, adinamia, anorexia, sudorese, perda ponderal permite diagnósticos diferenciais com neoplasias, colagenoses e infecções como tuberculose, malária, entre outros.

As crianças com baixo ganho ponderal, diarreia e/ou vômitos frequentes, alterações do desenvolvimento neuropsicomotor ou convulsões podem ter doenças metabólicas, doenças de depósito ou infecções congênitas como justificativas para o aumento do fígado e do baço.[12]

A presença de icterícia pode ocorrer por hemólise ou como indício de hepatopatia. Outros sintomas atribuídos a doenças hepáticas crônicas são a acolia fecal, sangramento do trato digestivo e distensão abdominal.

Os achados do exame físico podem ser decisivos para afunilar as principais etiologias e devem ser ativamente pesquisados, como adenomegalia, ascite, telangiectasias, circulação colateral (secundária à hipertensão portal), alterações cutâneas como icterícia, sangramentos mucocutâneos, palidez cutânea (sinais de hepatopatia crônica, como xantamos, eritema palmar e aranhas vasculares são menos frequentes na população pediátrica). Dismorfismos, baixa estatura, microcefalia, deformidades ósseas/alterações articulares, catarata/coriorretinite, malformações associadas são observados em quadros metabólicos ou em infecções congênitas.

Diagnóstico

De acordo com os dados obtidos na anamnese e no exame físico, deve-se guiar a solicitação de exames complementares para confirmar ou afastar as hipóteses diagnósticas.

O hemograma completo e os reticulócitos são exames utilizados universalmente na avaliação inicial do paciente com hepatoesplenomegalia e podem auxiliar no diagnóstico de leucoses, anemias carenciais, hemolíticas ou de doenças crônicas. Citopenias podem ocorrer por hiperesplenismo. O esfregaço do sangue periférico com avaliação morfológica dos constituintes sanguíneos, pesquisa de esquizócitos e eletroforese de hemoglobina também podem nortear possíveis etiologias associadas a alterações hematológicas.

As transaminases e enzimas canaliculares, apesar de pouco específicos, são exames importantes na investigação, uma vez que indicam dano celular e obstrução das vias biliares. Os exames para avaliação da função hepática (bilirrubina total e frações, proteína total e frações, coagulograma, glicemia, colesterol total e frações, amônia) também apresentam baixa especificidade, porém são importantes para avaliar o comprometimento hepático.[13]

Há um grande número de quadros infecciosos que cursam com hepatoesplenomegalia. Deve-se guiar a coleta de acordo com os dados epidemiológicos e demais dados da anamnese e exame físico. Uma investigação mais ampla está indicada para quadros mais graves e/ou persistentes.
- A análise de urina e urocultura está indicada para crianças menores de 2 anos ou pacientes com antecedente de infecção do trato urinário pelo risco de hepatite transinfecciosa. Deve-se considerar a coleta de hemocultura.[3]
- Pesquisas sorológicas e biologia molecular de agentes infecciosos (protozoários, fungos e vírus).
- Infecções congênitas: pesquisa de sorologias (TORCH).
  Outros exames que podem ser solicitados de acordo com a clínica:
- Desidrogenase láctea pode estar aumentada em situações de dano hepatocelular grave, ou em quadros de neoplasias hematológicas, quadros infecciosos (*mononucleose-like* e hepatites virais), anemias hemolíticas e erros inatos do metabolismo.

- Mielograma permite a investigação de leucoses agudas, pesquisas infecciosas como leishmaniose, mielocultura e algumas doenças de depósito.
- Radiografia de tórax para avaliação de adenopatias mediastinais, processos infecciosos (p. ex., tuberculose) ou conforme a indicação clínica.
- Exame de fundo de olho tem papel na investigação de infecções congênitas e nas doenças de depósito
- Protoparasitológico de fezes em pacientes com eosinofilia no hemograma e/ou provenientes de regiões endêmicas para determinadas parasitoses.
- Investigação de erros inatos do metabolismo: gasometria venosa, glicemia, lactato, ácido úrico, colesterol total e frações, triglicérides.
- Outros: pesquisa de metabólitos urinários (doenças metabólicas), dosagem de alfa-1--antitripsina, dosagem ceruloplasmina e cobre (soro e urina), pesquisa de autoanticorpos.[12]

Os exames radiológicos são essenciais na avaliação do paciente com hepatoesplenomegalia.[5,9,14] A ultrassonografia de abdome permite a avaliação do tamanho, da textura do parênquima e dos contornos dos órgãos, presença de nódulos ou massas, além de determinar o calibre e a permeabilidade de vasos hepáticos, permitir a avaliação de sinais indiretos de hipertensão portal e da anatomia das vias biliares. A ultrassonografia também permite investigação de adenomegalias abdominais e presença de líquido ascítico.

A tomografia computadorizada ou ressonância magnética de abdome são úteis na avaliação de lesões focais pequenas (p. ex., tumores primários do fígado ou metástases, abscessos) e trombose. A ressonância permite melhor avaliação da vascularização hepática, da árvore biliar e ductos pancreáticos (colangiorressonância), buscando-se causas obstrutivas ou não obstrutivas para quadros de colestase.

Por fim, a biópsia hepática pode ser indicada para estudo histológico e análise bioquímica com quantificação de enzimas e deposição de materiais anômalos. Raramente se recomenda a biópsia esplênica em pediatria, uma vez que frequentemente o diagnóstico pode ser realizado por métodos diversos, menos invasivos ou com menor morbimortalidade.

Conclusão

A hepatoesplenomegalia na criança e no adolescente permite o diagnóstico diferencial com inúmeras condições clínicas, de complexidades distintas, não sendo possível estabelecer uma abordagem comum a todos os casos. A investigação deve ser individualizada de acordo com a faixa etária do paciente, após uma detalhada anamnese e exame clínico minucioso.

Referências bibliográficas

1. Walker WA, Mathis RK. Hepatomegaly: an approach to differential diagnosis. Pediatr Clin North Am. 1975;22(4):929-42.
2. O'Reilly RA. Splenomegaly in 2,505 patients at a large university medical center from 1913 to 1995: 449 patients. West J Med [Internet]. 1998 Aug;169(2):88-97. Disponível em: http://www.ncbi.nlm.nih.gov/pubmed/9735689.
3. Bricks LF, Cocozza AM, Resegue R, Sucupira ACSL, Rodrigues D, Kobinger MEBA et al. Experience in the evaluation of children with hepatosplenomegaly at a teaching ambulatory, São Paulo, Brazil. Rev Inst Med Trop São Paulo [Internet]. 1998 Sep;40(5):269-75. Disponível em: http://www.scielo.br/scielo.php?script=sci_arttext&pid=S0036-46651998000500001&lng=en&tlng=en.
4. Champatiray J, Panigrahi D, Mondal D, Satpathy SK. Study of aetiological profile, clinical presentation and outcome of hepatosplenomegaly in children between 1 month and 14 years of age. Int J Contemp Pediatr. 2017;4(3):927.
5. Wolf AD, Lavine JE. Hepatomegaly in neonates and children. Pediatr Rev. 2000;21(9):303-10.
6. Pozo AL, Godfrey EM, Bowles KM. Splenomegaly: investigation, diagnosis and management. Blood Rev [Internet]. 2009;23(3):105-11. doi: 10.1016/j.blre.2008.10.001.

7. Zhang B, Lewis SM. A study of the reliability of clinical palpation of the spleen. Clin Lab Haematol. 1989;11(1):7-10.
8. Naveh Y, Berant M. Assessment of liver size in normal infants and children. J Pediatr Gastroenterol Nutr [Internet]. 1984 Jun;3(3):346-8. Disponível em: http://www.ncbi.nlm.nih.gov/pubmed/6376754.
9. Sjoberg BP, Menias CO, Lubner MG, Mellnick VM, Pickhardt PJ. Splenomegaly: a combined clinical and radiologic approach to the differential diagnosis. Gastroenterol Clin North Am. 2018;47(3):643-66.
10. Tuddenham S, Sears CL. Liver, spleen and kidney size in children as measured by ultrasound. Physiol Behav. 2016;176(1):139-48.
11. McKiernan P. Neonatal jaundice. Clin Res Hepatol Gastroenterol [Internet]. 2012;36(3):253-6. doi: 10.1016/j.clinre.2012.03.018.
12. Gallagher RC. Signs and symptoms of genetic conditions. In: Hudgins L, Toriello HV, Enns GM, Hoyme HE (ed.). 2014. 280 p.
13. Green RM, Flamm S. AGA technical review on the evaluation of liver chemistry tests. Gastroenterology [Internet]. 2002 Oct;123(4):1367-84. Disponível em: https://linkinghub.elsevier.com/retrieve/pii/S001650850200241X.
14. Paterson A, Frush DP, Donnelly LF, Foss JN, O'Hara SM, Bisset GS. A pattern-oriented approach to splenic imaging in infants and children. Radiographics. 1999;19(6):1465-85.

Seção 2

Interpretação dos exames complementares em hematologia pediátrica

Capítulo 6

Hemograma

Patricia Belintani Blum Fonseca

Introdução

A avaliação das células sanguíneas é fundamental para o diagnóstico das doenças hematológicas, sendo útil também para ajudar no diagnóstico de patologias que podem afetar quantitativa ou qualitativamente as células sanguíneas.

O hemograma é um exame laboratorial simples e de baixo custo, capaz de fornecer várias informações sobre as células sanguíneas. É realizado em duas partes, a automatizada e a análise do esfregaço do sangue no microscópio. O hemograma completo deve conter eritrograma, leucograma, contagem de plaquetas e a descrição das células observadas na microscopia, que deve ser feita de forma cuidadosa e por profissional experiente.

Eritrograma

O eritrograma fornece as seguintes informações: número total de hemácias; concentração de hemoglobina (Hb); hematócrito ou volume globular (Ht); hemoglobina corpuscular média (HCM); volume corpuscular médio (VCM); concentração da hemoglobina corpuscular média (CHCM); coeficiente de dispersão de tamanho do glóbulo vermelho ao redor da média (*red cell distributon width*, RDW), que é a medida de intensidade de anisocitose (diferença entre o tamanho das hemácias).

Os reticulócitos são hemácias muito jovens, maiores e que contêm resíduos de RNA citoplasmático, estes se coram com azul de cresil brilhante, o que os identifica na microscopia. A contagem de reticulócitos não faz parte do hemograma completo, mas deve ser solicitada para ajudar no diagnóstico diferencial das anemias. O valor normal de reticulócitos é de 0,5% a 1,5% e quando estão aumentados, como nas anemias hemolíticas, podem aumentar o VCM.[1]

A anemia ocorre pela redução do número de eritrócitos e/ou da concentração de hemoglobina no sangue, sendo definida como diminuição da hemoglobina abaixo de dois desvios-padrão em relação à média da população normal para idade e sexo.[2]

Nas talassemias, pode ocorrer queda da Hb e o número total de hemácias estar normal ou aumentado; entretanto, nas outras situações de anemia, em geral, ocorre diminuição do número total das hemácias e do Hb.[3]

Ao nascimento e até 3 semanas de vida, o valor normal da hemoglobina é alto, em torno de 16 a 17 g/dL, e este valor vai caindo progressivamente e, por volta dos 2 meses de idade, fica em torno de 10 a 11 g/dL, situação conhecida como anemia fisiológica. O limite inferior de normalidade dos 6 meses aos 4 anos é 11 g/dL, dos 5 aos 7 anos é de 11,5 g/dL e a partir dos 8 anos de idade é de 12 g/dL. Com a adolescência e consequente aumento dos andrógenos, o sexo masculino tem cerca de 1 a 2 g/dL de Hb maior que o sexo feminino.[3]

A análise do VCM ajuda na classificação da anemia quanto ao tamanho da célula: microcítica; normocítica e macrocítica, podendo ser útil no diagnóstico diferencial das anemias[3,4] (Quadro 6.1).

Quadro 6.1 – Diagnóstico diferencial das anemias de acordo com o VCM.

Anemias normocíticas
- anemias hemolíticas congênitas e adquiridas
- perda aguda de sangue
- anemia de doença crônica ou da inflamação
- insuficiência renal crônica
- aplasia pura ou adquirida da série vermelha
- aplasia de medula óssea congênita ou adquirida
- infiltração tumoral da medula óssea
- hiperesplenismo

Anemias microcíticas
- deficiência de ferro
- síndromes talassêmicas
- anemia de doença crônica ou da inflamação
- envenenamento pelo chumbo
- anemia sideroblástica

Anemias macrocíticas
- anemia megaloblástica
- aplasia de medula óssea congênita ou adquirida
- aplasia pura ou adquirida da série vermelha
- medicamentos que interferem na eritropoiese
- infiltração tumoral da medula óssea
- anemia diseritropoiética

Fonte: Elaborado pela autoria do capítulo.

Nas síndromes de falência medular, ocorre diminuição importante da eritropoiese, resultando em anemia normocítica, porém é muito frequente, nesses casos, aparecer macrocitose e isso decorre da tentativa que o organismo faz de melhorar a anemia, promovendo aumento da produção de hemoglobina mais ávida por oxigênio, assim pode ocorrer aumento da hemoglobina fetal (HbF), e, como a hemácia formada por HbF é maior, isso resulta no aumento do VCM.[5]

A CHCM é utilizada para detecção de desidratação celular, correlaciona a superfície com o volume da hemácia e, assim, pode estar acima do limite superior da normalidade (36 mg/dL) nas doenças que afetam a membrana eritrocitária, como na microesferocitose e na anemia hemolítica autoimune.[3]

O valor normal do RDW varia de 11,5% a 14,5%, porém esse valor pode sofrer variação conforme o modelo de contador eletrônico utilizado para seu cálculo. O RDW está dentro da normalidade no traço alfatalassêmico e na betatalassemia e encontra-se aumentado na deficiência de ferro, na doença da hemoglobina H e na S/betatalassemia, assim ele pode ser útil no diferencial das principais anemias microcíticas.[3,4]

A policitemia ocorre pelo aumento da concentração de hemoglobina (Hb) e do hematócrito, definida como Hb > 16,5 g/dL ou Ht > 49% para homens e Hb > 16 g/dL ou Ht > 48% para mulheres.[6]

Ela pode ser: primária, ou seja, o defeito ocorre na medula óssea, acarretando a proliferação dos precursores eritroides, sendo denominada "policitemia vera"; ou secundária como nos casos de algumas doenças renais que aumentam a síntese de eritropoetina, tumor de fossa posterior do cérebro, cardiopatia cianótica, doenças respiratórias crônicas, defeitos na síntese de 2,3-difosfoglicerato, altas altitudes, uso de andrógenos, transfusão materno-fetal ou feto-fetal e alterações na molécula de hemoglobina que aumentam sua afinidade pelo oxigênio.[3,6]

Leucograma

O leucograma fornece o número total de glóbulos brancos e sua contagem diferencial no sangue periférico. Deve ser interpretado de forma criteriosa tendo em vista sua baixa sensibilidade e especificidade e levando-se sempre em consideração o contexto clínico do paciente, idade, sexo, raça, temperatura corporal, doenças subjacentes e uso de medicamentos.

No recém-nascido até o primeiro mês de vida, predominam os neutrófilos, e, a partir daí, ocorre aumento dos linfócitos, que representam cerca de 60% dos glóbulos brancos no sangue periférico até ao redor de 4 anos de idade, quando voltam a predominar os neutrófilos.[7] No primeiro ano de vida, o valor limite inferior da normalidade de neutrófilos é de 1.000/mm^3.[8]

Indivíduos da raça negra podem ter cerca de 20% a menos de leucócitos totais e contagem de neutrófilos em torno de 200 a 600 células/mm^3 a menos que os indivíduos da raça branca, podendo ser considerado o limite inferior da normalidade de 1.000 neutrófilos/mm^3.[3,8]

A leucocitose, em geral, aparece como resposta aguda de várias doenças, como infecções (bacterianas, virais, fúngicas e por protozoários), processos inflamatórios, e é achado frequente na maioria das leucemias.[7,9,10]

A leucopenia pode ocorrer por menor produção, por menor sobrevida intravascular, podendo estar também associada a uma variedade de infecções (em geral virais), resultando de maior consumo.[9,10]

Neutropenia é definida como a redução do número absoluto de neutrófilos no sangue e pode ser classificada em leve, quando o número de neutrófilos está entre 1.000 e 1.500 células/mm^3, moderada com contagem entre 500 e 1.000 células/mm^3 e grave com menos de 500 células/mm^3.[3,7,11]

A neutropenia pode ser absoluta ou relativa. A absoluta ocorre quando o neutrófilo está realmente envolvido no processo por diminuição da sua produção ou aumento da sua destruição. Ela é relativa em situações que aumentam o número de linfócitos e/ou monócitos, ou de eosinófilos e, com isso, a proporção de neutrófilos diminui no hemograma.

Neutropenia também pode ser classificada em aguda, quando desaparece em 3 a 4 semanas e, em geral, está associada a infecções e/ou exposição a drogas; e em crônica, quando detectada em dois hemogramas com intervalo superior a 4 semanas, excluindo infecções virais como por citomegalovírus, vírus Epstein-Barr e HIV.[11]

As principais causas de neutropenia estão listadas no Quadro 6.2.[7,9,11]

Quadro 6.2 – Causas de neutropenia na infância.

Defeito intrínseco nas células mieloides ou progenitoras
- Neutropenia cíclica
- Neutropenia congênita
- Síndrome de Schwachman-Diamond
- Disgenesia reticular
- Disqueratose congênita
- Síndrome de Chédiak-Higashi
- Anemia de Fanconi
- Anemia aplásica
- Glicogenose 1 B
- Síndrome mielodisplásica
- Neutropenia familiar benigna

Neutropenia causada por fatores extrínsecos
- Infecções
- Medicamentos
- Neutropenia neonatal isoimune
- Neutropenia autoimune (neutropenia crônica benigna)
- Deficiência de vitamina B12 ou ácido fólico
- Hiperesplenismo
- Infiltração da medula óssea
- Falsa neutropenia (*pool* marginal aumentado)

Fonte: Elaborado pela autoria do capítulo.

As linfopenias, em geral, são secundárias a quadro infecciosos, mas podem ocorrer em algumas imunodeficiências primárias ou adquiridas, como no caso de infecção pelo HIV, desnutrição grave e também em algumas colagenoses, linfomas e doença do enxerto *versus* hospedeiro.[9]

Neutrofilia se refere ao aumento do número de neutrófilos no sangue periférico, pode ocorrer por alteração no equilíbrio normal envolvendo maior produção pela medula óssea, mudança no movimento de permanência ou saída dos neutrófilos da medula ou, ainda, por redução do *pool* marginal no sangue periférico, conforme mostra o Quadro 6.3.[7,9,12]

Quadro 6.3 – Principais causas de neutrofilia.

Produção aumentada
- Infecção ou inflamação crônica
- Tumores
- Rebote após neutropenia
- Doenças mieloproliferativas
- Medicamentos como lítio e ranitidina
- Neutrofilia crônica idiopática
- Reações leucemoides

Mobilização do *pool* medular
- Infecções agudas
- Estresse
- Corticosteroides
- Hipóxia
- Endotoxinas

(*continua*)

Quadro 6.3 – Principais causas de neutrofilia. (*Continuação*)
Diminuição da saída da circulação para os tecidos • Corticosteroides • Esplenectomia • Deficiência de adesão leucocitária
Redução do *pool* marginal • Estresse • Infecções • Exercício • Epinefrina

Fonte: Elaborado pela autoria do capítulo.

A reação leucemoide ocorre quando o número total de leucócitos no sangue é superior a 50.000 células/mm^3, havendo aumento no número de células mieloides, podendo aparecer desvio até promielócito e eventualmente até mieloblasto, devendo ser diferenciada da leucemia mieloide crônica ou da leucemia mieloide juvenil.[7,12] As principais causas de reação leucemoide são as infecções piogênicas, especialmente as causadas pelo *S. aureus* ou *Streptococcus pneumoniae*; também podem ocorrer na tuberculose, brucelose e na toxoplasmose, doenças inflamatórias como glomerulonefrite aguda, artrite reumatoide aguda, insuficiência hepática, acidose diabética, síndrome de Down.[7,10,12]

Eosinofilia ocorre quando o número de eosinófilos fica acima de 550/mm^3. Com valores de 550 até 1.500/mm^3, é considerada leve; de 1.500 a 5.000/mm^3, moderada e acima de 5.000/mm^3, acentuada. É uma alteração que aparece com certa frequência no hemograma, tendo como principais causas os quadros alérgicos e as parasitoses[7,9,10] (Quadro 6.4).

Quadro 6.4 – Causas de eosinofilia.
• **Doenças alérgicas:** asma, rinite, urticária, reação medicamentosa, alergia à proteína do leite de vaca
• **Dermatites:** pênfigo, penfigoide, dermatite atópica
• **Agentes infecciosos:** protozoários, helmintos, fungos, parasitas, clamídia, citomegalovírus, doença da "arranhadura do gato"
• **Tumores:** tumores do sistema nervoso central, linfoma de Hodgkin, linfoma não Hodgkin, doenças mieloproliferativas
• **Eosinofilia hereditária**
• **Secundárias a outras doenças:** enterite regional, doença de Crohn, retocolite ulcerativa, cardiopatias congênitas, hepatite crônica ativa, colagenoses, imunodeficiências primárias como síndrome de Wiskott-Aldrich, trombocitopenia com ausência do rádio, púrpura trombocitopênica imune, reticuloendoteliose familiar, doença de Addison, hipopituitarismo
• **Hipereosinofilia:** síndrome de Löffler, leucemia mieloide aguda eosinofílica, poliarterite nodosa, síndrome hipereosinofílica
• **Outros:** após radioterapia, diálise peritoneal crônica, hemodiálise

Fonte: Elaborado pela autoria do capítulo.

Linfocitose ocorre, em geral, nas infecções causadas por vírus, incluindo mononucleose infecciosa, citomegalovírus, caxumba, rubéola e hepatite.[9,10] Entre as bactérias, a *Bordetella pertussis*, agente etiológico da coqueluche, ocasiona a leucocitose, em geral, superior a 20.000 células/mm^3, com linfócitos perfazendo 60% a 90% da celularidade do sangue periférico.[10] Linfocitose primária aparece nas leucemias linfoides, podendo ou não aparecer linfócitos imaturos (blastos) no esfregaço de sangue periférico.[7] Linfócitos atípicos aparecem nas infecções causadas pelo vírus Epstein-Barr ou por vírus que causam reação mono-like, devendo ser diferenciados dos linfoblastos no esfregaço de sangue periférico.[7,10]

Monocitose ocorre, em geral, secundária a infecções, principalmente virais, podendo também ocorrer em algumas leucemias, imunodeficiências, colagenoses e doenças de depósito.[7]

Contagem de plaquetas

As plaquetas são o menor componente celular do sangue, são fragmentos citoplasmáticos dos megacariócitos. O número normal de plaquetas no sangue periférico varia de 150.000 a 400.000/mm³; quando abaixo desse valor, ocorre trombocitopenia, e, acima de 600.000/mm³, ocorre trombocitose.[13]

A trombocitose pode ser primária ou secundária a outra doença,[13] conforme mostra o Quadro 6.5.

Quadro 6.5 – Diagnóstico diferencial das trombocitoses.

Primária	Secundária
Síndromes mieloproliferativas • Policitemia vera • Trombocitemia essencial • Leucemia mieloide crônica Anemia sideroblástica idiopática	Infecções agudas Doenças inflamatórias Síndrome de Kawasaki Deficiência de vitamina E Asplenia funcional ou cirúrgica Pós-operatório Medicamentos • Adrenalina • Corticosteroides • Alcaloides da vinca Distúrbios imunes • Distúrbios do colágeno • Síndrome nefrótica • Doença enxerto *versus* hospedeiro Doenças hematológicas • Deficiência de ferro • Anemias hemolíticas crônicas

Fonte: Elaborado pela autoria do capítulo.

Algumas situações podem contribuir para número de plaquetas falsamente baixo, como a presença de aglutininas, agregação plaquetária espontânea, coleta inadequada e agregação plaquetária provocada pelo anticoagulante presente nos tubos para coleta de hemograma que contém EDTA e, nessa situação, deve-se realizar a coleta do hemograma em tubo com citrato de sódio.[13,14]

As principais causas de trombocitopenia na infância (Quadro 6.6) são infecções e destruição imune.[13] Plaquetopenia abaixo de 100.000/mm³ são consideradas clinicamente significantes.

Quadro 6.6 – Principais causas de trombocitopenia na infância.

Destruição aumentada

Imunológica
- Púrpura trombocitopênica imune
- Induzida por drogas
- Induzida por infecções
- Síndrome de Evans
- Trombocitopenia aloimune
- Anafilaxia

Não imune
- Microangiopatias trombóticas
- Cardiopatias congênitas cianóticas
- Coagulação intravascular disseminada
- Síndrome de Kasabach-Merritt
- Insuficiência renal crônica
- Hiperesplenismo

Neonatal
- Fototerapia
- Aloimunização
- Exsanguinotransfusão
- Policitemia

Produção diminuída
- Doenças hematológicas hereditárias
    - Síndrome de TAR
    - Anemia de Fanconi
    - Síndrome de Bernard-Soulier
    - Síndrome de Wiskott-Aldrich
    - Outras trombocitopenias congênitas
- Trissomia do 13, 18 ou 21
- Distúrbios metabólicos
- Anemia aplásica
- Infiltração da medula óssea
- Induzida por drogas ou irradiação
- Deficiência de vitamina B12 ou ácido fólico

Fonte: Elaborado pela autoria do capítulo.

Existem algumas situações clínicas que podem alterar o tamanho das plaquetas, sendo seu tamanho mais bem avaliado pelo esfregaço de sangue periférico, porém essa prática é subjetiva, o que vem aumentando o interesse em se obterem parâmetros automatizados.

Os índices plaquetários fornecidos pelos analisadores hematológicos apresentam ainda dificuldade na sua padronização e, por isso, ainda são pouco utilizados. Entre os índices que o aparelho fornece, o volume plaquetário médio (VPM) vem mostrando bastante utilidade em doenças hematológicas e outras como diabetes, doenças da tireoide e doenças vasculares[15] (Quadro 6.7).

Quadro 6.7 – Doenças que alteram o volume plaquetário médio (VPM).

VPM elevado	VPM diminuído
Pré-eclâmpsia	Sepse
Diabetes	Quimioterapia
Hipertireoidismo	Doença inflamatória intestinal
Cardiopatias	Hipotireoidismo
Esplenectomia	Anemia megaloblástica
Talassemias	Síndrome de Wiskott-Aldrich
Infecção pelo HIV	Trombocitopenia ligada ao X
Púrpura trombocitopênica imune	
Síndrome das plaquetas cinzentas	
Algumas trombocitopenias congênitas:	
• Síndrome de Bernard-Soulier	
• MYH9	

Fonte: Elaborado pela autoria do capítulo.

Esfregaço de sangue periférico

A análise morfológica das células do sangue periférico pode ajudar no diagnóstico de várias doenças e deve ser feita pelo laboratório e interpretada pelo médico rotineiramente e, em algumas situações, deve ser avaliada ou revista pelo especialista.

Para quantificar as alterações, são utilizados adjetivos como "leve", "moderada" e "intensa" ou símbolos como + significando poucas células alteradas até ++++ significando alteração na maioria das células.[16]

Nos glóbulos vermelhos, podemos encontrar hipocromia, quando o halo claro central da hemácia está aumentado de diâmetro; policromasia, que indica presença de hemácias jovens, volumosas e mais azuladas; anisocitose quando ocorre variação no tamanho das hemácias e poiquilocitose, que significa alteração na forma da hemácia[3,17] (Quadro 6.8).

Quadro 6.8 – Exemplos de poiquilocitose.

Esferócitos		Hemolítica autoimune, esferocitose
Eliptócito		Eliptocitose
Hemácias em alvo		Deficiência de ferro, talassemias, hemoglobinopatia C, pós-esplenectomia, colestase
Drepanócitos		Anemia falciforme, doença falciforme, traço falciforme

(continua)

Quadro 6.8 – Exemplos de poiquilocitose. (*Continuação*)		
Esquizócitos		Coagulação intravascular disseminada, queimaduras, hemólise microangiopática
Acantócitos		Insuficiência renal, pós-esplenectomia, hepatopatias
Hemácias crenadas		Uremia, síndrome hemolítico-urêmica, artefato
Estomatócitos		Estomatocitose

Fonte: Elaborado pela autoria do capítulo.

Nos pacientes com hemólise, podem aparecer, no esfregaço periférico, eritrócitos jovens nucleados (eritroblastos); e como são células nucleadas, a etapa automatizada do hemograma pode contá-las como leucócitos, portanto os eritroblastos contados no esfregaço devem ser descontados do número total de leucócitos.[3,16,17]

No interior dos glóbulos vermelhos, podem ser vistas algumas inclusões. Os corpos de Howell-Jolly, que são restos de cromatina nuclear que não foram expelidos dos eritrócitos maduros, indicam hipofunção esplênica ou asplenia.[3,17] Pontilhado basofílico são grumos de RNA ou agregados de ribossomos que formam minúsculos grânulos no citoplasma, observados na talassemia, intoxicação por chumbo e em anemias hemolíticas.[3,17] Corpos de Heinz aparecem como grânulos azuis corados pelo violeta de metila, ocorrem pela precipitação da hemoglobina oxidada como na deficiência de G6PD.[3,17] Na alfatalassemia, podem ser observadas inclusões de hemoglobina H nos esfregaços corados com reticulina.[3,17]

A formação em *rouleaux* ocorre quando as proteínas plasmáticas bloqueiam a carga negativa na superfície do eritrócito e as hemácias empilham-se em longas colunas, é comum nos processos inflamatórios quando a velocidade de hemossedimentação está aumentada, e deve ser diferenciada da aglutinação dos eritrócitos que formam agregados distorcidos e em blocos e aparecem na anemia hemolítica autoimune indicando a presença de crioaglutininas ou hemaglutininas a quente.[3,17]

Os leucócitos também podem apresentar anormalidades morfológicas. Granulações tóxicas aparecem nos processos infecciosos, toxemias, gravidez e no uso de estimulador de colônias de granulócitos/monócitos.[7,9] Corpos de Döhle são inclusões citoplasmáticas azuis, podem ser observados nos neutrófilos de pacientes com infecções bacterianas, queimaduras, mielodisplasia e na plaquetopenia associada à mutação do gene MYH9 (trombocitopenia, macroplaquetas e inclusão nos neutrófilos).[7,9] Corpos de Alder-Reilly são grânulos grosseiros e escuros encontrados nos neutrófilos de pacientes com mucopolissacaridose.[7,9] Na síndrome de Chédiak-Higashi, estão presentes grânulos azurófilos gigantes nos linfócitos e neutrófilos[7,9].

As plaquetas podem ser avaliadas quanto ao seu tamanho; macroplaquetas podem aparecer nos quadros de aumento de estímulo medular por destruição periférica aumentada, em algumas trombocitopenias hereditárias e na síndrome de Bernard-Soulier.[18] Microplaquetas ocorrem na síndrome de Wiskott-Aldrich e na trombocitopenia ligada ao X.[18]

Referências bibliográficas

1. D'Onofrio G, Chirillo R, Zini G, Caenaro G, Tommasi M, Micciulli G. Simultaneous measurement of reticulocyte and red blood cell indices in healthy subjects and patients with microcytic and macrocytic anemia. Blood. 1995;85:818-23.
2. Dallman PR, Siimes MA. Percentile curves for hemoglobin and red cell volume in infancy and childhood. J Pediatr. 1979;94:26-31.
3. Oski FA, Brugnara C, Nathan DG. A diagnostic approach to the anemic patient. In: Nathan DG, Oski FA (ed.). Hematology of infancy and childhood. 5th ed. Philadelphia: WB Saunders; 1998. p. 375-84.
4. Bessman JD, Gilmer PR Jr, Gardner FH. Improved classification of anemias by MCV and RDW. Am J Clin Pathol. 1983;80:322-6.
5. Alter BP. Fetal erythropoiesis in stress hematopoiesis. Exp Hematol. 1979;7:200-9.
6. Keohane C, McMullin MF, Harrison C. The diagnosis and management of erythtocytosis. BMJ. 2013;347:f6667.
7. Dinauer MC. The phagocyte system and disorders of granulopoiesis and granulocyte function. In: Nathan DG, Oski FA (ed.). Hematology of infancy and childhood. 5th ed. Philadelphia: WB Saunders; 1998. p. 889-967.
8. Reed WW, Diehl LF. Leukopenia, neutropenia and reduced hemoglobin levels in healthy American blacks. Arch Intern Med. 1991;151(3):501-5.
9. Coutinho V, Coutinho MA. Leucocitoses e leucopenias: alterações morfológicas e funcionais dos leucócitos. In: Zago MA, Falcão RP, Pasquini R (ed.). Hematologia: fundamentos e prática. São Paulo: Atheneu; 2001. p 87-95.
10. Farhat CK, Carvalho ES, Carvalho LHFR, Succi RCM. Infectologia pediátrica. São Paulo: Atheneu; 1994.
11. Bernini JC. Diagnóstico e tratamento da neutropenia crônica durante a infância. Clin Ped N Am. 1996;43(3):745-64.
12. Peterson LA, Hrisinko MA. Benign lymphocytosis and reactive neutrophilia. Clin Lab Med. 1993;13(4):863-77.
13. Beardsley DS, Nathan DG. Platelet abnormalities in infancy and childhood. In: Nathan DG, Oski FA (ed.). Hematology of infancy and childhood. 5th ed. Philadelphia: WB Saunders; 1998. p. 1585-1630.
14. Kanaan S. Laboratório com interpretações clínicas. Rio de Janeiro: Atheneu; 2019.
15. Farias MG, Dal Bó S. Importância clínica e laboratorial do volume plaquetário médio. Bras Patol Med Lab. 2010;46(4):275-81.
16. Walters MC, Abelson HT. Interpretação do hemograma completo. Clin Ped N Am. 1996;43(3):577-99.
17. Coutinho V, Coutinho MA. Alterações dos eritrócitos. In: Zago MA, Falcão RP, Pasquini R (ed.). Hematologia: fundamentos e prática. São Paulo: Atheneu; 2001. p. 77-85.
18. Balduini CL, Iolascon A, Savoia A. Inherited thrombocytopenias form genes to therapy. Haematologica. 2002;87(8):860-80.

Capítulo 7

Avaliação da coagulação

Daniele Martins Celeste

Introdução

Hemostasia é o conjunto de mecanismos responsável pela manutenção do fluxo sanguíneo dentro dos vasos. Inclui o controle da hemorragia e a dissolução do coágulo por intermédio do equilíbrio entre as funções da parede vascular (endotélio), das plaquetas e dos sistemas de coagulação e fibrinólise.[1,2]

Quando há quebra do equilíbrio entre as funções pró e anticoagulantes, desenvolvem-se os distúrbios caracterizados por sangramentos ou por eventos tromboembólicos.[1]

Este capítulo abordará a avaliação dos exames na investigação das doenças hemorrágicas.

Clinicamente, as doenças hemorrágicas podem ser decorrentes de alterações na hemostasia primária ou secundária.

A hemostasia primária envolve a interação das plaquetas, do endotélio e do fator de von Willebrand (FvW). Já as alterações de hemostasia secundária originam-se de distúrbios na formação de fibrina e dependem dos fatores de coagulação. A ativação do sistema fibrinolítico resulta na dissolução da fibrina para manter o fluxo sanguíneo dentro do vaso.[1,2]

Hemostasia primária

É baseada na formação do tampão plaquetário após uma injúria vascular. Quando o endotélio é lesionado, além da constrição vascular por uma resposta neurogênica, há exposição do colágeno e do FvW presentes na matriz extracelular. O FvW adquire uma conformação específica, capaz de interagir com o a plaqueta por meio do seu receptor plaquetário, a glicoproteína IB/V/IX. As plaquetas, então, "deslizam" mais lentamente sobre a superfície lesionada, interagindo com os receptores de colágeno e aderindo ao endotélio. A partir daí, processos intracelulares de sinalização ativam as integrinas plaquetárias, que se ligarão à matriz extracelular, fazendo uma ligação firme das plaquetas à parede vascular lesada, formando uma monocamada plaquetária.[2,3]

A seguir, as plaquetas ativadas sofrem uma série de reações, como mudança de forma, secreção granular e agregação com outras plaquetas, o que resulta na formação do tampão plaquetário.[2,3]

Hemostasia secundária

O modelo convencional para descrever a formação do coágulo de fibrina, referido como "cascata" para exemplificar a fisiologia da coagulação, foi proposto em 1964 por Macfarlane, Davie e Ratnoff.[4,5] Nele, ocorre ativação sequencial de pró-enzimas por proteases do plasma, resultando na formação de trombina que, então, quebra a molécula de fibrinogênio em monômeros de fibrina.[6,7]

Tal proposta divide a coagulação em uma via extrínseca (envolvendo elementos do sangue e componentes que usualmente não estão presentes no espaço intravascular) e uma via intrínseca (iniciada por componentes presentes no espaço intravascular), que convergem para uma via comum, a partir da ativação do fator X (FX).[6]

Na via extrínseca, o fator VII (FVII) plasmático é ativado na presença de seu cofator, o fator tecidual (FT), formando o complexo fator VII ativado/FT (FVIIa/FT), responsável pela ativação do fator X.[6,7]

Na via intrínseca, a ativação do fator XII ocorre quando o sangue entra em contato com uma superfície contendo cargas elétricas negativas. Tal processo é denominado "ativação por contato" e requer ainda a presença de outros componentes do plasma: pré-calicreína (uma serinoprotease) e cininogênio de alto peso molecular (um cofator não enzimático). O fator XII ativado ativa o fator XI, que, por sua vez, ativa o fator IX. O fator IX ativado, na presença de fator VIII ativado por traços de trombina e em presença de íons cálcio (complexo tenase), ativa o fator X da coagulação, desencadeando a geração de trombina e, subsequentemente, formação de fibrina.[6-8]

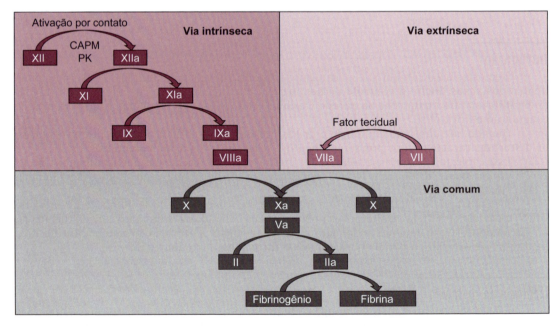

Figura 7.1 – Modelo convencional da cascata da coagulação. Esquema da cascata de coagulação proposto na década de 1960.
CAPM: cininogênio de alto peso molecular; PK: pré calicreína.
Fonte: Adaptada de Orkin SH, Nathan DG, Ginsburg D, Look AT, Fisher DE, Lux IV S. (eds.) Nathan and Oski's Hematology of Infancy and Childhood; ed 8. Edition. Saunders, 2014; Ferreira CV, Sousa MO, Dusse LMS, Carvalho MG. O novo modelo da cascata de coagulação baseado nas superfícies celulares e suas implicações. Rev. Bras. Hematol. Hemoter. [Internet]. 2010 [cited 2021 Apr 04]; 32(5): 416-421; MacFarlane RG. An enzyme cascade in the blood clotting mechanism, and its function as a biochemical amplifier. Natures 202: 498-499, 1964.

O modelo convencional da cascata de coagulação é exemplificado na Figura 7.1.[2]

Nos últimos anos, observações experimentais e clínicas demonstraram deficiências claras e relevantes no modelo convencional da cascata de coagulação, evidenciando eventos diferentes da hemostasia *in vivo*. Um exemplo disso é o fato de que deficiências de fator XII, pré-calicreína ou cininogênio de alto peso molecular prolongam o tempo de coagulação referente à via intrínseca, mas não cursam com sangramento. Já a deficiência do fator IX e do fator VIII apresenta repercussões clínicas graves.[6,7]

Assim, em 2001, foi proposto o modelo celular da coagulação, descrito por Hoffman e colaboradores (Figura 7.2), no qual a hemostasia requer substâncias pró-coagulantes ativadas que permaneçam localizadas no sítio da lesão para a formação de tampão plaquetário e de fibrina neste local.[7] Nesse novo modelo, o processo de coagulação sanguínea é iniciado pela exposição de FT na corrente sanguínea.[6,7]

Muitas evidências sugerem que o FT está também presente no sangue em micropartículas celulares provenientes de membranas fragmentadas de vários tipos de células, como leucócitos e células endoteliais, bem como de plaquetas.[1,6] Essas micropartículas podem desempenhar importante papel nos processos trombóticos. Sabe-se que o complexo FVIIa/FT ativa não somente o fator X, mas também o IX. Além disso, estudos mostram que esse complexo é fundamental para iniciar a coagulação *in vivo*.[6-8]

O entendimento atual do processo hemostático considera a inter-relação dos processos físicos, celulares e bioquímicos que atuam em uma série de estágios ou fases, e não em duas vias (intrínseca e extrínseca) como antes. As fases de iniciação, amplificação, propagação e finalização ilustram o intrigante processo que garante a circulação do sangue na forma líquida, restrita ao leito vascular. Essas quatro fases compreendem a atual teoria da coagulação baseada em superfícies celulares e são elucidadas no Quadro 7.1.[6-8]

Quadro 7.1 – Fases da coagulação.

Fases da coagulação	
Iniciação	• Lesão vascular e exposição de fator tecidual (FT) • Ativação do fator VII (FVIIa) e formação do complexo FVIIa/FT • Ativação de pequenas quantidades de FIX e FX • FXa + FVa = pequena quantidade de protrombina em trombina

Amplificação	• Pequena quantidade de trombina produzida pelas células que expressam fator tecidual interage com as plaquetas e com o complexo FVIII/FvW
	• Embora insuficiente para completar a formação do coágulo, essa quantidade de trombina:
	  - ativa a superfície pró-coagulante da plaqueta
	  - ativa os cofatores FV e FVIII
	  - dissocia-se do complexo FVIII/FvW, permitindo o FvW mediar a adesão e a agregação plaquetária ao sítio da lesão
	  - ativa o FXI

Propagação	• Recrutamento de grande número de plaquetas ativadas • FIXa liga-se ao FVIIIa: complexo tenase • Quantidade adicional de FIXa produzida pelo FXI ligado à plaqueta • Grande quantidade de FXa produzida na superfície da plaqueta pelo complexo FIXa/FVIIIa • FXa + FVa = complexo protrombinase em grande quantidade (protrombina – trombina) • Trombina em quantidade adequada para a clivagem do fibrinogênio em fibrina

Finalização	• Processo da coagulação é limitado a fim de evitar oclusão trombótica ao redor das áreas íntegras dos vasos
	• Anticoagulantes naturais:
	  - inibidor da via do fator tecidual (TFPI): inativação de FVII e FX pela exposição de FT
	  - proteína S (PS) e proteína C (PC): inativam FVa e FVIIIa
	  - antitrombina (AT): inibe a atividade da trombina, além de FIXa, FXa, FXIa, FXIIa

Fonte: Elaborado pela autoria do capítulo.

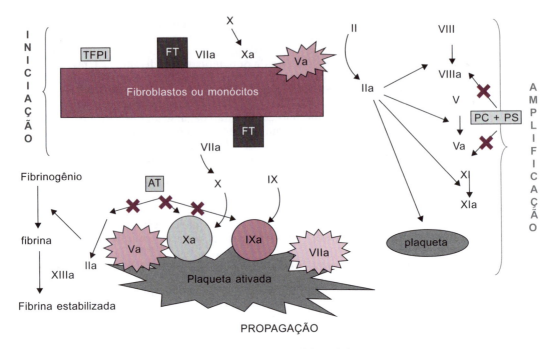

Figura 7.2 – Fisiologia da coagulação baseada no modelo celular.
Fonte: Traduzida e adaptada de Vine AK, 2009.

Sistema fibrinolítico

Fibrinólise pode ser definida como a degradação da fibrina mediada pela plasmina. O sistema fibrinolítico ou sistema plasminogênio/plasmina é composto por diversas proteínas (proteases séricas e inibidores), que regulam a geração de plasmina; uma enzima ativa, produzida a partir de uma proenzima inativa (plasminogênio), que tem por função degradar a fibrina e ativar metaloproteinases de matriz extracelular (Figura 7.3).[6,8]

São conhecidos dois ativadores fisiológicos do plasminogênio: o ativador do plasminogênio tipo tecidual (t-PA); e o ativador do plasminogênio do tipo uroquinase (υ-PA). Os dois ativadores têm alta especificidade de ligação com seu substrato (plasminogênio) e promovem hidrólise de uma única ponte peptídica (Arg560-Val561), que resulta na formação de uma serinoprotease ativa, a plasmina. Embora a plasmina degrade não somente a fibrina, mas também o fibrinogênio, fator V e fator VIII, em condições fisiológicas, a fibrinólise ocorre como processo que é altamente específico para a fibrina.[2,6,7]

A inibição do sistema fibrinolítico depende, primariamente, do PAI-1, uma serinoprotease que inibe o t_PA e o u-PAe, e da a2-antiplasmina, inibidora da plasmina. Há ainda um novo componente do sistema fibrinolítico que foi identificado e designado como TAFI (*thrombin-activatable fibrinolysis inhibitor*).[1,6] Ele é um zimogênio plasmático que desempenha importante papel na hemostasia, funcionando como um potente inibidor da fibrinólise. O TAFI é ativado, principalmente, pela trombina e pela plasmina. Sua forma ativada é capaz de inibir a fibrinólise por remover resíduos de lisina da molécula de fibrina durante o processo de lise do coágulo, suprimindo, assim, as propriedades de cofator da fibrina parcialmente degradada na ativação do plasminogênio.[2,6,8]

Avaliação laboratorial da hemostasia

Para que os testes de coagulação sejam corretamente interpretados e auxiliem de maneira satisfatória no manejo clínico, todas as fases de execução devem ser realizadas com rigor.[10,11]

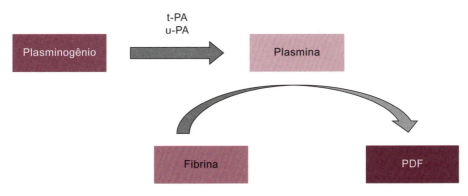

Figura 7.3 – Representação esquemática do sistema fibrinolítico.
u-PA: ativador do plasminogênio tipo uroquinase; t-PA: ativador do plasminogênio tipo tecidual; PDF: produtos de degradação de fibrina.
Fonte: Elaborada pela autoria do capítulo.

Variações pré-analíticas, como garroteamento prolongado, punção traumática, volume inadequado da amostra, armazenamento inadequado, tempo prolongado entre a coleta e o encaminhamento dos exames ao laboratório, exames coletados de cateter e uso de medicações, podem representar até 70% dos exames com resultados alterados. A relevância dos erros pré-analíticos como problema de saúde pública é relacionada com os potenciais danos aos pacientes e os custos para o sistema. A crescente automação nos serviços de saúde nem sempre é a melhor opção em termos de controle de qualidade. A automação pode expor a risco e a erros sistemáticos além do seu controle, o que poderia colocar em risco os pacientes e gerar custos desnecessários.[10,11]

Os principais testes para avaliação da hemostasia primária estão descritos no Quadro 7.2.[1,9,12]

Tempo de sangramento (TS) não é mais utilizado de rotina, visto sua dificuldade de padronização, baixa sensibilidade e baixa reprodutibilidade do real risco hemorrágico do indivíduo.[1,10]

Quadro 7.2 – Testes que avaliam a hemostasia primária.	
Teste	**Função**
Contagem de plaquetas (hemograma no tubo citrato)	Número de plaquetas e volume plaquetário
Esfregaço do sangue periférico	Avaliação da morfologia da plaqueta, bem como a exclusão de pseudoplaquetopenia por agregados plaquetários
Agregação plaquetária	Avalia função. Baseia-se na avaliação de agregados de plaquetas após sua exposição a um agente agregante (colágeno, adenosina difosfato (ADP), adrenalina, ácido araquidônico) Quando o agente utilizado é a ristocetina, o teste torna-se útil para investigação de doença de von Willebrand e na síndrome de Bernard-Soulier
Citometria de fluxo	Avaliação de plaquetopatias congênitas (trombastenia de Glanzmann/síndrome de Bernard-Soulier)
Fator de von Willebrand (FvW) e Atividade do FvW	Diagnóstico da doença de von Willebrand

Fonte: Elaborado pela autoria do capítulo.

Tradicionalmente, os métodos de triagem para avaliação da hemostasia secundária compreendem o tempo de tromboplastina parcial ativada (TTPA), tempo de protrombina (TP), tempo de trombina (TT) e quantificação do fibrinogênio. Algumas publicações internacionais utilizam apenas TP e TTPA como exames de triagem, e consideram TT e dosagem de fibrinogênio, exames secundários.[1,8,12]

O novo modelo da coagulação baseado em superfícies celulares vem mostrar que as vias extrínseca e intrínseca não são redundantes. A via extrínseca opera na superfície das células que expressam FT para iniciar e amplificar o processo de coagulação. Os componentes da via intrínseca operam na superfície das plaquetas ativadas para produzir grande quantidade de trombina que resultará na formação e estabilização do coágulo de fibrina. Assim, o TP avalia os níveis de pró-coagulantes envolvidos na fase de iniciação da coagulação, enquanto o TTPA avalia os níveis de pró-coagulantes envolvidos na produção de grande quantidade de trombina na superfície das plaquetas ativadas, gerada durante a fase de propagação.[1,3]

É importante ressaltar que nenhum ensaio é capaz de fornecer um perfil completo e fidedigno da função hemostática, considerando que o modelo proposto para a hemostasia incorpora participação ativa de estruturas celulares no direcionamento e controle do processo e nenhum dos testes disponíveis inclui componentes celulares.[6,12]

O **tempo de protrombina, ou TP**, consiste na determinação do tempo de formação do coágulo de fibrina após a adição de tromboplastina tecidual e cálcio, o que promove a ativação do fator VII, seguida da ativação do fator X, iniciando a via comum da coagulação. Desta forma, mede os fatores envolvidos na **via extrínseca** e na via comum. O TP depende do nível dos fatores vitamina K-dependentes (VII, X, V II e fibrinogênio) e pode ainda ser expresso em porcentagem, como atividade de protrombina (AP). Com a finalidade de evitar a variabilidade do TP, utiliza-se um meio de determinação padronizado, com o qual pode-se calcular a INR (Relação Normatizada Internacional), que corresponde à relação do TP do doente com o TP do indivíduo normal, utilizando-se a tromboplastina de referência.[1,12]

Em pacientes recebendo medicações antagonistas de vitamina K, o nível de anticoagulação é medido pela INR.[8,13]

O **tempo de tromboplastina parcial ativada (TTPA)** avalia a **via intrínseca** e a via comum da coagulação (fatores II, V, VIII, IX, X, XI, XII, pré-calicreína, cininogênio de alto peso molecular e fibrinogênio). Contudo, sua sensibilidade é baixa para deficiências de fibrinogênio. Consiste na determinação do tempo de coagulação do plasma após adição de um ativador da fase de contato da coagulação e de cefalina, que substitui o fosfolipídeo da membrana plaquetária. Ele é bastante sensível à presença de heparina, sendo o teste de escolha para sua monitorização. O resultado deve ser expresso pela relação entre o tempo obtido para o doente e o tempo do normal do dia. Os valores em segundos variam com o ativador e a cefalina utilizados, de modo que a expressão dos resultados em segundos não é recomendada.[1,8,12]

Vale ressaltar que deficiências dos fatores VIII, IX e XI prolongam o TTPA e apresentam impacto clínico. Já deficiências do fator XII, pré-calicreína e cininogênio de alto peso molecular, não estão associadas a sangramentos relevantes.[1,2]

Na presença de um tempo de coagulação alterado (TP ou TTPA), deve-se repetir o exame utilizando-se o teste de mistura.[1,12]

O **teste de mistura** ou **teste de correção a 50%** consiste em um estudo de mistura entre o plasma do paciente e o plasma normal na proporção 1:1. O resultado do teste evidencia deficiência de fatores de coagulação (quando a mistura corrige o tempo de coagulação alterado) ou a presença de um inibidor inespecífico (a mistura não corrige o TP ou o TTPA). Os inibidores inespecíficos mais comuns relacionados ao prolongamento do TTPA são o anticoagulante lúpico e a anticardiolipina. Podem aparecer de maneira transitória após episódios infecciosos e não cursam com clínica de sangramento.[1,12]

Vale ressaltar que a presença do anticoagulante lúpico permanente pode representar um dos critérios para a síndrome do anticorpo antifosfolípide (trombofilia adquirida em que episódios de trombose arterial ou venosa são frequentes).[1]

Inibidores de fatores específicos também interferem na correção dos testes de triagem ao se misturarem ao plasma normal. É o que acontece nos hemofílicos que desenvolvem inibidores específicos contra o fator VIII ou fator IX, em que a mistura também não apresenta correção.[1]

O **tempo de trombina (TT)** mede a formação do coágulo após adição de trombina ao plasma citratado, avaliando a conversão de fibrinogênio em fibrina. Encontra-se prolongado nas deficiências quantitativas de fibrinogênio ou nas anormalidades qualitativas dessa proteína.[1,8,12]

Deficiências quantitativas são mais comuns, na prática médica, em relação a distúrbios qualitativos.[1,2]

O fibrinogênio pode ser medido por teste funcional ou antigênico.[8,10]

Comumente, o TT fica prolongado quando a concentração de fibrinogênio é inferior a 100 mg/dL, sendo este também o nível hemostático da proteína.[5,8]

As diversas possibilidades diagnósticas para as alterações nos testes de coagulação são demonstradas no Quadro 7.3.

Quadro 7.3 – Causas de alterações nos exames iniciais para avaliação da hemostasia.

Contagem plaquetária	TP	TTPA	TT	Causas
↓	normal	normal	normal	Investigar plaquetopenia (Capítulo 1 – A criança que sangra).
normal	↑	normal	normal	Deficiência de vitamina K Deficiência de fator VII Hepatopatia/inibidor fator VII
normal	normal	↑	normal	Deficiência de fator VIII Deficiência de fator IX Deficiência de fator XI Deficiência de fator XII/PK/CAPM Doença de von Willebrand Heparina Inibidores específicos dos fatores de coagulação
normal	↑	↑	normal ou ↑	Deficiência de fator X Deficiência de fator V Deficiência de fator II Deficiência/disfunção do fibrinogênio Deficiência combinada dos fatores de coagulação Deficiência severa de vitamina K Inibidor dos fatores II, V ou X Heparina em excesso
↓	↑	↑	normal ou ↑	Hepatopatia grave CIVD
normal ou ↓	normal	normal ou ↑	normal	Doença de von Willebrand Plaquetopatias Alteração do sistema fibrinolítico Deficiência de fator XIII Deficiência leve dos fatores de coagulação

CAPM: cininogênio de alto peso molecular; PK: pré-calicreína; CIVD: coagulação intravascular disseminada.
Fonte: Elaborado pela autoria do capítulo.

O diagnóstico específico para as coagulopatias incluem, principalmente, a dosagem dos fatores de coagulação. Os exames discriminatórios para DvW são descritos na Tabela 7.1. Quanto às hemofilias, estas serão abordadas em outro capítulo, separadamente.

Tabela 7.1 – Avaliação laboratorial para classificação da doença de von Willebrand.						
Teste	Tipo 1	Subtipo 2A	Subtipo 2B	Subtipo 2M	Subtipo 2N	Tipo 3
FvW:Ag	↓	↓	↓	↓	normal	↓↓↓
FvW:RCo	↓	↓↓	↓↓	↓↓	normal	↓↓↓
FVIII:C	↓	↓ ou normal	↓ ou normal	↓ ou normal	5-30 UI/dL	0,05-0,1 UI/dL
FvW:RCo/FvW:Ag	> 0,7	< 0,7	< 0,7	< 0,7	> 0,7	–
FvW:CB	↓	↓	↓	↓ ou normal	normal	↓↓↓
RIPA	normal	↓	↑	↓	normal	↓↓↓
Multímeros	normais	ausência dos MAPM	ausência dos MAPM	normais	normais	ausentes

FvW:Ag: antígeno do fator de von Willebrand; FvW:RCo: cofator de ristocetina; FVIII:C: atividade coagulante do fator VIII; FvW:RCo/FvW:Ag: relação entre cofator de ristocetina e antígeno do fator de von Willebrand; FvW:CB: ligação do FvW ao colágeno; RIPA: agregação plaquetária induzida por ristocetina; MAPM: multímero de alto peso molecular; N: normal.

Fonte: Adaptada de Ministério da Saúde, Secretaria de Atenção à Saúde. Departamento de Atenção Especializada. Manual de diagnóstico e tratamento da doença de von Willebrand. Brasília: Ministério da Saúde; 2007. 44p. p. 25. (Série A. Normas e Manuais Técnicos).

Em relação à atividade fibrinolítica, os principais métodos para avaliação da sua atividade estão presentes no Quadro 7.4.

Quadro 7.4 – Principais testes para avaliação do sistema fibrinolítico.	
Teste	Função
Tempo de lise da euglobulina	Avalia a atividade fibrinolítica global
Plasminogênio	Atividade plasmática do plasminogênio
Ativador tecidual do plasminogênio: t-PA	Atividade plasmática do t-PA
Inibidor do ativador tecidual do plasminogênio: PAI-1	Quantificação da proteína
Alfa-2-antiplasmina	Atividade plasmática da proteína
Produtos de degradação de fibrina D dímero	Quantificação da proteína

t-PA: plasminogênio tipo tecidual; PAI-1: inibidor do ativador do plasminogênio tipo 1.

Fonte: Adaptado de Parenteral Anticoagulants. Antithrombotic Therapy and Prevention of Thrombosis, 9th ed: American College of Chest Physicians Evidence-Based Clinical Practice Guidelines, 2012.

Testes globais da coagulação

Atualmente, testes viscoelásticos do sangue tornaram-se fundamentais para o diagnóstico e manejo terapêutico dos pacientes com hemorragia grave, uma vez que permitem a avaliação mais global e dinâmica da hemostasia. São eles a tromboelastografia (TEG®) e a tromboelastometria rotacional (ROTEM®).[1,15]

São testes laboratoriais que demonstram as alterações viscoelásticas do sangue por meio de uma representação gráfica durante o processo global de formação do coágulo, desde a fase de iniciação, passando pelas fases de formação e de estabilização, até sua lise.[15,16]

Para ambos os testes, é necessária uma amostra de sangue total citratado coletada por punção venosa de sangue periférico. Podem ser realizados na temperatura do paciente. Utilizam um copo, um pino e uma alça de torção. No TEG, o copo com a amostra de sangue está em rotação, enquanto a alça de torção é fixa. No ROTEM®, o copo é fixo, enquanto o **pino está em rotação**.[15,16]

Ambos os processos são capazes de produzir um traço gráfico característico, que reflete as diferentes fases da coagulação, permitindo sua avaliação qualitativa.[15,16]

Testes genéticos

Como muitos dos distúrbios hemostáticos estão relacionados a mutações genéticas já descritas, testes de sequenciamento molecular podem ser úteis tanto no diagnóstico como no planejamento familiar. Avanços na genotipagem de DNA estão ajudando na descoberta de novos genes envolvidos na hemostasia.[1]

Referências bibliográficas

1. Blanchette VS, Brandão LR, Breakey VR, Revel-Vilk (ed.). Sick kids handbook of pediatric thrombosis and hemostasis. 2nd ed. Basel: Krager; 2017.
2. Orkin SH, Nathan DG, Ginsburg D, Look AT, Fisher DE, Lux IV S (ed.). Nathan and Oski's hematology of infancy and childhood. 8th ed. Saunders; 2014.
3. Ferreira CN, Sousa MO, Dusse LMS, Carvalho MG. O novo modelo da cascata de coagulação baseado nas superfícies celulares e suas implicações. Rev Bras Hematol Hemoter [Internet]. 2010;32(5):416-21 [citado 4 abr. 2021].
4. Davie EW, Ratnoff OD. Waterfall sequence for intrinsic blood clotting. Science. 1964;145:1310-2.
5. MacFarlane RG. An enzyme cascade in the blood clotting mechanism and its function as a biochemical amplifier. Natures. 1964;202:498-9.
6. Franco RF. Overview of coagulation, anticoagulation and fibrinolysis. Medicina (Ribeirão Preto) [Internet]. 2001 Dec 30;34(3/4):229-37 [citado 4 abr. 2021]; Disponível em: https://www.revistas.usp.br/rmrp/article/view/3998.
7. Hoffman M, Monroe III DM. A cell-based model of hemostasis. Thromb Haemost. 2001;85(6):958-65.
8. D'Amico EA, Junqueira PL. Fisiologia de hemostasia e interpretação dos exames de coagulação na criança. In: Carneiro JDA (ed.). Pediatria: hematologia pediátrica. 2. ed. São Paulo: Manole; 2013. p. 91-110.
9. Vine AK. Recent advances in haemostasis and thrombosis. Retina. 2009;29:1-7.
10. Winter WE, Flax SD, Harris NS. Coagulation testing in the core laboratory. Lab Med. 2017 Nov 8;48(4):295-313.
11. Silva PH, Alves HB, Comar SR, Henneberg R, Merlin JC, Stinghen ST. Hematologia laboratorial: teoria e procedimentos. 1. ed. Porto Alegre: Grupo A; 2016. 448 p. ISBN: 9788582712597.
12. Lourenço DM. Avaliação laboratorial da hemostasia. In: Zago MA, Falcão RP, Ricardo P (ed.). Tratado de hematologia. São Paulo: Atheneu; 2013. p. 583-90.
13. American College of Chest Physicians Evidence-Based Clinical Practice Guidelines. Parenteral anticoagulants: antithrombotic therapy and prevention of thrombosis. 9th ed. 2012.
14. Ministério da Saúde, Secretaria de Atenção à Saúde, Departamento de Atenção Especializada. Série A: normas e manuais técnicos – Manual de diagnóstico e tratamento da doença de von Willebrand. Brasília: Ministério da Saúde; 2008. p. 25.

15. Rugeri L, Levrat A, David JS, Delecroix E, Floccard B, Gros A et al. Diagnosis of early coagulation abnormalities in trauma patients by rotation thromboelastography. Journal Haemost. 2007;5:289-95.
16. Crochemore T, Piza FMT, Rodrigues RR, Guerra JCC, Ferraz LJR, Corrêa TD. A nova era da tromboelastometria. Einstein (São Paulo). 2017;15(3):1-6. doi: 10.1590/S1679-45082017MD3130.

Capítulo 8

Teste do pezinho para doenças hematológicas

Sandra Regina Calegare

Introdução[1,2]

O termo "triagem" origina-se do vocábulo francês *triage* que significa seleção.

Em saúde pública, "triar" significa identificar, em uma população assintomática, os indivíduos que estão sob risco de desenvolver determinada doença ou distúrbio e que se beneficiariam de investigação adicional, ação preventiva ou terapêutica imediatas. O procedimento de triagem deve ser capaz de alterar a história natural da doença em uma parcela significativa da população elegível. A partir da identificação por testes específicos, pode-se iniciar o tratamento adequado visando minimizar riscos ou complicações advindas da condição identificada.

Ao aplicarmos a definição de triagem neonatal (TN), estamos realizando esta metodologia de rastreamento, especificamente na população com idade de zero a 28 dias de vida. A TN Biológica (TNB) é um conjunto de ações preventivas, responsável por identificar precocemente indivíduos com doenças metabólicas, genéticas, enzimáticas e endocrinológicas, contemplando o diagnóstico presuntivo, o diagnóstico de certeza, o tratamento, o acompanhamento dos casos diagnosticados e a incorporação e o uso de tecnologias voltadas para a promoção, prevenção e cuidado integral.

Desde a década de 1960, a Organização Mundial da Saúde (OMS) preconiza a importância dos programas populacionais de TN para a prevenção de deficiência mental e agravos à saúde do recém-nascido e recomenda sua implementação, especialmente nos países em desenvolvimento. Segundo estimativa da OMS, 10% da população brasileira é portadora de algum tipo de deficiência, meio em que a deficiência mental representa um sério problema de saúde pública.

O teste do pezinho foi implementado no Brasil em 1976, pelo Dr. Benjamin Schmidt, um importante pesquisador em erros inatos do metabolismo, inicialmente identificando fenilcetonúria (PKU) e hipotireoidismo congênito.

Em 1992, o procedimento foi incorporado ao Sistema Único de Saúde (SUS – Portaria GM/MS n. 22, de 15 de janeiro de 1992), com uma legislação que determinava a obrigatoriedade do teste em todos os recém-nascidos vivos e incluía a avaliação para PKU e hipotireoidismo congênito.

Em 2001, o Ministério da Saúde criou o Programa Nacional de Triagem Neonatal (Portaria GM/MS n. 822, de 6 de junho de 2001), cuja missão era promover, implantar e implementar a política de TN no âmbito do SUS, visando o acesso universal, integral e equânime, com foco na prevenção, na intervenção precoce e no acompanhamento permanente das pessoas com as doenças incluídas no programa. Então, a partir dessa data, foram incluídas no teste do pezinho a anemia falciforme e outras hemoglobinopatias, fibrose cística, hiperplasia adrenal congênita e deficiência de biotinidase.

Com a ampliação do teste de triagem na cidade de São Paulo, no contexto do cuidado binômio materno-infantil e da implantação do "Programa Cuidando das Pessoas com Doenças Raras e Apoio aos Familiares", a partir de dezembro de 2020 doenças como toxoplasmose, galactosemia e deficiência de G6PD foram acrescentadas. Além de incluir mais de 50 patologias triadas, pela espectrometria de massas em Tandem, doenças do metabolismo dos aminoácidos, doenças do ciclo da ureia, doenças do metabolismo dos ácidos orgânicos e doenças da betaoxidação de ácidos graxos e doenças diagnosticadas pelo teste SCID e agamaglobulinemia (Programas/Secretaria Municipal da Saúde/Prefeitura da cidade de São Paulo).

Método de coleta[1]

O material deve ser coletado – do calcanhar do bebê, preferencialmente do 3º ao 5º dia após o nascimento e no máximo até o 30º dia. Colher antes do 3º dia de vida apenas se existir solicitação médica, segundo as normas *International Society of Newborn Screening*. O recém-nascido de termo e os que receberam transfusão sanguínea, antes da coleta, deverão realizar uma segunda coleta do teste do pezinho para análise das hemoglobinas após 120 dias da data de nascimento ou da última transfusão respectivamente.

Triagem neonatal para hemoglobinopatias[3,4]

A doença falciforme (DF) é uma prioridade para os sistemas de saúde. A triagem neonatal, além de permitir o diagnóstico precoce, faz a integração com um programa de atendimento multidisciplinar e multiprofissional, coleta dados sobre resultados clínicos criando registros e desenvolvendo protocolos clínicos compartilhados para atendimento integral de todos os recém-nascidos afetados, aumentando a conscientização do público sobre a DF, bem como promovendo uma educação voltada para a condição dos profissionais de saúde, profissionais aliados, gestores e agentes de saúde.

Com a triagem abrangendo mais de 90% do território nacional, a história natural da DF no Brasil foi mudando ao longo dos anos com diagnóstico precoce que reduziu a morbimortalidade, promoveu maior sobrevida e melhorou a qualidade de vida das pessoas. Com o uso da penicilina e a vacinação antipneumocócica, o acompanhamento coordenado e a educação dos pais, iniciou-se uma mudança no cenário da doença falciforme e promoveram-se a orientação e o aconselhamento genéticos, resguardando os direitos reprodutivos das pessoas com traço falciforme, e de divulgação de informações sobre DF para a população em geral.

Prevalência da doença falciforme[5]

A incidência de DF em recém-nascidos varia substancialmente entre os estados brasileiros, refletindo a heterogeneidade étnica da população brasileira. Em 2014, a incidência de DF foi de aproximadamente 1/650 recém-nascidos triados no estado da Bahia, 1/1.300 no estado do Rio de Janeiro e 1/13.500 no estado de Santa Catarina.[6] Em todo o país, em 2016, 1.071 recém-nascidos tinham DF e mais de 60 mil eram heterozigotos para o alelo βS. Estima-se que haja 30 mil indivíduos com DF em todo o país. A prevalência do alelo βS (Hb S) no Brasil varia de 1,2% a 10,9%, dependendo da região, enquanto a prevalência do alelo βC (Hb SC) é relatada entre 0,15% e 7,4%.[6,7]

O número de indivíduos de todas as idades afetados pela DF globalmente é atualmente desconhecido, mas estima-se aproximadamente de 300 mil a 400 mil recém-nascidos com hemoglobinopatias por ano.[8]

Interpretação do teste do pezinho[5]

Para os resultados do teste do pezinho, usam-se as iniciais das hemoglobinas presentes em ordem decrescente de concentração, a hemoglobina fetal (HbF) será sempre a primeira a ser descrita seguida de pelo menos mais uma hemoglobina (Quadro 8.1).

Quadro 8.1 – Interpretação do teste triagem neonatal para hemoglobinopatias.

Resultado	Interpretação	Quadro clínico
FA[a]	Normal	Assintomático
FAS	Traço falciforme	Assintomático
FS	Anemia falciforme (Hb SS) ou Hb S/Beta 0 – talassemia ou Hb S/HPFH	Anemia hemolítica
FSA ou FS[b]	Hb S/Beta + – talassemia	Anemia hemolítica
FSC	Hb SC	Anemia hemolítica
FSD	Hb SD	Anemia hemolítica
FSA + Hb Bart's	Hb S/alfa-talassemia	Anemia hemolítica
FSE	Hb SE	Anemia hemolítica
FSV[c]	Hb Sv	Anemia hemolítica
FAC	Traço de Hb C	Assintomático
FC	Hb C ou Hb C/Beta 0 – talassemia	Anemia hemolítica
FCA	Hb C/Beta + – talassemia	Anemia hemolítica
FAD	Traço de Hb D	Assintomático
FDA	Hb D/Beta + – talassemia	Anemia hemolítica
FA + Hb Bart's (1-5%)	Portador silencioso de alfatalassemia	Assintomático
FA + Hb Bart's (5-10%)	Traço de alfatalassemia	Anemia leve
FA + Hb Bart's (25-50%)	Doença Hb H	Anemia hemolítica
F	Betatalassemia (talassemia maior) HPLC	Anemia hemolítica

HPFH: persistência hereditária de hemoglobina fetal; [a] AF porque a Hb fetal é predominante ao nascimento; o resultado da talassemia menor também é Hb FA; [b] Hb FSA é Hb S associada à betatalassemia. No entanto, se a porcentagem de Hb A for muito baixa, o fenótipo na **triagem** neonatal pode ser Hb FS; [c] FSV indica variantes de Hb diferentes de Hb A, Hb S, Hb C, Hb E, Hb D e Hb Bart's. As seguintes variantes de Hb foram identificadas no Brasil: Hb Woodville, Hb Chad, Hb G-Phil, Hb E-Saskatoon, Hb Richmond, Hb O-Arab, Hb Beckman e Hb Hope.

Fonte: Adaptado de Braga JAP, Veríssimo MPA, Saad STO, Cançado RD, Loggetto SR. Guidelines on neonatal screening and painful vaso-occlusive crisis in sickle cell disease: 2016. Rev. Bras. Hematol. Hemoter. Junho, 2016,38(2): 147-157.

Técnicas laboratoriais empregadas na triagem neonatal para hemoglobinopatias[9,10]

Focalização isoelétrica (*isoeletric focusing electrophoresis* – IEF) associada à cromatografia líquida de alta performance *(high performance liquid chromatography* – HPLC) é um método que apresenta bom índice de concordância para hemoglobinas anormais.

A técnica de IEF fornece subsídios para diagnóstico mais seguro, podendo facilmente ser adaptada a triagens populacionais. Neste método, as hemoglobinas são separadas de acordo com seu ponto isoelético (PI).

A interpretação baseia-se em mapa de migração das frações como o que pode ser observado na Figura 8.1.

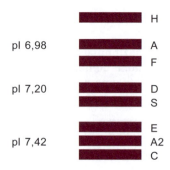

Figura 8.1 – Representação esquemática do traçado eletroforético das principais hemoglobinas encontradas na população brasileira por focalização isoelétrica.
Fonte: Adaptada de Manual de Diagnóstico e Tratamento de Doenças Falciformes, 2002.

A IEF apresenta algumas vantagens, pois tem a capacidade de focalizar diretamente o tetrâmero intacto da hemoglobina. Apresenta sensibilidade para detectar HbS, HbC, betatalassemia maior (Hb fetal próxima a 100%), presença de Hb Bart's (que indica alfatalassemia), além de várias outras hemoglobinas anormais.[5] Importante ressaltar que os recém-nascidos (RN) com padrão "FA" (que possuem Hb fetal e A) podem não ser normais do ponto de vista hematológico e que podem apresentar talassemias ou outros distúrbios da série eritrocítica, e a elucidação diagnóstica deve ser feita posteriormente pelo hematologista.

A técnica de HPLC fornece o resultado em gráficos denominados "cromatogramas", utiliza colunas e bombas para ser aplicada sob alta pressão. Trata-se de um método adequado para separação de espécies iônicas e macromoléculas, também utilizado como método confirmatório.[10]

Os neonatos diagnosticados como possíveis portadores de DF deverão ser reavaliados laboratorialmente após o sexto mês de vida, e o estudo familiar dos possíveis casos deverá ser realizado. Nas associações de Hb S com talassemias, a quantificação de hemoglobinas A2 e fetal é fundamental para elucidar o diagnóstico laboratorial, bem como o hemograma completo da criança, exames dos pais e estudo molecular quando possível. A diferenciação das síndromes falciformes é mostrado no Quadro 8.2.

Para o diagnóstico de doenças falciformes, sugerimos ainda as seguintes metodologias: eletroforese alcalina em acetato de celulose, eletroforese ácida em ágar ou agarose, teste de solubilidade.

Quadro 8.2 – Diagnóstico diferencial das síndromes falciformes.

Síndromes falciformes	Hemoglobinas presentes	%HbA2	VCM	Hemólise e crises de falcização
HbSS	S, F, A2	Normal	Normal	Presente
HbSβ°tal	S, F, A2	Aumentada	Reduzido	Presente
HbSβ+tal	S, F, A2, A (10% a 30%)	Aumentada	Reduzido	Presente
HbS/δβ	S, F, A2	Normal ou reduzida	Reduzido	Presente
HbSS/αtal	S, F, A2	Normal	Normal ou Reduzido	Presente
HbSC	S, F, C, A2	Normal	Normal	Presente
HbSD	S, F, D, A2	Normal	Normal	Presente
HbS/PHHF	S, F, A2	Normal	Normal	Ausente
HbAS	A (maior que 60%) S, F, A2	Normal	Normal	Ausente

VCM: volume corpuscular médio; PHHF: persistência hereditária de hemoglobina fetal.
Fonte: Adaptado de Manual de Diagnóstico e Tratamento de Doenças Falciformes, 2002.

Teste do pezinho para deficiência de G6PD
Introdução[11]

A deficiência de glicose-6-fosfato desidrogenase (G6PD) acomete quase exclusivamente o sexo masculino uma vez que a doença é ligada ao cromossomo X. Os dados publicados permitem estimar que cerca de 6 milhões de brasileiros são deficientes em G6PD, e que aproximadamente 1% dos neonatos apresentaram episódios de icterícia neonatal de grau variável, associada com deficiência de G6PD. É uma doença bem definida, com história natural conhecida, embora a deficiência completa de G6PD seja definida por atividade enzimática muito reduzida ou nula, o ponto de corte segundo o qual ela é classificada como doença varia de país para país ($\leq 2,10$ U/g Hb a ≤ 7 U/g Hb). Estima-se que recém-nascidos masculinos com deficiência completa de G6PD podem desenvolver sintomatologia característica da doença nas primeiras horas ou dias de vida. Os estudos de triagem recuperados indicam que sintomas graves podem já aparecer antes da 3ª hora ou antes do 3º dia de vida. No Brasil, alguns centros de referência em doenças raras propõem/oferecem e realizam a TN com perfil expandido incluindo o teste para G6PD na gota seca do Programa Nacional Triagem Neonatal (PNTN), suscitando importantes preocupações quanto à pressão da oferta comercial e ampla midiatização desta estratégia ineficiente.

O SUS tem como pilar proporcionar o acesso universal ao sistema público de saúde, sem discriminação, é um direito de todos os brasileiros visando a prevenção e a promoção da saúde, desta maneira, a incorporação do teste de detecção da enzima G6PD para identificação de deficiência dessa enzima em neonatos no PNTN não deveria ser restrita a alguns centros de referência.

Os principais argumentos a favor da triagem baseiam-se na afirmação de que, durante a fase assintomática, ela poderia auxiliar a sensibilizar e a educar profissionais, pais, cuidadores e demais pessoas envolvidas na assistência aos recém-nascidos. A detecção precoce dos sintomas permite prevenir a maioria das complicações graves agudas e mortes prematuras que podem ocorrer no período neonatal do recém-nascido. Os dados apontam para sintomatologia característica e sintomas graves antes do final da 1ª semana de vida, período em que o diagnóstico e o tratamento devem ser realizados. Isso significa que, para ser bem-sucedido, um programa de TN deve divulgar o relatório de resultados e efetuar o tratamento da hiperbilirrubinemia antes desse período. Os programas de TN existentes, incluindo o brasileiro, podem exigir mudanças na estratégia de triagem, de modo a encurtar os tempos tanto para o diagnóstico como para o tratamento da hiperbilirrubinemia neonatal. Não existem medidas de prevenção primárias. Há apenas o aconselhamento genético aos portadores eventualmente identificados e em idade de reproduzir-se, que pode instruir alertas na história familiar no momento do parto.

Na icterícia neonatal, entretanto, nem sempre se pode demonstrar correlação entre os níveis de bilirrubina e a magnitude da deficiência de G6PD ou variantes enzimáticas. Riskin et al., em 2012, observaram que 22% das crianças com atividade enzimática baixa (< 2,0 U/g HB) e 25,5% daquelas com atividade enzimática considerada limítrofe (de 2,0 a 7,0 U/g HB) apresentaram altos níveis de bilirrubina, requerendo fototerapia *versus* 7,6% dos neonatos com atividade normal. Contudo, em nenhum dos três grupos foram observados sinais de hemólise e os níveis de hematócrito e reticulócitos não foram diferentes. A icterícia neonatal, portanto, deve ser vista como um fenótipo, fruto da interação entre genótipo, fatores desencadeantes e meio ambiente.[11,12]

Embora nem todos os portadores da deficiência de G6PD apresentarão hiperbilirrubinemia ao nascimento, a detecção precoce serve para se conhecer os portadores desta anemia hemolítica, pois complicações podem ser prevenidas se houver atraso no diagnóstico. É importante considerar que, nas mulheres portadoras, existe um potencial de manifestação da doença na forma clínica, mesmo nos casos parcialmente deficientes. Embora não exista tratamento, os sintomas podem ser evitados com medidas profiláticas que impeçam o uso de substâncias que possam ocasionar hemólise. A lista com os medicamentos a serem evitados encontra-se no Quadro 11.1, no Capítulo 11 – Deficiência enzimáticas – deficiência de G6PD e de piruvatoquinase.

Os riscos da triagem estão fundamentalmente ligados aos resultados falso-positivos, o que poderia criar ansiedade nos pais em virtude da possibilidade de uma criança ter a doença até a confirmação do diagnóstico.

Diagnóstico[11]

O diagnóstico de deficiência de G6PD em crianças é a determinação quantitativa da enzima pelo método de fluorescência realizada em papel filtro no teste do pezinho. O método rápido de *spot test* por fluorescência foi classificado pela OMS como teste de escolha em decorrência de suas altas sensibilidade e especificidade e é baseado na fluorescência de NADPH após se adicionarem G6P e NADP a um hemolisado. Ocorre fluorescência se a G6PD está ausente no hemolisado empregado em papel de filtro. Para o diagnóstico preciso da deficiência de G6PD, segundo todos os autores, a detecção de um caso suspeito deve ser, sempre, complementada por uma prova de confirmação; de preferência, a quantificação espectrofotométrica.

O paciente deve ser encaminhado ao pediatra para confirmação diagnóstica, para pesquisa de atividade enzimática no eritrócito ou análise molecular do gene específico e deve se entregue uma orientação escrita ao paciente com suspeita da deficiência de G6PD (Quadro 11.1, Capítulo 11 – Deficiência enzimáticas – deficiência de G6PD e de piruvatoquinase).

Considerações finais

A TN e o teste do pezinho integram um programa de saúde pública mundial, capaz de triar e diagnosticar doenças cuja precocidade do diagnóstico pode modificar a história natural das doenças e do indivíduo, melhorando a qualidade de vida desses pacientes, prevenindo complicações. O acesso ao exame deve ser universal, abrangendo 100% do território nacional e com acesso a um tratamento adequado.

Referências bibliográficas

1. Brasil. Ministério da Saúde, Secretaria de Atenção à Saúde, Departamento de Atenção Especializada. Manual de normas técnicas e rotinas operacionais do programa nacional de triagem neonatal. 2. ed. Brasília: Ministério da Saúde; 2004.
2. Agência Nacional de Vigilância Sanitária (Anvisa). Manual de diagnóstico e tratamento de doenças falciformes. 2002. Disponível em: http://bvsms.saude.gov.br/bvs/publicacoes/anvisa/diagnostico.pdf. Acesso em: 30 mar 2021.
3. Lobitz S, Telfer P, Cela E, Allaf B, Angastiniotis M, Backman Johansson C et al. Newborn screening for sickle cell disease in Europe: recommendations from a Pan-European Consensus Conference. Br J Haematol. 2018 Nov;183(4):648-60.
4. Silva-Pinto AC, Queiroz MCA, Zamaro PJA, Arruda M, Santos HP. The neonatal screening program in Brazil: focus on sicke cell disease. Int J Neonatal Screen. 2019 Mar;5(1):11.
5. Braga JAP, Veríssimo MPA, Saad STO, Cançado RD, Loggetto SR. Guidelines on neonatal screening and painful vaso-occlusive crisis in sickle cell disease. Rev Bras Hematol Hemoter. 2016 Jun;38(2):147-57.
6. Ministry of Health Brazil. Sickle cell disease: what you should know about genetic inheritance. 2014 [Portuguese]. Ministério da Saúde. Disponível em: http://bvsms.saude.gov.br/bvs/publicacoes/doenca_falciforme_deve_saber_sobre_heranca.pdf.
7. Brandelise S, Pinheiro V, Gabetta CS, Hambleton I, Sarjeant B, Sarjeant G. Newborn screening for sickle cell disease in Brazil: the Campinas experience. Clin Lab Haematol. 2004;26:15-9.
8. Lobo CLC, Ballas SK, Domingos ACB, Moura PG, Nascimento EM, Cardoso GP et al. Newborn screening program for hemoglobinopathies in Rio de Janeiro, Brazil. Pediatr Blood Cancer. 2014;61(1):34-9. Naoum PC, Naoum, FA. Doenças de células falciformes. São Paulo: Sarvier; 2004. p. 214-5.
9. Dauer E. Diagnóstico neonatal das hemoglobinopatias do desempenho e da concordância entre diferentes métodos. [Dissertação]. São Paulo: Faculdade de Medicina da Universidade de São Paulo; 2002.
10. Comissão Nacional de Incorporação de Tecnologias no SUS (CONITEC) [homepage na internet]. Triagem neonatal para deficiência de G6PD. 2018. Disponível em: http://conitec.gov.br.
11. Kaplan M, Hammerman C. Glucose-6-phosphate dehydrogenase deficiency and severe neonatal hyperbilirubinemia: a complexity of interactions between genes and environment. Seminars in Fetal & Neonatal Medicine. 2010;15(3):148-56.
12. Kaplan M, Hammerman C. Glucose-6-phosphate dehydrogenase deficiency and severe neonatal hyperbilirubinemia: a complexity of interactions between genes and environment. Seminars in Fetal & Neonatal Medicine. 2010;15(3):148-56.

Seção 3

Principais doenças onco-hematológicas

Capítulo 9

Hemoglobinopatias

Parte 1. Orientações gerais para a família do paciente com doença falciforme

Nayara Dorta de Souza Avelino

A doença falciforme (DF) é uma anemia hemolítica, de evolução crônica, caracterizada geneticamente pela produção de uma hemoglobina anormal denominada "hemoglobina S" (HbS).[1] A manifestação clínica é variável de acordo com a idade e há alto índice de morbidade e de mortalidade decorrentes de inúmeras complicações agudas e crônicas.[2]

No entanto, essas complicações se estendem além das intercorrências clínicas e interferem na vida diária da criança e da família que, muitas vezes, não estão preparadas para enfrentar as condições impostas pela doença crônica. Cuidadores de crianças pequenas com doenças crônicas correm alto risco de níveis elevados de estresse e de interferência na própria saúde mental.[3] Dessa forma, é imprescindível compreender as demandas e anseios da família, identificar circunstâncias que interferem no cuidado diário e realizar orientações direcionadas e individualizadas aos cuidadores.[4]

A família de crianças com DF sem orientações devidas não identifica as situações de risco e isso pode contribuir para o óbito infantil, algumas vezes antes mesmo da chegada ao hospital. É fundamental direcionar esforços educativos para os profissionais de saúde e familiares, com o objetivo de reduzir a morbimortalidade desta doença.[5]

Nesse contexto, o presente capítulo tem o objetivo de esclarecer aos profissionais de saúde sobre a importância da informação à família e quais os pontos principais a serem abordados quando há o diagnóstico de doença falciforme.

Tópicos para orientação:

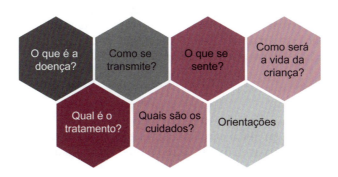

Educação em saúde e autocuidado

A educação em saúde é um instrumento de transformação social, de reformulação de hábitos e aceitação de novos valores, em que a linguagem utilizada deve levar em consideração fatores sociais, econômicos, religiosos e comportamentais, a fim de desenvolver o autocuidado em todas as idades.[6]

O desenvolvimento do autocuidado pode mudar hábitos e o indivíduo, além de se informar, pode se interessar, se envolver e se tornar atuante no processo de transformação e aceitação, e, por fim, mudar a história da doença no decorrer dos anos, com maior regularidade e adesão ao tratamento.[6]

Além disso, o aprimoramento das habilidades dos pais para lidar com a doença crônica pode estar relacionado à melhoria da qualidade de vida das crianças com complicações da doença.[7] Há evidências da eficácia da inclusão dos pais em terapias psicológicas em auxiliar na redução da dor em crianças com crises álgicas.[8] Dessa forma, promover a eficácia familiar e reduzir o estresse dos pais podem ser alvos de intervenção significativos para melhorar o autogerenciamento da DF e a qualidade de vida entre as crianças.[9]

Impacto do teste do pezinho na família

A forma como o profissional de saúde transmite à família o diagnóstico de DF é um detalhe extremamente importante. O despreparo do profissional para explicar sobre a doença e realizar as orientações quanto à evolução, ao acompanhamento e ao prognóstico pode deixar as famílias extremamente inseguras e amedrontadas. O impacto do diagnóstico e os sentimentos envolvidos podem influenciar negativamente no cuidado da criança.[10]

O diagnóstico de uma doença crônica em uma criança, sobretudo recém-nascida, desencadeia sentimentos como negação, revolta, tristeza, ansiedade e angústia em virtude do medo da morte, da incapacidade e das dificuldades a serem enfrentadas, além da frustração decorrente da expectativa dos pais e familiares quanto à chegada da criança.[10]

O sentimento de culpa é muito frequente e portanto, é fundamental dar aos pais o apoio necessário e fornecer-lhes as informações de forma eficiente, clara e objetiva, pois o excesso de informação em momento de negação ou luto pode trazer consequências negativas para o vínculo familiar.[11]

Primeira consulta

É extremamente necessário que o médico entenda e interprete a triagem neonatal, que não se equivoque para explicar aos pais a diferença entre traço falciforme e doença falciforme, além de ter sensibilidade em acolher a família e saber o momento exato de encaminhar o paciente ao especialista em Hematologia Pediátrica. Muitos familiares relatam que só entenderam as perspectivas de saúde da criança quando se consultaram com o especialista.[4]

A pessoa com DF deverá ser inscrita em programa de atenção integral, que deverá incluir assistência regular com hematologista. No caso de orientação de traço falciforme, deve-se informar ao paciente e ou aos responsáveis e reforçar que não se trata de doença, não se transforma em doença e não precisa ser tratado ou acompanhado por especialista.[11]

Aconselhamento genético

A orientação genética é o procedimento pelo qual equipes devidamente capacitadas transmitem à pessoa e/ou à família o entendimento da causa da doença. As informações devem ser fornecidas sempre que possível, de forma individualizada, em local adequado, respeitando a privacidade dos familiares.[11]

Os pais devem ser orientados quanto às características genéticas da doença, probabilidades de terem outro filho com o mesmo quadro e as possibilidades futuras da criança acometida, e o profissional de saúde que está avaliando aquela família deve solicitar a investigação dos familiares sempre que possível. As orientações genéticas devem ser priorizadas também nos casos de traço falciforme, visto a possibilidade de nascer um filho com a doença se ambos os genitores forem traço (Figura 9.1).

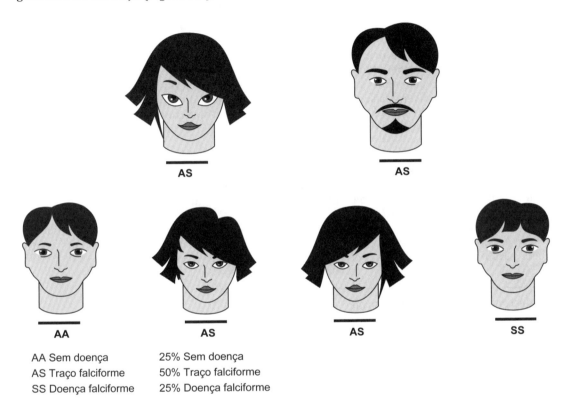

Figura 9.1 – Herança genética – pai e mãe com traço falciforme.
Fonte: Adaptada de Ministério da Saúde. Doença falciforme: o que se deve saber sobre herança genética, 2014.

É importante ressaltar que o profissional de saúde que faz a orientação genética não deve recomendar ou indicar condutas para as pessoas que estão sendo orientadas. As decisões tomadas por quem recebe a orientação devem ser livres e pessoais.[11]

Acompanhamento e orientações quanto às complicações

Os familiares devem estar orientados e atentos às complicações mais comuns a cada faixa etária.

Palpação do baço

O sequestro esplênico ainda é uma causa importante de mortalidade na infância e, portanto, pode ser crucial na redução da mortalidade a educação em saúde dos cuidadores por meio do ensino da palpação do baço desde as primeiras consultas como método de prevenção.[6]

Crises dolorosas

Devemos ensinar ao paciente e ou responsáveis o reconhecimento dos sinais e intensidade de dor, como tumefação de pés e mãos, principalmente nos lactentes. Abranger ensinamentos sobre as razões da dor, formas de prevenção, tratamento e fatores desencadeantes, como, por exemplo, o frio e orientar terapias não farmacológicas, como massagens e compressas quentes, resultando em uma criança provavelmente com menos crises dolorosas.[6]

Intercorrências infecciosas e respiratórias

A infecção é uma das principais causas de mortalidade infantil na DF, portanto é fundamental que as instituições de saúde estabeleçam ações e estratégias para que as famílias possam detectar precocemente sinais de infecção, dor torácica ou desconforto respiratório e, assim, possam procurar assistência médica imediata. Além disso, é necessário atentar-se à caderneta vacinal atualizada e à regularidade do uso da antibioticoprofilaxia, que tem impacto na redução de infecções graves na doença.[6]

Sobre demais complicações

É preciso que os profissionais cuidadores alertem sobre outras intercorrências clínicas, de acordo com cada faixa etária, como priapismo, acidente vascular encefálico, necrose asséptica de cabeça de fêmur, osteomielite.

A falta de orientação familiar diante dos primeiros sinais de complicações e a falta de acesso a medidas preventivas contra infecções são alguns dos fatores que certamente contribuem para o achado de óbito em crianças pequenas com DF.[12]

Adolescente com doença falciforme

A partir do momento em que a criança atinge a adolescência, o maior desafio é manter a regularidade do acompanhamento e as práticas de autocuidado. Nesta fase, a crise de identidade do adolescente assim como a dificuldade de relacionamento com os pais pode dificultar a adesão ao tratamento.[6] Podem ocorrer também sentimentos de baixa autoestima, isolamento social e angústia decorrentes do processo de aceitação da doença crônica, contribuindo para a instalação de quadros depressivos, o que pode aumentar a frequência das crises álgicas, faltas às consultas e falhas no tratamento.[13]

Estudos realizados com adolescentes avaliaram que sintomas como ansiedade e depressão e o estresse parental relacionado ao tratamento da doença crônica foram associados a pior qualidade de vida do paciente.[14] Portanto, nesta fase ter deve haver maior apoio e supervisão aos cuidadores, e o profissional de saúde deve estabelecer relação de confiança e diálogo aberto com eles e com o paciente.

Dúvida frequente sobre as crianças com traço falciforme

1. Crianças com traço falciforme precisam de cuidados específicos?
   Não. O traço falciforme não é uma doença, não constitui uma modalidade subclínica da DF e não pode se transformar em doença em nenhuma circunstância.[11]

   Mais dúvidas sobre o traço falciforme são discutidas na Parte 3 deste capítulo – Traço falciforme e traço de talassemia.

Dúvidas frequentes sobre as crianças com doença falciforme

1. Crianças com DF podem frequentar escola normalmente?
   Sim.[15]

2. Podem fazer educação física/esportes?
   Sim, com liberação médica. Os profissionais de saúde devem orientar os professores quanto ao quadro clínico e às complicações da DF. O paciente deve respeitar seus próprios limites, pois o exercício físico extenuante pode provocar crise dolorosa. Dessa forma, recomendam-se exercício físico moderado e ingestão de líquidos em grande quantidade.[15] Já o portador de traço falciforme pode fazer qualquer modalidade de esporte, pois não há dados epidemiológicos que impeçam a prática de nenhuma atividade física.[16]

3. Há alteração no desenvolvimento?
   Pacientes com DF podem apresentar déficits neurocognitivos sutis nas áreas de atenção e concentração, função executiva e velocidade e coordenação visomotora em virtude de infartos silenciosos que não são necessariamente detectados no exame físico,[17] o que pode acarretar baixo desempenho escolar.[18]

4. Há diferença nas vacinas?
   Além das vacinas de rotina, esses pacientes necessitam de vacinas contra varicela, hepatite A, influenza inativada e germes capsulados: Pneumococo (pneumo 23), Meningococo, Haemophilus influenzae tipo b e covid-19.[19]

5. Há restrições alimentares?
   Não, apenas devem ter uma alimentação equilibrada e saudável.[15]

6. Podem viajar de avião?
   Sim, normalmente.[15]

7. Podem frequentar piscina ou praia?
   Sim. Mas, geralmente, quando o paciente tem contato com águas de baixa temperatura, pode apresentar crise dolorosa, portanto deve ser orientado quanto a isso.[15]

8. Podem ter filhos?
   Sim. Porém a gravidez em mulheres com DF está associada ao aumento da morbidade e mortalidade materna e fetal.[20] Esta decisão deve ser tomada após o conhecimento, por parte da paciente e do cônjuge, tanto dos riscos que envolverão a gestação como da possibilidade do diagnóstico da doença também no filho.[15]

9. Orientações para os profissionais de saúde sobre a comunicação com pessoas com DF:
   - *Apresente-se às pessoas e chame-as pelo nome. Assim, elas já se sentem acolhidas e confortadas.*
   - *Levar em consideração alguns aspectos como receptividade dos familiares, tanto emocional como intelectual, respeitando os sentimentos envolvidos em cada momento.*
   - *Inicialmente, perguntar à família o que ela já sabe sobre a doença ou traço e complementar com explicação e elucidando dúvidas.*
   - *Explicar que doença genética significa ser constituída por características do pai somadas às da mãe, como cor dos olhos e tipo de pele. Exemplifique e simplifique dessa forma sempre que possível.*
   - *Evitar falar dos pais como os "transmissores" da doença – fazê-lo poderia dar o entendimento de algo infeccioso ou agravar o sentimento de culpa dos pais.*
   - *A transmissão de informações deve ser gradual e conforme as necessidades de cada família. Não sobrecarregar as pessoas com excesso de informações em primeira consulta.*
   - *Ouvir atentamente os questionamentos e dar respostas objetivas com linguagem clara sempre que possível. Evitar termos técnicos.*
   - *O uso da palavra "normal" deve ser evitado quando se referir a indivíduos ou às hemoglobinas.*
   - *Reforçar que traço não é doença. Não deixar dúvidas para que esse diagnóstico não gere uma ansiedade desnecessária.[11]*

Parte 2. Complicações agudas da doença falciforme – abordagem na emergência

A. Crise vaso-oclusiva, síndrome torácica aguda, priapismo e crise aplástica
Monica Pinheiro de Almeida Veríssimo

Crise vaso-oclusiva

A doença falciforme (DF), clinicamente, promove anemia hemolítica, lesão progressiva de órgãos, vaso-oclusão e mortalidade prematura, mas a característica clínica mais predominante da doença é a dor. A dor da DF é responsável pela maioria dos custos de cuidados de saúde relacionados à patologia e também é a principal causa de visitas ao departamento de emergência e de admissões hospitalares.[21]

A dactilite é a crise vaso-oclusiva (CVO) inicial em bebês que envolve os ossículos das mãos e dos pés (síndrome mão-pé). O dorso das mãos e/ou dos pés fica edemaciado e muito doloroso. Febre e leucocitose são comuns. As alterações radiográficas são limitadas inicialmente ao edema dos tecidos moles, então, evoluem para necrose de metacarpos, metatarsos e falanges ao redor de 2 a 3 semanas após o início dos sintomas. Pode haver recorrência até os 3 anos de idade, sendo que 60% dos pacientes serão acometidos entre 6 meses e 2 anos de idade. Sua manifestação correlaciona-se com maior gravidade da doença.[22]

Nas crianças mais velhas, a CVO afeta os ossos longos das extremidades, bem como o tórax e as costas. Hipóxia, desidratação, infecção e exposição ao frio são gatilhos comuns. Pode haver leucocitose e febre.[23]

Caso clínico

Paciente portador de DF (SS) que chega ao nosso serviço trazido pela mãe, chorando e com dor em braço esquerdo que começará há 2 horas, sem melhora depois do uso de paracetamol em casa. Em uso irregular de hidroxiureia. Atendido pelo residente de plantão que perguntou sobre presença de febre ou outro tipo de sinal de infecção. Negava náuseas ou vômitos.

Avaliado pela escala da dor (faces), estava choroso e, assim, classificado como dor 10. Iniciada a morfina na dose de 0,1 mg/kg endovenosa (EV). Cerca de 30 a 60 minutos depois, foi reavaliado e apresentara melhora da dor, sonolento com novo escore de 6. Orientada a mãe para continuar com analgesia em casa usando dipirona e paracetamol nas doses habituais por pelo menos de 3 a 5 dias. Reforçada a importância de administrar hidroxiureia, que é terapia modificadora da doença.

Quanto à condução do caso, importante ressaltar alguns pontos para prática em pronto-socorro:
1. Prontamente atender o paciente que chega com dor, em menos de 30 minutos, pode mudar a evolução da CVO, com menor liberação de substâncias inflamatórias e menor grau de injúria tecidual.
2. O uso de escalas de dor pode guiar o tratamento, monitorar a resposta e predizer a hospitalização.
3. O uso adequado de analgésicos é importante e a prescrição adequada à intensidade da dor, com dose fixa em intervalos específicos.
4. Nas crianças, devem-se usar anti-inflamatórios não esteroidais como ibuprofeno, paracetamol ou dipirona se dor leve a moderada. Se dor grave, morfina EV. Lembrar que acesso venoso, muitas vezes, é difícil e pode-se usar medicação oral ou subcutânea.[23,24]

Síndrome torácica aguda

Outra complicação frequente vista em unidade de emergência é a síndrome torácica aguda (STA), a segunda complicação mais comum e a principal causa de morte em pacientes com DF. Caracterizada por febre e/ou sintomas respiratórios, além de novos infiltrados pulmonares na radiografia de tórax. Importante realizar a internação para monitoramento rigoroso. O reconhecimento precoce da STA está diretamente relacionado ao bom prognóstico. Em geral, é uma complicação desencadeada por CVO não controlada ou por asma brônquica, que é muito frequente na DF. Pode ser acompanhada por uma redução acentuada nos níveis de hemoglobina.[25]

Caso clínico

Uma menina de 6 anos portadora de DF (Sβ-talassemia) chega ao nosso hospital com falta de ar aguda. Ela tem histórico de asma tratada com inaladores. No exame físico, apresenta aumento da frequência respiratória e queixa-se de dor no peito, apesar da analgesia oral. Tem tosse e febre e é isolada para covid-19 e colhido *swab* (RT-PCR). A radiografia de tórax demonstra alterações peri-hilares e gasometria arterial com satO$_2$ 92%. O hemograma mostra leucocitose e hemoglobina de 8,5 g/dL. A paciente é internada com ceftriaxona EV e azitromicina. Em virtude de hipoxemia, realizara transfusão de concentrado de hemácias desleucocitado e fenotipado -10 mL/kg. Na evolução RT-PCR negativo, colocado cateter de O$_2$ e iniciada espirometria de forma a ajudar na expansão pulmonar. Fez uso de antibiótico por 10 dias e broncodilatador por 5 dias, em decorrência de evolução com broncoespasmo, e 7 dias de oxigenoterapia.

A STA pode ser desencadeada por embolia gordurosa, infecção (vírus, bactéria ou bactéria atípica) ou pode ter causas desconhecidas. O tratamento deve consistir em cefalosporina EV, macrolídeo oral (isto é, ceftriaxona e azitromicina), oxigênio suplementar e cuidados de suporte conforme indicado. A utilidade da transfusão simples ou de troca deve ser discutida com um hematologista, mas as evidências apoiam transfusão para aumentar a capacidade de transporte de oxigênio. Em pacientes cuja condição clínica está piorando, discutir início precoce do CPAP para evitar a necessidade de ventilação mecânica.[26]

Na pandemia de covid-19, as evidências mais recentes indicam que o risco potencial de doenças graves para crianças é baixo, incluindo aquelas com DF, mesmo que um pouco maior do que na população pediátrica. As manifestações clínicas em crianças são CVO e STA.[27] Surge a dificuldade no manejo de crianças com DF com diagnóstico potencial de síndrome multissistêmica inflamatória pediátrica (SIM-P). O regime de esteroides em altas doses, atualmente usado para tratar crianças com SIM-P, pode ser prejudicial para aquelas com DF. Desta forma, o diagnóstico diferencial deve ser esclarecido para garantir que o diagnóstico e o tratamento corretos sejam alcançados.[28]

Priapismo

Priapismo é a ereção dolorosa do pênis que pode acontecer na forma de episódios breves e/ou recorrentes ou de episódios longos, com risco de impotência sexual (mais de 6 horas). Quando breve e recorrente, pode ser denominado gaguejante (*sttutering*). Decorre possivelmente de níveis relativamente baixos da fosfodiasterase-5 (PDE-5) provocados por uma menor atividade do óxido nítrico endotelial (NO).[26]

Caso clínico

Paciente masculino, portador de DF(SS), com 10 anos de idade, chega com sua mãe ao nosso serviço com dor em região abdominal e em pênis. Referia que não conseguia urinar há mais de 2 horas. Estava com náuseas e já tinha vomitado quatro vezes. Iniciados hidratação endovenosa, antiemético e analgesia com morfina EV na dose de 0,1 mg/kg. Cerca de 1 hora depois da analgesia, a criança já estava mais calma e conseguira ter diurese. A mãe referia que fazia mais de 2 meses que estava sem dar hidroxiureia para a criança em virtude de dificuldades para conseguir a medicação.

No priapismo, deve-se, no domicílio, aumentar a ingesta hídrica e esvaziar a bexiga, realizar exercícios leves, usar bolsa de água quente e proceder à analgesia. Quando a duração do episódio for maior do que 4 horas, o paciente deve procurar atendimento hospitalar para hidratação e analgesia endovenosa. Necessária a avaliação do urologista.

Intervenções como aspiração e irrigação peniana com α-adrenérgicos (pseudoepinefrina, etilefrina etc.) podem ser medidas iniciais (> taxa de sucesso se menos de 6 horas de duração) e, se não houver melhora, medidas cirúrgicas como *shunt* podem ser tentadas, mas com resultados nem sempre consistentes. Revisão recente da literatura mostra abordagens terapêuticas heterogêneas.[29]

Crise aplástica

É uma aplasia transitória dos glóbulos vermelhos. Pode ser causada por infecção viral, sendo o parvovírus B19 o mais comum. Infecta os precursores dos glóbulos vermelhos na medula óssea. A hemólise crônica inicial e o aumento da renovação dos glóbulos vermelhos na anemia falciforme promovem uma constante necessidade de produção de glóbulos vermelhos na medula. Quando ocorre a produção diminuída de glóbulos vermelhos pela infecção, há anemia aguda. A criança pode apresentar fadiga, palidez, letargia ou falta de ar.[26]

Caso clínico

Paciente feminino, com 8 anos de idade, começou com febre de 38 °C e evoluiu com palidez e artralgia e procurou nosso serviço. Não tinha alteração no exame físico além da palidez. Colhido hemograma que mostrou queda importante da hemoglobina (4,2 g/dL) e reticulocitopenia (0,2%). Mantinha leucócitos normais (7.600 mm^3). Feita hipótese de crise aplástica secundária à infecção por parvovírus B19 e colhida sorologia IgM. Realizada transfusão de concentrado de hemácias fenotipado e com filtro deleucocitário. Ficou em observação 1 dia no hospital e recebeu antitérmico. Colhido novo hemograma 24 horas após, apresentou Hb 7,1 g/dL, tendo alta da internação.

Cerca de 2 dias depois, a mãe retorna com a paciente, pois notara eritema facial importante e já não tinha picos febris. Dez dias depois, veio resultado de sorologia positiva para parvovírus B19.

Interessante mencionar que casos graves podem apresentar sinais de choque hipovolêmico. Os pacientes apresentam queda significativa na hemoglobina basal e reticulocitopenia acentuada. A recuperação espontânea pode ocorrer, mas os casos graves requerem uma transfusão simples de concentrado de hemácias.[26,30]

B. Acidente vascular cerebral, infecção e sequestro esplênico
Acidente vascular cerebral

Andrea Angel

O infarto cerebral é uma complicação comum da doença falciforme (DF) e pode se manifestar como acidente vascular cerebral (AVC), que inclui o ataque isquêmico transitório (sinais neurológicos com resolução em 24 horas), o AVC isquêmico completo (com sinais neurológicos persistentes por mais de 24 horas), o AVC isquêmico silencioso (alteração no desenvolvimento cognitivo associado ao infarto cerebral silencioso, que pode ser observado na ressonância magnética) e o AVC hemorrágico (mais prevalente em adultos). A hemólise intravascular resulta em uma vasculopatia cerebral, com estenose intracraniana, sobretudo em grandes artérias do círculo de Willis, particularmente na artéria carótida interna distal, artéria cerebral média proximal e artéria cerebral anterior. A lesão crônica do endotélio dos vasos resulta em lesões na camada íntima e obliteração no lúmen, com desenvolvimento de vasos sanguíneos colaterais friáveis conhecidos como *Moyamoya*.

A presença de qualquer sintoma neurológico no paciente com DF requer diagnóstico e tratamento imediato. O quadro clínico do AVC pode se manifestar com déficits motores focais (alteração na marcha, hemiparesia), disfunção na fala, confusão mental e dor de cabeça. Na suspeita clínica de AVC, a terapêutica deve ser instituída rapidamente e não há necessidade de confirmação radiológica neste primeiro momento. A ressonância magnética nem sempre está disponível, e a tomografia computadorizada pode ser normal nas primeiras 6 horas de um AVC isquêmico.[31]

Tratamento do AVC na emergência

O objetivo do tratamento na fase aguda consiste em exsanguinotransfusão manual ou automatizada, com intuito de reduzir a hemoglobina S para menos que 30% o mais rapidamente possível. Na impossibilidade da realização de exsanguinotransfusão, a transfusão simples pode ser indicada para evitar atrasos no tratamento, enquanto uma exsanguinotransfusão manual ou aférese automatizada é planejada, com o cuidado de não se elevar o nível de hemoglobina para mais que 10 g/dL em virtude do risco de hiperviscosidade. A terapia de suporte consiste em manter uma boa oxigenação, hidratação para evitar a hipotensão e controle da temperatura. Para os pacientes com sintomas neurológicos nas últimas 72 horas, o ideal é iniciar o tratamento transfusional nas primeiras 2 horas do atendimento médico. Nos pacientes com sintomas há mais de 72 horas e sem piora recente, sugere-se a avaliação da anemia e considerar a transfusão caso a caso (Figura 9.2).[32]

Prevenção

A transfusão sanguínea regular reduz o risco de um AVC nos pacientes com hemoglobina SS (SS) e Sβ⁰ talassemia (Sβ⁰)[33] O doppler transcraniano (DTC) mede a velocidade de fluxo sanguíneo nas artérias cerebrais e é uma ferramenta importante para detectar o risco de um AVC em crianças com DF. Nas últimas décadas, com a triagem dos pacientes de risco para AVC por meio do DTC e o tratamento com transfusão sanguínea regular para aqueles com velocidades anormais de DTC (> 200 cm/s), houve diminuição na prevalência de AVC isquêmico nos pacientes SS e Sβ⁰. Antes da triagem com o DTC e transfusões para as crianças de alto risco, a prevalência de AVC nos pacientes com DF e genótipo SS foi estimada em 11%, com incidência mais alta na primeira década de vida.[34] Desta forma, é recomendada a realização do DTC anual para todas as crianças com diagnóstico de DF SS e Sβ⁰ entre 2 e 16 anos de idade, com o intuito de reduzir o risco de AVC e, assim, diminuir a morbimortalidade e melhorar a qualidade de vida dos pacientes com DF.[32,35]

Atualmente, a única ferramenta clínica prognóstica validada disponível para avaliar o risco de AVC é o DTC, porém alguns dados clínicos podem indicar piores fatores de risco para o AVC: história anterior de AVC isquêmico transitório; irmão com DF e genótipo SS com história de AVC prévio; antecedente de meningite bacteriana; STA de repetição ou STA recente (nas últimas 2 semanas); hipertensão arterial sistêmica e hipoxemia noturna. Os fatores de risco laboratoriais e radiológicos incluem média de hemoglobina baixa, contagem de reticulócitos alta, ausência de deleção de gene alfaglobina, DTC anormal já mencionado e presença de infarto cerebral silencioso.[34,36]

A prevenção do AVC recorrente consiste no programa de transfusão crônica, com o objetivo de manter o nível de hemoglobina S pré-transfusional em torno de 30%. As transfusões devem ser mantidas indefinidamente pelo risco de recorrência do AVC após a descontinuação da terapia, sendo que a avaliação e o tratamento adequado da sobrecarga de ferro são primordiais no prognóstico a longo prazo. O desenvolvimento cognitivo desses pacientes deve ser avaliado com equipe especializada, visando a intervenção preventiva e a terapêutica.[32]

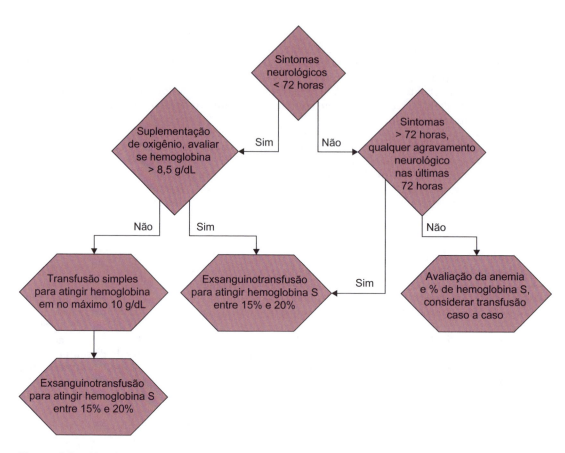

Figura 9.2 – Algoritmo para a conduta do tratamento do acidente vascular cerebral na emergência do paciente com doença falciforme e idade inferior a 18 anos.
Fonte: Adaptada de DeBaun MR et al., 2020.

Infecções

Miriam Verônica Flor Park

As infecções são complicações agudas frequentes na DF e, entre elas, as bacterianas se destacam porque podem precipitar CVO, ocasionam hospitalização e das são algumas das principais causas de óbito na DF.

Os pacientes com DF têm maior susceptibilidade a infecções, principalmente por bactérias encapsuladas como *S. pneumoniae*, *H. influenzae* e *N. meningitidis*, e maior risco de desenvolver sepse, pneumonia e meningite. Infecções oportunistas são infrequentes.[37,38]

O maior fator associado a essa vulnerabilidade é a disfunção esplênica, que se inicia nos primeiros meses de vida e progride até a chamada "asplenia funcional", que se desenvolve dos 6 meses aos 3 anos de idade no indivíduo SS, segundo estudos recentes, ou mais tardiamente nos indivíduos SC e Sβ⁺. Outros fatores de risco para infecções são: ativação aumentada da via alternativa do complemento; capacidade diminuída da resposta oxidativa dos neutrófilos; resposta inadequada das imunoglobulinas IgG e IgM e opsonização ineficaz das bactérias.[38,39]

Prevenção das infecções

Promoção de saúde

Todos os cuidados para promoção de saúde preconizados para uma criança normal também se aplicam, e devem ser reforçados pelo pediatra, aos pacientes com DF: cuidados de higiene; segurança alimentar e nutrição adequada; hidratação; sono; atividade física moderada; desenvolvimento de habilidades socioemocionais; ambiente seguro e sem violência; acesso à educação e atenção à saúde. Todas essas medidas favorecem um ambiente mais saudável e seguro, em que as morbidades podem ser minimizadas.

Especificamente na DF, são essenciais a educação do paciente para o autocuidado e a educação da família para reconhecer emergências e situações críticas, para o atendimento precoce dos quadros febris – especialmente em pacientes esplenectomizados – e das outras complicações agudas.

Profilaxia com penicilina

O uso profilático da penicilina na DF já é amplamente conhecido como uma medida necessária para as crianças menores de 5 anos porque previne complicações infecciosas graves, como sepse, meningite, pneumonia, causadas principalmente pelo pneumococo.[40] A profilaxia mostrou também que a triagem neonatal para hemoglobinopatias era necessária para a redução da morbimortalidade na DF, e assim muitos países com alta prevalência da doença implantaram o teste do pezinho para identificação precoce das crianças acometidas pela doença.[41]

Como a triagem neonatal para hemoglobinopatias é universal no Brasil, o resultado do teste do pezinho deve ser verificado pelo pediatra para que seja feito o diagnóstico precoce da DF e a profilaxia antimicrobiana seja iniciada aos 2 a 3 meses de idade, com penicilina (ou outras alternativas) e administrada continuamente até os 5 anos de idade, conforme a Quadro 9.1.[42]

Quadro 9.1 – Profilaxia antimicrobiana para os pacientes com doença falciforme.	
Penicilina V oral (Pen-Ve-oral® 400.000UI/5 mL) via oral, diário	
Até 3 anos	125 mg = 2,5 mL de 12 em 12 horas
3 a 5 anos	250 mg = 5 mL de 12 em 12 horas
Penicilina Benzatina [Benzetacyl®] IM, 1 vez a cada 21 dias	
< 1 ano	25.000 a 50.000 UI/kg/dose
Até 25 kg	600.000 UI
> 25 kg	1.200.000 UI
Eritromicina (comprimido 500 mg ou suspensão 250 mg/5 mL) via oral, diário	
Até 5 anos	10 mg/kg/dose, 2 vezes ao dia

Fonte: Adaptado de Ministério da Saúde. Portaria conjunta n. 5, de 19 de fevereiro de 2018. Anexo: Protocolo Clínico e Diretrizes Terapêuticas da Doença Falciforme, 2018.

Vacinação

A vacinação completa conforme o calendário da Sociedade Brasileira de Pediatria[43] e o Ministério da Saúde contempla as vacinas recomendadas para os pacientes com DF.[44] Porém, ressaltamos:

- Recomendamos adicionalmente a vacina antipneumocócica polissacarídica não conjugada 23 valente (Pneumo 23/*Pneumovax*®) após os 2 anos de idade, com reforço após 3 a 5 anos. Esta vacina está disponível nos centros de referência de imunobiológicos especiais (CRIE) (ver Capítulo 27 – *Websites* e referências de consulta para o pediatra).
- Recomendamos a vacina contra Influenza anualmente para todas as idades em pacientes com DF.
- Não há contraindicação para a vacinação contra a febre amarela em pacientes que estão ou não em uso de hidroxiureia (HU), exceto se o paciente apresentar neutropenia.
- A vacina de covid-19 para as crianças com DF está indicada sem restrições, e deve ser administrada nas faixas etárias já liberadas até o presente momento.
- Não há outras contraindicações com relação às vacinas.

Abordagem do episódio febril

A vacinação completa e a profilaxia com penicilina são ações importantes que reduzem a mortalidade da DF, porém alguns pneumococos podem não estar contemplados por essas medidas, e podem ocorrer infecções graves causadas por outros agentes, como pneumococos resistentes à penicilina, micoplasma, clamídia, patógenos entéricos, salmonela, estafilococos, vírus e parasitas. Por isso, o reconhecimento precoce e assertivo da febre e dos processos infecciosos é primordial tanto na criança como no adulto com DF.[39]

Na avaliação do episódio infeccioso, o pediatra deve perguntar sobre internações prévias ou recentes, histórico prévio de STA ou sepse, medicações utilizadas, *status* vacinal e de profilaxia com penicilina, cirurgias prévias (principalmente esplenectomia), contatos com doentes e viagens recentes.

A febre pode acompanhar a CVO, mas só deve ser considerada parte da crise quando o processo infeccioso for realmente descartado.[37]

A Figura 9.3 mostra uma sugestão de fluxograma de atendimento para os pacientes com DF que se apresentam com febre na emergência.[37,39,45]

A antibioticoterapia empírica inicial deve ser redirecionada após o resultado das culturas ou detecção do foco infeccioso. Estudos em países de baixa renda sugerem o envolvimento de um espectro peculiar de agentes etiológicos, em que as experiências clínicas, com os consensos e diretrizes, propiciam um tratamento adaptado às diferentes realidades. Desta forma, a penicilina, além do seu papel na profilaxia, também pode ser uma opção no tratamento dos episódios febris.[46]

A duração da terapia antimicrobiana dependerá do sítio de infecção. Se STA, considerar a associação de macrolídeo (claritromicina ou azitromicina). Se meningite, a dose de ceftriaxona (CTX) deve ser de 100 mg/kg/dia.

São considerados sintomas moderados de covid-19: tosse; dificuldade respiratória com taquipneia, mas SEM sinais de gravidade clínica ou pneumonia grave; saturação de O_2 em ar ambiente maior que 92% ou 93%. Taquipneia é definida como frequência respiratória (FR) para crianças menores de 2 meses > 60 rpm; FR para 2 a 11 meses, ≥ 50 rpm; FR para 1 a 5 anos, ≥ 40 rpm; FR para adolescentes e adultos > 30 rpm.[47] Após a alta, ou mesmo para o tratamento ambulatorial do paciente com febre, devemos considerar a estabilidade do paciente, os fatores de risco já citados, a capacidade de compreensão e as condições da família para reconhecer sinais de piora e o paciente retornar ao hospital se necessário, a disponibilidade de receber o antibiótico em casa se for prescrito (farmácia ou Unidade Básica de Saúde – UBS – aberta, se a família pode comprar as medicações), retorno ambulatorial com a equipe cuidadora já agendado, possibilidade de reavaliação por telefone ou telemedicina.

Se houver avaliação precoce do episódio febril, coleta de exames e antibiótico precoce, mesmo que o paciente tenha alta para tratamento domiciliar e reavaliação, as complicações são reduzidas. Sirigadi et al. (2018) avaliaram 653 episódios de pacientes com DF com febre atendidos na emergência e mostraram que os fatores de risco mais importantes para bacteremia foram contagem anormal de leucócitos (> 30.000 mm^3 ou < 5.000 mm^3), "aparência de não estar bem" e hipotensão. Os autores concluíram que se o paciente persiste com febre, mas tem a "aparência de estar bem", pode ter alta após 48 horas de tratamento hospitalar, com risco mínimo de complicações.[48]

Capítulo 9 – Hemoglobinopatias

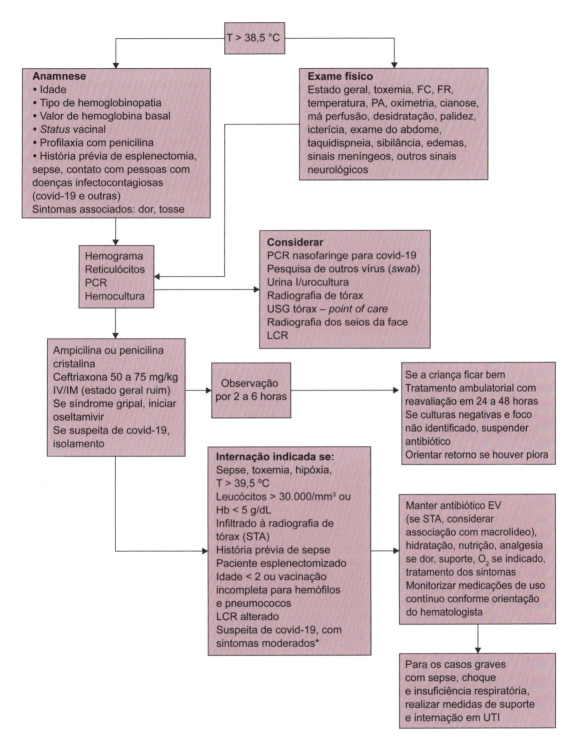

Figura 9.3 – Algoritmo para a abordagem da febre no paciente com doença falciforme.

FC: frequência cardíaca; FR: frequência respiratória; PA: pressão arterial; PCR: proteína C-reativa; USG: ultrassonografia; LCR: líquido cefalorraquidiano; T: temperatura; Hb: hemoglobina; STA: síndrome torácica aguda; EV: (via) endovenosa; UTI: unidade de terapia intensiva. * Os sintomas moderados de covid-19 estão descritos no texto, a seguir.

Fonte: Adaptada de Yawn BP et al., 2014; Heeney MM et al., 2015; Ministério da Saúde, 2009.

Sepse e meningite

Sepse por bactérias encapsuladas, como já citado, é um evento que pode culminar rapidamente em óbito nos pacientes com DF. Sempre que houver suspeita de sepse (febre, taquicardia, taquipneia, leucocitose ou leucopenia), o paciente deve ser prontamente avaliado e as medidas para sepse prontamente instituídas. O fluxo do raciocínio e atendimento nesse caso segue o da Figura 9.3.

Na suspeita de meningite, deve ser colhido o líquido cefalorraquidiano (LCR) e o antibiótico administrado deve ter penetração em sistema nervoso central (SNC). Tanto na sepse como na meningite, a antibioticoterapia a ser instituída deve ser direcionada pelo resultado de culturas e dos desfechos clínicos.[39]

Para tratamento de meningite, recomenda-se a dose de CTX de 100 mg/kg/dia, e no mínimo 10 dias de tratamento intravenoso (IV), ou pelo menos até 7 dias após cultura de LCR negativa. Para tratamento da sepse, recomendam-se no mínimo 7 dias de antibiótico intravenoso (IV).

Covid-19

Dados preliminares sugerem que a infecção pelo Sars-Cov-2 possa ensejar maior mortalidade entre os pacientes com DF em virtude do estado de hipercoagulabilidade da doença, da asplenia funcional que pode favorecer complicações bacterianas associadas ou de comorbidades ou complicações crônicas do paciente, como doença cardíaca, hipertensão pulmonar, asma, doença renal, doença cerebrovascular.[49,50]

Há grupos de pesquisadores nacionais e internacionais coletando dados da covid-19 em pessoas com DF em registros colaborativos para entender o impacto dos fatores de risco (fenótipo, comorbidades, medicações, entre outros) na evolução da infecção pelo vírus nesses doentes.[51,52]

Esses registros colaborativos ainda estão sendo construídos, mas dados atuais revelam que a maioria dos casos de covid-19 na DF é assintomática ou leve e que os sintomas das crises agudas da DF estão presentes na covid-19, como: 69% tinham dor associada ou não a algum outro sintoma; e 31% dos casos tinham apenas dor à apresentação inicial, sugerindo que a CVO possa ser a apresentação inicial da covid-19. No registro internacional consultado, com dados de 16 países, haviam sido registrados, até outubro de 2021, 917 casos de DF e covid-19 e 19 óbitos, sendo que 48% foram hospitalizados, 7% necessitaram de unidade de terapia intensiva (UTI) e 23% receberam transfusão.[51]

É recomendado um rigoroso acompanhamento do paciente, pois mesmo pacientes com sintomas leves podem evoluir com doença grave e devem ser internados ao menor sinal de complicação.[49]

Os sintomas de covid-19 podem ser comuns às outras complicações da DF, como febre, CVO, STA, e o fluxograma do episódio febril não é diferente no caso de suspeita de covid-19. A antibioticoterapia pode ser reavaliada se o teste de PCR for positivo para Sars-Cov-2 e as culturas forem negativas. E está indicado uso de oseltamivir se síndrome respiratória aguda grave (SRAG) até resultado negativo de PCR.[47]

Consideramos como SRAG a presença dos seguintes sinais e sintomas:[47]
- Desconforto respiratório (tiragem intercostal, batimento de aleta nasal, desidratação, inapetência e cianose).
- Saturação de O_2 < que 95%.
- Piora nas condições clínicas de doença preexistente.
- Palidez cutânea.

No caso de SRAG, é necessária a internação do paciente para tratamento hospitalar segundo protocolo da instituição. Se houver sinais de choque, disfunção de órgãos vitais, insuficiência respiratória ou instabilidade hemodinâmica, há indicação de UTI, com suporte de O_2, monitorização e outras medidas de terapia intensiva.[47,49]

Recomenda-se a profilaxia antitrombótica nas crianças menores de 18 anos com DF que forem admitidas as em UTI ou que apresentarem a síndrome inflamatória multissistêmica pediátrica (SIM-P), de acordo com Carneiro et al. (2020).[53] Se o paciente tem condições de alta para tratamento em casa, deve-se indicar isolamento domiciliar conforme protocolos da Atenção Primária à Saúde e contatar o posto de saúde para monitoramento.[47]

Recomendam-se as mesmas medidas de higiene, isolamento social e cuidados indicadas para a população geral.

As medicações de uso crônico e o programa de transfusão crônica não devem ser interrompidos nos casos suspeitos ou confirmados de covid-19 para as pessoas com DF, exceto em casos avaliados pelo hematologista responsável.[50]

Síndrome torácica aguda

A STA é uma causa importante de morbimortalidade na DF e seu diagnóstico deve ser prontamente estabelecido. Se for confirmado, o paciente deve ser internado e a alta somente ocorrerá após controle da infecção e da possibilidade de suspensão do tratamento ou da sua continuidade no domicílio do paciente. A Figura 9.3 descreve uma sugestão de atendimento também para STA e, em alguns casos, recomenda-se a associação de um macrolídeo. A abordagem mais detalhada da STA já foi discutida anteriormente neste capítulo.

Crise aplástica pelo parvovírus B19

A crise aplástica é a interrupção abrupta da hematopoese, que resulta em aplasia transitória da série vermelha e anemia aguda. Na DF, a crise aplástica é causada majoritariamente pelo parvovírus B19. O paciente pode apresentar febre, palidez, fadiga e anorexia, com ou sem *rash* cutâneo. Pode haver queda significativa da hemoglobina, sem elevação compensatória dos reticulócitos, o que mostra a insuficiência da medula óssea que pode causar anemia sintomática. O diagnóstico é feito com a determinação da presença de IgM específica ou então do exame de PCR para o parvovírus B19.

O tratamento é de suporte, e a necessidade de transfusão de concentrado de hemácias deve ser avaliada com base em critérios clínicos, sendo necessária na maioria dos casos. Neutropenia e plaquetopenia estão associadas à anemia em 18% e 26,5% dos casos, respectivamente. A crise aplástica pode vir associada a sequestro esplênico ou hepático, STA, glomerulonefrite, miocardite e AVC. A resolução, em muitos casos, é espontânea em cerca de 7 a 10 dias, e a positividade da IgG para parvovírus pode ser observada por até 5 anos após o episódio. A recorrência de crise aplástica no mesmo paciente é incomum; no entanto, infecção do irmão do paciente pelo parvovírus ocorre em 50% a 60% dos casos.[39,54,55]

Osteomielite

- **Conceito:** a osteomielite (OM) é a inflamação da medula óssea secundária à infecção, que pode progredir para osteonecrose, destruição do osso e artrite séptica.[56] Ela é uma causa importante de incapacidade e mortalidade na população geral e, na DF, tem um papel importante, visto que é uma causa infecciosa, mas os seus sintomas podem se confundir com a CVO.
- **Quadro clínico:** a OM pode se apresentar como dor óssea, edema e eritema no local, febre, prostração. Inicialmente a OM pode ser indistinguível da CVO, porém esta última é 50 vezes mais frequente do que a primeira.[39,57]
- **Diagnóstico:** é eminentemente clínico, sobretudo nos casos em que as culturas são negativas. Mesmo assim, alguns exames complementares são usados para auxiliar na diferenciação das OM e CVO, ainda que muitas vezes eles revelem alterações inespecíficas. A conclusão final sobre o diagnóstico é produto de uma série de critérios clínicos, laboratoriais, e de imagem, e a evolução deve confirmar a suspeita de OM.[39,57]
- **Agentes causadores:** a frequência de OM por diferentes agentes varia conforme a região estudada, mas ressaltamos a importância do *S. aureus* e da *Salmonella sp*, e também de *S. epidermidis*, *Enterobacter sp*, entre outros.[57] Em geral, a localização da lesão na metáfise dos ossos longos sugere OM de origem hematogênica, que é a mais comum em crianças.[56]
- **Exames complementares:**
    - *Laboratório:* o hemograma mostra leucocitose acentuada, os resultados de velocidade de hemossedimentação (VHS) e de PCR estão elevados; hemocultura é positiva em 5% a 35% dos casos.[58,59]

- *Radiografia*: as alterações radiográficas só aparecem após 14 dias do início do comprometimento ósseo e, por isso, outros testes podem ser mais úteis. Uma radiografia no início do quadro pode evidenciar edema de partes moles, periostite e osteopenia.[57] Mas também pode afastar fratura, o que teria sido útil no caso de dois pacientes que eu acompanhei com DF, que chegaram ao serviço com o braço engessado pelo ortopedista por suspeita de fratura, e tratava-se tipicamente de CVO, com ausência de fratura à radiografia.
- *Ultrassonografia*: exame rápido e não invasivo, tem a habilidade de mostrar os achados agudos de doença extraóssea e/ou elevação periosteal na OM, sendo útil para avaliar tecidos moles e coleções. A ultrassonografia tem alta sensibilidade na OM, nos casos da coleção fluida periosteal > 4 mm, principalmente se realizada à admissão e repetida após 4 a 7 dias e se associada aos achados de leucocitose e PCR elevados.[58,60] O US é custo-efetivo e pode ser importante também para guiar a punção diagnóstica e para o acompanhamento da resolução da lesão.[56,58]
- *Cintilografia:* os exames de cintilografia com Tecnécio-99m (^{99m}Tc) ou com Gálio-67 (^{67}Ga) na OM mostram o aumento da captação do radioisótopo, o que pode ser útil para diferenciar OM de CVO, pois nessa última – ao contrário – a captação do isótopo está reduzida. No entanto, alguns fatores dificultam a sua aplicação: não há ampla disponibilidade do exame nos serviços, a rapidez com que se consegue solicitar e realizar os exames não auxilia na decisão de tratamento, e o exame com Gálio necessita de 48 a 72 horas para ser concluído, o que impede a sua pronta aplicabilidade.[57,61]
- *Ressonância nuclear magnética (RNM):* exame de escolha para o diagnóstico de OM em geral e é realizado se não houver contraindicações, mas não consegue diferenciar a OM da CVO nos pacientes com DF.[39,58,61] A alteração óssea da OM aparece precocemente na RNM, e se há possibilidade de realizar exames seriados, ela é útil, pois confirma a melhora do processo inflamatório. Seu risco de radiação é menor, porém tem alto custo e não está disponível em todos os serviços.[56,57] O Quadro 9.2 mostra algumas características que podem ajudar a distinguir entre OM e CVO.

Quadro 9.2 – Diferenças entre crise vasoclusiva (CVO) e osteomielite (OM).

	CVO	OM
Frequência	50 vezes mais frequente	Menos frequente
Febre	Baixa	Alta, persistente
Dor	Presente	Presente
Edema	Presente	Presente
Cultura da lesão, líquido sinovial, hemocultura	Negativa	Positiva em 5% a 35% dos casos
Leucocitose	Menor	Maior
Velocidade de hemossedimentação, (VHS), proteína C-reativa (PCR)	Elevado	Muito elevado
Ultrassonografia	Se coleção < 4 mm, indiferente	Se coleção > 4 mm, sugestivo de OM
Ressonância nuclear magnética (RNM)	Não é específica	Não é específica, mas pode mostrar coleção, abscesso
Radiografia	Normal no início	Normal no início
Cintilografia com ^{99m}Tc ou ^{67}Ga	Captação reduzida	Captação aumentada

Fonte: Adaptado de Braga JAP et al., 2016; Al Farii H et al., 2020; Heeney MM et al., 2015.

- **Tratamento:** suporte, hidratação, analgesia adequada à intensidade da dor, antibioticoterapia. O tempo de tratamento da OM é de 4 a 6 semanas de antibiótico EV. A cobertura deve contemplar *S. aureus* e *Salmonella sp*. O tratamento cirúrgico pode ser necessário e está reservado para desbridamento, reconstrução da lesão e enxerto ósseo cujos detalhes adicionais são relatados por Farii et al. (2020).[57]
- **Conclusão:** frente à suspeita de OM, na presença de quadro clínico e de exames complementares sugestivos, realizar USG precocemente e, se possível, obter o material da lesão óssea, do líquido sinovial (se comprometimento articular) e também sangue para culturas. Ponderar RNM ou cintilografia da região a depender do caso. Iniciar antibiótico IV, monitorização clínica e acompanhamento da equipe de ortopedia.

Malária

O indivíduo com traço falciforme é protegido da forma grave da malária pelo *Plasmodium falciparum*, porém o paciente com DF tem alto risco de apresentar doença fatal pela infecção em si, ou porque o parasita pode desencadear acentuação da anemia, CVO ou sequestro esplênico. Esta susceptibilidade é maior nas crianças pequenas e nas mulheres grávidas e contribui em muito para a mortalidade da DF na África subsaariana. Em áreas endêmicas ou de alta prevalência, a quimioprofilaxia contra malária e os mosquiteiros tratados com inseticidas são utilizados para evitar a infecção pela malária com resultados satisfatórios. Na suspeita de malária em um paciente com DF, o diagnóstico e o tratamento devem ser prontamente instituídos para evitar as formas graves e óbito pela doença.[62-64]

Infecções transmitidas por transfusão

Os pacientes com DF que estão inseridos em um programa de transfusões crônicas ou aqueles que receberam transfusões esporádicas ao longo da sua vida podem eventualmente adquirir infecções por meio dos doadores de sangue ou pela contaminação bacteriana do hemocomponente.

Infecções virais como as hepatites B, C e HIV e potencialmente também doença de Chagas, sífilis, infecção pelo HTLV, zikavírus, dengue e chikungunya, entre infecções por outros patógenos, podem ser adquiridas por transfusão de hemocomponentes.[65] Isso deve ser levado em consideração se houver sinais e sintomas relacionados a essas condições. Até o momento não há evidências de transmissão do Sars-Cov-2 por meio de transfusão.

Durante o seguimento de rotina dos pacientes com DF, é feita uma avaliação periódica do estado sorológico do paciente com respeito a alguns agentes, principalmente naqueles que recebem grande carga transfusional e que estão sob maior risco para as doenças transmitidas por transfusão.

A reação transfusional do tipo contaminação bacteriana (do hemocomponente), em geral, cursa com febre, cianose, tremores, além de hipotensão e até choque. Ela deve ser prontamente reconhecida, e a transfusão deve ser interrompida de imediato pelo risco de bacteremia, sepse e óbito. Os detalhes de como proceder nesse caso estão discutidos na Seção 4 – Terapia transfusional em pediatria.

Considerações finais

Com respeito às infecções no paciente com DF, não esquecer:
- O pediatra é o responsável por checar o resultado do teste do pezinho.
- Profilaxia com penicilina até os 5 anos.
- Checar vacinação (incluindo Pneumo 23, Influenza anual e vacina contra covid).
- Orientação à família para procurar atendimento precoce no episódio febril, especialmente em esplenectomizados.
- Se o paciente tiver febre, seguir o Fluxograma da Figura 9.3.

- Dirigir o tratamento quando for detectada a causa ou com o resultado de culturas.
- Internar o paciente nas seguintes condições: STA, sepse, meningite, instabilidade cardiocirculatória, associação com CVO intensa, AVC ou crise aplástica, leucocitose/leucopenia/plaquetopenia/anemia acentuada, covid-19 moderada ou SRAG, esplenectomizado, menor de 2 anos de idade, dispneia, necessidade de O_2.

Sequestro esplênico

Miriam Verônica Flor Park

O sequestro esplênico é o aprisionamento das células sanguíneas no interior do baço, com aumento súbito das suas dimensões, e queda significativa da hemoglobina (Hb).[37]

É um evento que pode ocorrer no primeiro ano de vida, a partir dos 6 meses, mas tipicamente acontece de entre 1 e 4 anos de idade, ainda que haja relatos de casos bem precoces (até 8 semanas). O sequestro ocorre nos pacientes com anemia falciforme antes que se complete a asplenia funcional, ou seja, até que o baço tenha sofrido fibrose e involução, o que acontece ao redor dos 5 anos de idade. Nos pacientes com Sβ^+ talassemia e hemoglobinopatia SC, o sequestro esplênico pode acontecer mais tardiamente, inclusive na vida adulta, pois o baço ainda se mantém presente.[37]

Não se sabe ao certo qual é o mecanismo que resulta no sequestro, mas pode ser acompanhado de processos infecciosos, virais, bacterianos e STA. A esplenomegalia ocorre por acúmulo de sangue no baço.

A mortalidade varia nos diferentes estudos, com 33% em pacientes de Minas Gerais[66] e 14% na Jamaica, e a recorrência é de aproximadamente 50%.[67]

Um programa de educação das famílias para aprender a palpar o baço e com orientação de reconhecer os sinais de sequestro e levar o paciente à emergência aumentou o número de diagnósticos e reduziu a mortalidade por sequestro na Jamaica. Por isso, é de extrema importância a orientação da família para a palpação do baço e para reconhecer a manifestação do sequestro.

- **Quadro clínico:** palidez, adinamia, sonolência, dor abdominal, aumento do volume abdominal, vômitos. Tem intensidade variável, desde um quadro mais leve até choque hipovolêmico ou óbito antes mesmo de o paciente chegar ao atendimento médico. Os quadros mais agudos e graves tendem a ocorrer nas idades mais precoces.[37]
- **Exame físico:** palidez, sonolência, diminuição do nível de consciência, taquicardia, pulsos finos, hipotensão, aumento das dimensões do baço, com dor à palpação.

A seguir, mostramos uma técnica simples para medir o tamanho do baço com uma espátula.

Método simples de medida do baço (Figuras 9.4 e 9.5)

Posicione a espátula (abaixador de língua) ao longo na linha hemiclavicular, e a ponta da espátula coincidindo com a extremidade inferior do baço (na Figura 9.4, foi desenhado com uma caneta o contorno costal inferior e do baço na pele do paciente, mas não é preciso fazer esse desenho). Então, marque (risque) a porção da espátula que fica abaixo da borda costal inferior até a ponta do baço. Escreva a data na outra parte (não riscada), e peça para a mãe guardar a espátula na pasta do paciente, junto com os documentos de saúde da criança. Quando ela precisar vir à emergência, ela deve trazer a pasta (com a espátula), e será possível comparar o tamanho do baço do dia da consulta de rotina com o tamanho do dia da emergência.

- **Exames de laboratório:** o hemograma mostra queda de pelo menos 2 g/dL da Hb em relação ao valor basal do paciente, e ocorre um aumento rápido da contagem de reticulócitos. Pode haver presença de eritroblastos e plaquetopenia leve a moderada.
- **Tratamento:** no episódio de sequestro esplênico agudo, o tratamento é a imediata recuperação do volume intravascular e da capacidade de transporte de O_2 com a transfusão de concentrado de hemácias, que deve ser instalada o mais precocemente possível.[39] A transfusão sanguínea deve ser cautelosa, em alíquotas menores do que as habituais, com

o controle do nível de hemoglobina e do tamanho do baço, pois a transfusão resulta em diminuição do baço e liberação para a periferia dos eritrócitos previamente represados, com risco de hiperviscosidade. Em casos de extrema urgência, considerar a transfusão imediata sem a realização de prova cruzada, com a assinatura de um termo, em virtude do risco iminente de óbito.

Deve-se atender o paciente na emergência, com monitorização, suporte cardiocirculatório, acesso venoso, expansão de cristaloides, suporte respiratório (permeabilidade das vias respiratórias, O_2 e intubação se necessário) e suporte de UTI se indicado.

A esplenectomia eletiva está indicada após um ou dois episódios de sequestro esplênico em razão do risco de recorrência. Alguns autores discutem um programa de transfusões crônicas para evitar um novo episódio, mas o seu benefício não está comprovado.[37]

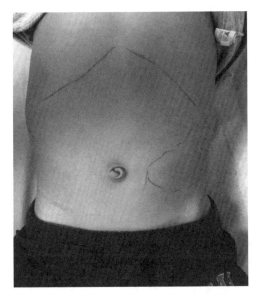

Figura 9.4 – Desenho da borda costal inferior e do baço.
Fonte: Acervo da autoria do capítulo. Imagem autorizada pelo responsável.

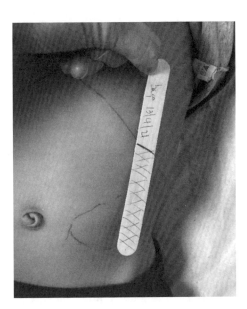

Figura 9.5 – Marcação do tamanho do baço e da data da medida na espátula.
Fonte: Acervo da autoria do capítulo. Imagem autorizada pelo responsável.

Parte 3. Traço falciforme – traço de talassemia

Katharina Nelly Tobos Melnikoff

As hemoglobinopatias afetam cerca de 5% a 7% da população mundial e constituem um sério problema de saúde pública. São distúrbios hereditários da hemoglobina (Hb) que originalmente surgiram nas regiões subtropicais e tropicais do planeta, onde a malária era endêmica, e persistiram porque os portadores dos "traços" conferiam uma vantagem seletiva contra essa doença.[68] Nas regiões do Brasil, a proporção das Hb alteradas varia de acordo com os movimentos migratórios. O gene falciforme "S" é oriundo da África, decorrente do período da escravidão, enquanto as talassemias decorrem da imigração dos povos do Mediterrâneo e povos do Oriente.

As hemoglobinopatias podem ser divididas em dois grupos:
1. **Variantes estruturais ou qualitativas:** decorrentes de mutações pontuais. A mais frequente é a Hb S – falciforme – que ocorre com a substituição do ácido glutâmico por valina na posição 6 da cadeia beta globina. Há outras variantes menos expressivas como a Hb C, Hb D, Hb E, entre muitas outras.
2. **Variantes quantitativas ou talassemias:** decorrentes da deficiência de síntese de alfa ou beta globinas em que ocorre o desequilíbrio das quantidades das globinas alfa e beta.

O exame padrão para o diagnóstico de hemoglobinopatia é a eletroforese de Hb normal.
- Hb A1 com estrutura molecular alfa2beta2 ($\alpha 2\beta 2$) (igual ou superior a 95%)
- Hb A2 com estrutura molecular alfa2delta2 ($\alpha 2\delta 2$) (1,5% a 3,5%)
- Hb F (fetal) com estrutura molecular alfa2gama2 ($\alpha 2\gamma 2$) (0 a 2%)

Triagem neonatal

A inclusão da triagem neonatal (TNN) para hemoglobinopatias no Programa Nacional de Triagem Neonatal (PNTN), pela Portaria nº 822/01 do MS (Ministério da Saúde), reconheceu a importância da anemia/doença falciforme no Brasil, tendo sido implantada em São Paulo a partir de 2001. É o chamado "teste do pezinho", que revelou grande número de "traços" de outras hemoglobinopatias.

Os heterozigotos AS, AC, AD, A-β tal, A-α tal entre outros, são portadores de genes alterados ("traços"), mas, como a herança é autossômica recessiva, geralmente não apresentam manifestações clínicas e são portadores assintomáticos.

A doença falciforme é uma anemia hemolítica que tem herança autossômica recessiva O gene que codifica a hemoglobina A, é dominante, forte, e o gene que codifica a hemoglobina S é recessivo, fraco, o que explica que ter traço falciforme (TF), ou seja, Hb AS, não implica em ter a doença.

Nos casos de TF, a Hb S é menor que 50% na eletroforese de Hb e o portador não tem anemia, nunca se transformará em DF e geralmente é assintomático.[69] No entanto, na ocasião da consulta médica, os pais e os adolescentes devem sempre receber a informação sobre a condição de ser portador do TF, pois isso pode implicar em situações de maior cuidado. Hipóxia severa em grandes altitudes ou em anestesias prolongadas, desidratação decorrente de falta de ingestão de água, nos esportes competitivos, inclusive morte súbita em atletas, hipotermia, hipertermia, acidose. Atualmente, examinando-se com mais detalhes, verificou-se que em determinadas circunstâncias pode haver isquemia e microinfartos nos túbulos renais e a liberação de elementos vasoativos que contribuem para hiperfiltração e proteinúria, hematúria decorrente de necrose papilar, aumento de infecções urinárias nas gestantes e abortamentos mais frequentes.[70]

Dados do MS de 2014 revelam que, somente no Estado de São Paulo, a frequência do "traço" falciforme é de 1:40 nascimentos, ou seja, existem mais de 1.100.000 heterozigotos na população paulista (Figura 9.6).[71]

As talassemias constituem um grupo de doenças hereditárias que resultam da diminuição parcial ou da ausência da síntese das cadeias alfa ou beta da Hb.

As síndromes alfatalassêmicas são reguladas por quatro genes da alfa globina. Quando há perda de um gene, chamamos de portador silencioso. Se há perda de dois genes ("traço talassêmico"), o indivíduo apresenta leve anemia, contagens de eritrócitos acima de $5,5 \times 10^{12}$ mm³, volume corpuscular médio (VCM) diminuído (microcitose), hemoglobina corpuscular média (HCM) diminuída (hipocromia), reticulocitose, quadro clínico este frequentemente confundido com anemia ferropriva. A eletroforese de hemoglobina é normal e o diagnóstico é confirmado ou pela TNN ou por técnicas de biologia molecular pela análise do DNA.

Três deleções de genes alfa cursam com anemia microcítica e hipocrômica, que pode ser acompanhada de esplenomegalia e é denominada "doença da Hb H" (tetrâmero de globina beta). Na vida fetal, está presente a Hb Bart's (tetrâmero de globinas gama) que é instável, e aparece exclusivamente no teste do pezinho.

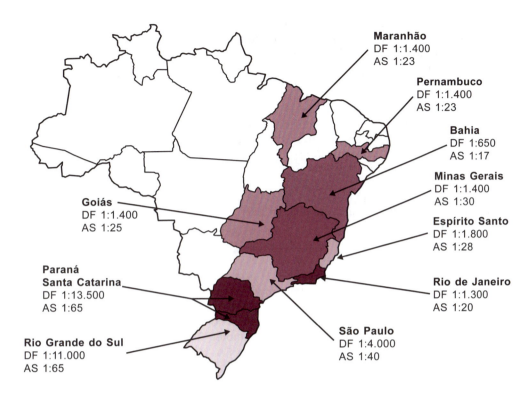

Figura 9.6 – Incidência de nascidos vivos com DF e traço falciforme em alguns estados do Brasil.
Fonte: Adaptada de Ministério da Saúde, 2014.

A perda de todos os quatro genes alfa suprime a produção da cadeia alfa que é essencial, o que torna esta situação incompatível com a vida, o feto é abortado e o quadro é denominado "hidropsia fetal".

As síndromes betatalassêmicas, ao contrário da alfa talassemia, mostram que a maioria das lesões genéticas é constituída de mutações pontuais, em vez de delações de genes, e apresentam três principais subtipos:

- **"Traço" talassêmico ou talassemia *minor***: uma característica genética, comum, geralmente assintomática caracterizada por quadro hematológico com anemia leve (hemoglobina de 10 a 12 g/dL), com hipocromia e microcitose (VCM e HCM baixos), mas com contagem eritrocitária alta (maior que $5,5 \times 10^{12}$ mm^3), reticulocitose e aumento de Hb A2 (maior que 3,5%).
- **Talassemia intermédia:** tem gravidade moderada (hemoglobina de 7 a 10 g/dL). As transfusões de sangue podem ser usadas nos casos de maior intensidade das manifestações clínicas.
- **Talassemia *major***: doença grave, com ausência funcional de ambos os genes da beta globina, que cursa com uma anemia severa que, por sua vez, necessita de transfusões regulares e tem como consequência a sobrecarga de ferro, tratada com quelantes de ferro.

Recomendações - atenção!

1. A primeira consulta da criança no serviço de saúde se dá com o pediatra geral, este precisa estar ciente das informações corretas do teste do pezinho, cujo resultado deve ser solicitado aos familiares ou por intermédio da APAE na primeira consulta, lido com atenção e anotado na Carteira de Saúde da Criança e no seu prontuário.[72] O motivo relevante para anotar estes dados de diagnóstico em todos os casos é a necessidade de

informação acessível e precisa sobre os "traços" que, posteriormente, servirão de base para a orientação no pré-natal a pacientes cujo parceiro também possa ser portador de distúrbio genético de hemoglobinopatia, pois poderá ter filhos com doenças em homozigose ou dupla heterozigose e precisará, portanto, de aconselhamento genético.
2. Ao atender crianças com anemias, o pediatra não deve esquecer da possibilidade de "traço" de alfa talassemia, "traço" de betatalassemia e talassemia intermediária quando o uso de suplementos de ferro não é recomendável, pois há risco de sobrecarga. Nestes casos, o hemograma com reticulócitos que podem estar aumentados, ferro sérico normal ou elevado, eletroforese de Hb alterada e o resultado do "teste do pezinho" serão de auxílio no diagnóstico diferencial.
3. A informação sobre o TF é importante na contratação de convênios, para as seguradoras, no serviço militar, na matrícula da escola, na escolha de atividade esportiva, na gestação.
4. É preciso informar aos pais e, principalmente, aos adolescentes acometidos sobre a condição do TF e é necessário também garantir que, de fato, eles compreendam as suas implicações.

Referências bibliográficas

1. Cançado RD, Jesus JA. A doença falciforme no Brasil. Rev Bras Hematol Hemoter. 2007;29(3):203-6.
2. Zago MA, Pinto ACS. The pathophysiology of sickle cell disease: from the genetic mutation to multiorgan disfunction. Rev Bras Hematol Hemoter. 2007;29(3):207-14.
3. Varughese TE, Hoyt CR, L'Hotta AJ, Ikemenogo PA, Howdeshell SG, Housten AJ et al. Stress and the home environment in caregivers of children with sickle cell. J Pediatr Psychol. 2020 Jun 1;45(5):521-9.
4. Pacheco DPP, Costa BC, Laignier MR et al. O familiar da criança com doença falciforme: saberes e práticas. Rev Fund Care Online. 2019;11(5):1213-8.
5. Fernandes AP, Januário JN, Cangussu CB, Macedo DL, Viana MB. Mortality of children with sickle cell disease: a population study. J Pediatr (Rio de Janeiro). 2010;86(4):279-84.
6. Araújo PIC. Sickle cell disease and the self care. Rev Bras Hematol Hemoter. 2007; 29(3):239-46.
7. Barakat LP, Daniel LC, Smith K, Robinson MR, Patterson CA. Parental problem-solving abilities and the association of sickle cell disease complications with health-related quality of life for school-age children. J Clin Psychol Med Settings. 2014 Mar;21(1):56-65.
8. Eccleston C, Palermo TM, Fisher E, Law E. Psychological interventions for parents of children and adolescents with chronic illness. Cochrane Database Syst Rev. 2012 Aug 15;8(8).
9. Psihogios AM, Daniel LC, Tarazi R, Smith-Whitley K, Patterson CA, Barakat LP. Family functioning, medical self-management and health outcomes among school-aged children with sickle cell disease: a mediation model. Pediatr Psychol. 2018 May 1;43(4):423-33.
10. Ataide CA, Ricas J. O diagnóstico das crianças com doença falciforme: desafios e perspectivas de enfrentamento. Interfaces Científicas – Saúde e Ambiente (Aracaju). 2016;4(2):19-28.
11. Brasil. Ministério da Saúde, Secretaria de Atenção à Saúde, Departamento de Atenção Hospitalar e de Urgência. Doença falciforme: o que se deve saber sobre herança genética. Brasília; 2014.
12. Loureiro MM, Rozenfeld S. Epidemiology of sickle cell disease hospital admissions in Brazil. Rev Saúde Pública. 2005;39(6):943-9.
13. Barreto FJN, Cipolotti R. Depressive symptoms in children and adolescents with sickle cell anemia. J Bras Psiquiatr. 2011;60(4):277-83.
14. Barakat LP, Patterson CA, Daniel LC, Dampier C. Quality of life among adolescents with sickle cell disease: mediation of pain by internalizing symptoms and parenting stress. Health Qual Life Outcome. 2008 Aug 9;6:60.
15. Brasil. Ministério da Saúde, Agência Nacional de Vigilância Sanitária. Guia sobre doença falciforme: manual do paciente. Agência Nacional de Vigilância Sanitária; 2006.

16. Lobo C, Marra V, Rugani MA. Consenso brasileiro sobre atividades esportivas e militares e herança falciforme no Brasil. Rev Bras Hematol Hemoter. 2008;30(6):488-95.
17. Kral MC, Brown RT, Hynd G W. Neuropsychological aspects of pediatric sickle cell disease. J Pediatr Psychol. 2018 May 1;43(4):423-33.
18. Schatz J, Brown RT, Pascual JM, Hsu L, De Baun MR. Poor school and cognitive functioning with silent cerebral infarcts and sickle cell disease. Neurology. 2001 Apr 24;56(8):1109-11.
19. Brasil. Ministério da Saúde, Secretaria de Vigilância em Saúde, Departamento de Imunização e Doenças Transmissíveis. Manual dos centros de referência para imunobiológicos. 5. ed. Brasília: Ministério da Saúde, 2019.
20. Smith-Whitley K. Complications in pregnant women with sickle cell disease. Hematology Am Soc Hematol Educ Program. 2019 Dec 6;2019(1):359-66.
21. Glassberg JA. Improving emergency department-based care of sickle cell pain. Hematology Am Soc Hematol Educ Program. 2017 Dec 8;2017(1):412-7.
22. Quinn CT, Rogers ZR, McCavit TL, Buchanan GR. Improved survival of children and adolescents with sickle cell disease. Blood. 2010;115(17):3447-52.
23. Puri L, Nottage KA, Hankins JS, Anghelescu DL. State of the art management of acute vaso-occlusive pain in sickle cell disease. Paediatr Drugs. 2018 Feb;20(1):29-42.
24. Braga JA, Verissimo MP, Saad ST et al; Associação Brasileira de Hematologia, Hemoterapia e Terapia Celular. Guidelines on neonatal screening and painful vaso-occlusive crisis in sickle cell disease. Rev Bras Hematol Hemoter. 2016;38:147-57.
25. Howard J, Hart N, Roberts-Harewood M et al. Guideline on the management of acute chest syndrome in sickle cell disease. Br J Haematol. 2015;169:492-505.
26. Yawn BP, Buchanan GR, Afenyi-Annan AN, Ballas SK, Hassell KL, James AH et al. Management of sickle cell disease: summary of the 2014 evidence-based report by expert panel members. JAMA. 2014 Sep 10;312(10):1033-48.
27. Vilela TS, Braga JAP, Loggetto SR. Hemoglobinopathy and pediatrics in the time of covid-19. Hematol Transfus Cell Ther. 2021 Jan-Mar;43(1):87-100.
28. Patel S, Dadnam C, Hewitson R et al. Arch Dis Child Educ Pract Ed. 2021;0:1-6.
29. Chinegwundoh FI, Smith S, Anie KA. Treatments for priapism in boys and men with sickle cell disease. Cochrane Database Syst Rev. 2017:9CD004198.
30. Hankins JS, Penkert RR, Lavoie P et al. Original research: parvovirus B19 infection in children with sickle cell disease in the hydroxyurea era. Exp Biol Med (Maywood). 2016;241:749-54.
31. Lanzkowsky P, Lipton JM, Fish JD. Lanzkowsky's manual of pediatric hematology and oncology. 6th ed. London: Elsevier; 2016.
32. De Baun MR, Jordan LC, King AA, Schatz J, Vichinsky E, Fox CK et al. American Society of Hematology 2020 guidelines for sickle cell disease: prevention, diagnosis and treatment of cerebrovascular disease in children and adults. Blood Adv. 2020;4(8):1554-88.
33. Adams RJ, McKie VC, Hsu L, Files B, Vichinsky E, Pegelow C et al. Prevention of a first stroke by transfusions in children with sickle cell anemia and abnormal results on transcranial doppler ultrasonography. N Engl J Med. 1998;339(1):5-11.
34. Kwiatkowski JL, Voeks JH, Kunter J, Fullerton HJ, Debenham E, Brown L et al. Ischemic stroke in children and young adults with sickle cell disease in the post-STOP era. Am J Hematol. 2019;94(12):1335-43.
35. Lobo CL, Cançado RD, Leite AC, Anjos AC, Pinto AC, Matta AP et al. Brazilian guidelines for transcranial doppler in children and adolescents with sickle cell disease. Rev Bras Hematol Hemoter. 2011;33(1):43-8.
36. Belisário AR, Silva CM, Velloso-Rodrigues C, Viana MB. Genetic, laboratory and clinical risk factors in the development of overt ischemic stroke in children with sickle cell disease. Hematol Transfus Cell Ther. 2017;40(2):166-81.
37. Yawn BP, Buchanan GR; National Institutes of Health, U.S., National Heart, Lung and Blood Institute, Department of Health and Human Services. Evidence-based management of sickle cell disease: expert panel report. 2014 [citado em 12 abr. 2021]. Disponível em: https://www.nhlbi.nih.gov/health-topics/evidence-based-management-sickle-cell-disease.

38. Booth C, Inusa B, Obaro SK. Infection in sickle cell disease: a review. Int J Infect Dis. 2010;14:e2-12.
39. Heeney MM, Ware RE. Sickle cell disease. In: Orkin SH, Nathan DG, Ginsburg D, Look AT, Fisher DE, Lux S (ed.). Nathan and Oski's hematology and oncology of infancy and childhood. 8th ed. Philadelphia (PA): Saunders; 2015. p. 675-714.
40. Gaston MH et al. Prophylaxis with oral penicillin in children with sickle cell anemia: a randomized trial. N Engl J Med. 1986;314:1593-9.
41. Vichinsky E, Hurst D, Earles A, Kleman K, Lubin B. Newborn screening for sickle cell disease: effect on mortality. Pediatrics. 1988;81:749-55.
42. Brasil. Ministério da Saúde. Portaria conjunta n. 05 de 19 de fevereiro de 2018 – Anexo: protocolo clínico e diretrizes terapêuticas da doença falciforme. Brasília; 2018.
43. Calendário vacinação SBP – 2019-2021 [citado 12 abr. 2021]. Disponível em: https://www.sbp.com.br/fileadmin/user_upload/22268g-DocCient-Calendario_Vacinacao_2020.pdf.
44. Brasil. Ministério da Saúde. Calendário de vacinação da criança – 2020 [citado 12 abr. 2021]. Disponível em: https://antigo.saude.gov.br/images/pdf/2020/marco/04/Calendario-Vacinao-2020-Crian--a.pdf.
45. Brasil. Ministério da Saúde, Secretaria de Atenção à Saúde, Departamento de Atenção Especializada. Série A: normas e manuais técnicos – Manual de eventos agudos em doença falciforme. Brasília: Ministério da Saúde; 2009. 50 p.
46. Fonseca PBB, Braga JAP, Machado AMO, Brandileone MCC, Farhat CK. Colonização nasofaríngea pelo Streptococcus pneumoniae em crianças com doença falciforme usando penicilina profilática. J Pediatr. 2005;81(2):149-54.
47. Brasil. Ministério da Saúde. Fluxo de manejo clínico pediátrico na atenção especializada [citado 12 abr. 2021]. Disponível em: https://portalarquivos.saude.gov.br/images/pdf/2020/marco/25/Fluxo-de-manejo-cli--nico-pedia--trico.pdf.
48. Sirigaddi K, Aban I, Jantz A, Pernell BM, Hilliard LM, Bhatia S et al. Outcomes of febrile events in pediatric patients with sickle cell anemia. Pediatr Blood Cancer. 2018;65(11):e27379.
49. Freiermuth C, Glassberg J, Kavanagh P, Lang E, De Baun M, Desai P et al. Sickle cell disease patients presenting to the emergency department during the covid-19 pandemic: considerations and a checklist [citado 12 abr. 2021]. Disponível em: https://www.hematology.org/covid-19/sickle-cell-disease-er-checklist.
50. Associação Brasileira de Hematologia, Hemoterapia e Terapia Celular. Recomendações do Comitê de Hematologia e Hemoterapia Pediátrica da ABHH – Doenças hematológicas benignas e covid-19 [citado 12 abr. 2021]. Disponível em: https://abhh.org.br/wp-content/uploads/2020/03/Hemato-benigna.-pediatria.atualizacao01.pdf.
51. Surveillance Epidemiology of Coronavirus (covid-19) Under Research Exclusion (SECURE-SCD) Registry [homepage na internet]. [citado 12 abr. 2021]. Disponível em: https://covidsicklecell.org/updates-data.
52. Universidade Federal do Rio Grande do Sul, Hospital das Clínicas de Porto Alegre. Convite para participação em registro nacional prospectivo – Avaliação da repercussão da infecção por SARS-CoV-2 em crianças portadoras de hemoglobinopatias no Brasil: estudo nacional, multicêntrico, prospectivo. 2020 [citado 12 abr. 2021]. Disponível em: https://abhh.org.br/wp-content/uploads/2020/05/Convite-Questionario-3.pdf.
53. Carneiro JDA, Ramos GF, Carvalho WB, Johnston C, Delgado AF. Proposed recommendations for antithrombotic prophylaxis for children and adolescents with severe infection and/or multisystem inflammatory syndrome caused by SARS-CoV-2. Clinics. 2020;75:e2252.
54. Serjeant GR, Serjeant BE, Thomas PW et al. Human parvovirus infection in homozygous sickle cell disease. The Lancet. 1993;341:1237.
55. Inusa BPD, Hsu LL, Kohli N, Patel A, Ominu-Evbota K, Anie KA et al. Sickle cell disease-genetics, pathophysiology, clinical presentation and treatment. Int J Neonatal Screen. 2019;5(2):20.
56. Lee YJ, Sadigh S, Mankad K, Kapse N, Rajeswaran G. The imaging of osteomyelitis. Quant Imaging Med Surg. 2016;6(2):184-98.

57. Al-Farii H, Zhou S, Albers A. Management of osteomyelitis in sickle cell disease: review article. J Am Acad Orthop Surg Glob Res Rev. 2020;4(9):e2000002-10.
58. Inusa BPD, Oyewo A, Brokke F, Santhikumaran G, Jogeesvaran KH. Dilemma in differentiating between acute osteomyelitis and bone infarction in children with sickle cell disease: the role of ultrasound. PLoS ONE. 2013;8(6):e65001.
59. Kao CM, Yee ME, Maillis A, Lai K, Bakshi N, Rostad BS et al. Microbiology and radiographic features of osteomyelitis in children and adolescents with sickle cell disease. Pediatr Blood Cancer. 2020;67(10):e28517.
60. William RR, Hussein SS, Jeans WD, Wali YA, Lamki ZA. A prospective study of soft-tissue ultrasonography in sickle cell disease patients with suspected osteomyelitis. Clin Radiol. 2000;55(4):307-10.
61. Braga JAP, Veríssimo MPA, Saad STO, Cançado RD, Loggetto SR; Associação Médica Brasileira. Associação Brasileira de Hematologia, Hemoterapia e Terapia Celular Project guidelines: guidelines on neonatal screening and painful vaso-occlusive crisis in sickle cell disease. Rev Bras Hematol Hemoter. 2016;3/8(2):147-57.
62. Luzzatto L. Sickle cell anaemia and malaria. Mediterr J Hematol Infect Dis. 2012;4(1):e2012065.
63. Makani J, Komba AN, Cox SE et al. Malaria in patients with sickle cell anemia: burden, risk factors and outcome at the outpatient clinic and during hospitalization. Blood. 2010;115:215-20.
64. Fegan GW, Noor AM, Akhwale WS, Cousens S, Snowa RW. Effect of expanded insecticide-treated bednet coverage on child survival in rural Kenya: a longitudinal study. The Lancet. 2007;370(9592):1035-9.
65. Centers for Disease Control and Prevention. Diseases and organisms [citado 12 abr. 2021]. Disponível em: https://www.cdc.gov/bloodsafety/bbp/diseases-organisms.html.
66. Fernandes A, Januário J, Cangussu C, Macedo D, Viana M. Mortality of children with sickle cell disease: a population study. J Pediatria. 2010;86(4):279-94.
67. Emond AM, Collis R, Darvill D, Higgs DR, Maude GH, Serjeant GR. Acute splenic sequestration in homozygous sickle cell disease: natural history and management. J Pediatr. 1985;107(2):201-6.
68. Hoffbrand AV, Moss PAH. Fundamentos em hematologia. 6. ed [Tradução e revisão técnica por Failace R]. Porto Alegre: Artmed; 2013. p. 88-107.
69. Secretaria Municipal de Saúde de São Paulo. Atenção básica: saúde da população negra [folder]. [Internet]. 2012. Disponível em: https://www.prefeitura.sp.gov.br/cidade/secretarias/upload/Folderfalciforme2012.pdf. Acesso em: 8 abr. 2021.
70. Ashorobi D, Ramsey A, Yarrarapu SNS et al. Sickle cell trait [updated 2021 Jan 5]. StatPearls [Internet]. Treasure Island (FL): StatPearls Publishing; 2021 Jan. Disponível em: https://www.ncbi.nlm.nih.gov/books/NBK537130. Acesso em: 8 abr. 2021.
71. Brasil. Ministério da Saúde, Secretaria de Atenção à Saúde, Departamento de Atenção Hospitalar e de Urgência. Doença falciforme: o que se deve saber sobre herança genética. Brasília: Ministério da Saúde; 2014. 48 p.
72. Santos MV. Anemias hemolíticas: diagnóstico diferencial, doença falciforme e talassemias. In: Carneiro, JD (org.). Hematologia pediátrica. Barueri (SP): Manole; 2008. p. 64-79.

Capítulo 10

Anemias carenciais

Parte 1. Anemia por deficiência de ferro

Ana Paula Antunes Pascalicchio Bertozzi
Célia Martins Campanaro

Introdução

A anemia por deficiência de ferro é a anemia carencial mais frequente em nosso meio e um achado comum nas consultas pediátricas de rotina. Ocorre quando o estoque de ferro é insuficiente para a produção adequada de hemoglobina, acarretando a sua redução nos eritrócitos e prejuízo do transporte de oxigênio, fundamental para o metabolismo celular.[1] Devemos lembrar que, anteriormente ao aparecimento da anemia, os estoques de ferro são diminuídos. Esta fase é definida como a deficiência de ferro e já apresenta manifestações clínicas. Recomenda-se tratamento adequado desde esta primeira fase da deficiência nutricional, o qual deverá ser mantido até a normalização dos estoques de ferro e controle da causa base.[1-3]

Segue um caso clínico, ilustrativo, a fim de auxiliar o leitor na condução de um paciente anêmico.

Caso clínico

Paciente escolar, 10 anos de idade, sexo feminino, com quadro de doença de Crohn diagnosticada há 1 ano. Mãe conta que a filha apresentava queixas de dores abdominais frequentes, que a limitavam suas atividades diárias escolares e físicas, desde os 8 anos, com períodos de diarreia, dores ao evacuar e sangramento nas fezes, houve redução do ritmo de crescimento e perda de peso no último ano. Recebeu vários tratamentos para anemia por falta de ferro, sem sucesso. Foi encaminha à hematologia pediátrica em decorrência de anemia ferropriva de difícil controle. Alimenta-se muito mal, sem verduras, sem feijão, pouca quantidade de carne; aceita ovo com regularidade. Iniciou recentemente tratamento imunossupressor, porém ainda persiste com períodos de 3 a 4 dias de fezes mais amolecidas e frequentes laivos de sangue.

Ao exame físico, encontrava-se em bom estado geral, descorada ++/4, anictérica, boa perfusão periférica, queilite angular bilateral, pele xerótica e cabelos e unhas quebradiças. Sem outras alterações.

Exames laboratoriais: HMG
Hemoglobina (Hb): 9,6 g/dL (valor normal/VN > 12 g/dL) Hematócrito (HT): 27% (VN > 36%)
Hipocromia e microcitose +++/4. Poiquilocitose
Ferro sérico 18 mg/dL (VN 75 e 175 µg/dL)
Saturação de transferrina: 4% (VN 16-50%)
Capacidade total de ligação de ferro: 480 mg/dL (VN 250-425 µg/dL)
Ferritina: 48 mg/dL (VN 30-300ng/mL)

Epidemiologia

Dados de 2011 da Organização Mundial da Saúde (OMS) mostram que cerca de 300 milhões de crianças no mundo apresentavam anemia, sendo cerca de 42% destas decorrentes da carência de ferro.[1] Dados da própria OMS, em 2016, mostram prevalência de anemia em crianças menores de 5 anos no Brasil de 25%, com predomínio da deficiência de ferro.[2]

No entanto, vale citar que não dispomos de estudos abrangentes em nosso país. Em uma revisão sistemática entre 1996 e 2007, observou-se prevalência de anemia ferropriva de 53% em crianças menores de 5 anos, principalmente nas regiões Norte e Centro-Oeste do país. É considerada um problema de saúde pública no mundo e no Brasil.[3]

Etiologia

A principal causa de deficiência de ferro na infância são os erros alimentares. No entanto, para a boa resposta terapêutica, é imprescindível a identificação da sua causa base e de seu controle, com necessidade de diferenciar outros diagnósticos diferenciais.

Estas causas variam de acordo com a faixa etária e têm diferentes mecanismos, os quais muitas vezes são multifatoriais.

O Quadro 10.1 apresenta as principais causas de deficiência de ferro, grupos etários mais acometidos e mecanismos fisiológicos envolvidos.[4,5]

Quadro 10.1 – Causas de deficiência de ferro, grupos etários mais acometidos e mecanismos fisiológicos envolvidos.

Causas	Grupos afetados/doenças relacionadas	Mecanismos fisiológicos
Aumento das necessidades	Lactentes, crianças e adolescentes, gestantes	Crescimento rápido, aumento da eritropoiese materna e fetal
Baixa ingesta	Malnutridos: erros alimentares Dietas alternativas não controladas	Aporte nutricional inadequado qualitativo e quantitativo
Redução da absorção	Doenças relacionadas: ressecções cirúrgicas do trato gastrointestinal (TGI), cirurgia bariátrica, enteropatia pelo glúten, gastrite atrófica, *Helicobacter pylori*, medicamentos	pH gástrico alcalinizado, hemorragias, Bloqueio de secreção gástrica, bloqueadores H2 e inibidores de bomba de prótons
Perdas hemorrágicas crônicas	Acometidos por: parasitoses, epistaxes, alergias alimentares, refluxo gastroesofágico, hemorragias menstruais e do TGI (úlceras, lesões de mucosa), hematúria	Perdas hemorrágicas persistentes e crônicas
Genéticas	IRIDA (*iron refractory iron deficiency anemia*)	Hepcidina elevada
Miscelânia/ múltiplos fatores associados	Pacientes com doenças crônicas: insuficiência renal, doenças do colágeno e autoimunes, doenças inflamatórias intestinais	Distúrbios na absorção e no metabolismo do ferro, perdas hemorrágicas, aumento de pró-citocinas inflamatórias

TGI: trato gastrointestinal.
Fonte: Adaptado a partir de Camaschella C, 2019.

- **Discussão 1:** a paciente apresentava uma doença crônica intestinal em que existem déficit de absorção (pela lesão intestinal), perdas hemorrágicas, diminuição da ingesta em quantidade e qualidade, além de um processo inflamatório crônico, com aumento de hepcidina e menor capacidade de absorção do ferro no lúmen intestinal. Entre as fontes de ferro disponíveis, a mais aceita é de baixa biodisponibilidade.

Fisiopatologia

O equilíbrio do metabolismo do ferro é essencial para a vida celular e oxigenação tecidual e é cuidadosamente regulado por meio de mecanismos moleculares, com um balanço rígido entre a sua absorção pelos enterócitos e sua mobilização no parênquima hepático e macrófagos.[4-8]

O maior estoque do ferro permanece nas hemácias sob a forma de hemoglobina, seguindo numa porcentagem menor no músculo, na molécula de mioglobina. O restante do ferro (0,1%) encontra-se no plasma, ligado à transferrina.[5]

A regulação da absorção do ferro é feita por um peptídeo produzido no fígado denominado "hepcidina", a qual atua no enterócito por meio da sua ligação à ferroportina. Quando os níveis de hepcidina se elevam, o ferro permanece no enterócito ou nos macrófagos e não é disponibilizado para a produção de hemácias. Ao passo que, quando o nível de hepcidina diminui, o ferro é disponibilizado pelos macrófagos e absorção pelos enterócitos do duodeno aumenta.[4,8]

A absorção do ferro pelos enterócitos depende da dieta e do tipo da fonte de ferro. O pH baixo do estômago facilita a manutenção do ferro em sua forma solúvel e sua absorção. Existem duas fontes distintas de ferro: o ferro não heme, existente em fontes animais e vegetais (principalmente), cuja biodisponibilidade é menor, e sofre interferência maior do ambiente intestinal; e o ferro heme, encontrado na hemoglobina e na mioglobina de origem animal, o qual fica aprisionado na protoporfirina e, portanto, sofre menor interferência deste ambiente.[4,8]

A presença de citrato e de ácido ascórbico facilita a absorção do ferro não heme, pois ele é mantido na sua forma solúvel, enquanto os fitatos, taninos e polifenóis dificultam sua absorção. Já o ferro heme, por ficar aprisionado na molécula de protoporfirina, sofre menor interferência do meio na sua absorção.[7]

Uma vez absorvido, o ferro é transportado no plasma ligado à transferrina e estocado nos macrófagos, baço, medula óssea e fígado, ligado à ferritina.[3,4]

Quadro clínico

A criança é um ser em crescimento, principalmente nos 2 primeiros anos de vida, e a anemia ferropriva pode ensejar um espectro grande de manifestações.[4-6]

Os sintomas mais comuns são: perversão do apetite e pica; fadiga; irritabilidade; dispneia aos esforços; em casos mais severos, taquicardia, taquipneia, diminuição na capacidade de praticar atividades físicas e de concentração. Ao exame físico, podem ser observadas palidez cutânea e de mucosas, perda de cabelos, alterações dos fâneros, queilite angular e a glossite. Além disso, podemos observar déficit de ganho de peso e do crescimento, além de baixo rendimento escolar nas crianças maiores.[9]

Várias publicações abordam as implicações da carência de ferro no comprometimento do desenvolvimento neuropsicomotor, com possíveis alterações de aprendizagem e cognitivas, déficit de atenção e hiperatividade e, inclusive, transtorno do espectro autista. Estudos experimentais mostram um papel importante do ferro desde a sinaptogênese até mielinização e neurometabolismo. No entanto, estes estudos apresentam resultados conflitantes, uma vez que devemos considerar a possibilidade de vários fatores de viés, tais como influências ambientais, estimulação, entre outros, que podem ser modificadores destes achados.[10-14]

- **Discussão 2:** ao exame físico, apesar da doença inflamatória crônica, a paciente demonstrava sinais clínicos de carência de ferro.

Diagnóstico[15,16]

O diagnóstico da anemia ferropriva é baseado na anamnese e nos achados clínicos associado aos exames laboratoriais.[5,6,12,15,16]

- **Hemograma:** diminuição dos valores de eritrócitos, hemoglobina, hematócrito, volume corpuscular médio (VCM), hemoglobina corpuscular média (HCM), evidenciando microcitose e hipocromia; RDW (*red cell distribution width*) elevado, uma vez que hemácias mais jovens são liberadas na circulação. Os níveis de hemoglobina variam de acordo com a idade da criança. A Tabela 10.1 mostra os valores esperados para cada idade.[11,12]

Tabela 10.1 – Valores de hemoglobina esperados segundo as faixas etárias.

Idade	Hb média (g/dL)	-2 DP
Nascimento (termo)	16,5	13,5
1 mês	13,9	10,7
2 meses	11,2	9,4
3 a 6 meses	11,5	9,5
6 meses a 2 anos	12	10,5
2 a 6 anos	12,5	11,5
6 a 12 anos	13,5	11,5
12 a 18 anos (masculino)	14,5	13
12 a 18 anos (feminino)	14	12

Hb: hemoglobina, DP: desvios padrão.
Fonte: Adaptada de Wang M, 2016.

- **Reticulócitos:** normais ou diminuídos; devem ser corrigidos segundo a fórmula descrita a seguir.

$$\text{Índice reticulocitário} = \text{reticulócitos (\%)} \times \frac{\text{Ht do paciente}}{\text{Ht normal}}$$

- **Metabolismo de ferro:** ferro sérico e saturação de transferrina diminuídos, capacidade total de ligação do ferro elevada.
- **Valores de referência:**
  a. *Ferro sérico:* variam segundo o método, sendo aceitos como normais entre 75 e 175 µg/dL (13 a 31 µmol/L) em homens adultos, e aproximadamente entre 65 e 165 µg/dL (12 a 29 µmol/L) nas mulheres.
  b. *Saturação de transferrina:* 16% a 50%.
  c. *Capacidade total de ligação do ferro:* 250 a 450 µg.
  - *Estoques:* ferritina reduzida. A ferritina é uma proteína de fase aguda e, em situações de processos inflamatórios ou injúria hepatocelular, os níveis podem ser elevados, o que deve ser levado em consideração, a depender da condição clínica. Espera-se ferritina acima de 30 µg/L em crianças menores de 15 anos, valores inferiores a 12 µg/L são indicativos da deficiência de ferro.
  - *Receptor solúvel da transferrina:* elevados na deficiência de ferro (indisponível nas rotinas).
  - *Hepcidina:* reduzida (indisponível nas rotinas).
  - *Mielograma:* avaliação da eritropoiese e ferro medular.

Os testes laboratoriais nas anemias de doenças crônicas associadas à deficiência de ferro podem apresentar ferro sérico, saturação de transferrina e capacidade total de ligação de ferro normais e ferritina elevada.

- **Discussão 3:** a paciente apresentava anemia hipocrômica e microcítica, com aumento da capacidade total de ligação do ferro e diminuição do ferro sérico mostrando predomínio da deficiência de ferro, apesar do aumento da ferritina pela doença inflamatória crônica.

Tratamento

Por ser uma deficiência nutricional que pode acarretar danos a longo prazo, alguns deles, admite-se que de forma irreversível, devem ser consideradas as situações de risco, com indicação de profilaxia da deficiência de ferro, anterior à anemia ferropriva. Considerando a ação do ferro no sistema neurológico e neurotransmissores, é importante enfatizar a prevenção da anemia, sob a forma de terapia de suplementação do ferro nos dois primeiros anos de idade da criança. O início e a dose de ferro elementar a ser suplementada são variáveis de acordo com a idade gestacional da criança e peso ao nascimento.[11,16] Em 2021, a Sociedade Brasileira de Pediatria, por meio dos departamentos de Nutrologia e Hematologia-Hemoterapia, lançou um consenso sobre o tema em que as orientações são apresentadas de forma clara e concisa, segundo presença e ausência de fatores de risco. A Tabela 10.2 mostra as orientações deste consenso.[17]

Tabela 10.2 – Orientações para suplementação profilática de ferro.

Situação: sem fatores de risco	Recomendação (Ferro elementar)
Recém-nascidos a termo, adequados para Idade gestacional, em aleitamento materno exclusivo até 6º mês de vida	1 mg/kg/dia a partir dos 180 dias de vida até os 2 anos de idade
Situação: com fatores de risco	
Lactentes nascidos a termo, peso adequado para a idade gestacional, considerando todos os tipos de dietas	1 mg/kg/dia a partir de 90 dias de vida até 2 anos de idade
Recém-nascidos a termo Peso < 2.500 g Recém-nascidos prematuros Peso > 1.500 g	2 mg/kg/dia entre o 30º dia de vida e 1 ano de idade 1 mg/kg/dia até 2 anos de idade
Recém-nascidos prematuros Peso: 1.000 a 1.500 g	3 mg/kg/dia entre o 30º dia de vida até 1 ano de idade 1 mg/kg/dia até 2 anos de idade
Recém-nascidos prematuros Peso: < 1.000 g	4 mg/kg/dia a partir do 30º dia de vida até 1 ano de idade 1 mg/kg/dia até os 2 anos de idade

Fonte: Disponível em https://www.sbp.com.br/fileadmin/user_upload/23172d-Diretrizes-Consenso_sobre_Anemia_Ferropriva-OK.pdf Consenso sobre Anemia ferropriva. Atualização: destaques 2021.

Recém-nascidos prematuros, que tenham recebido mais de 100 mL de concentrado de hemácias, devem ser avaliados individualmente, quanto às reservas de ferro, hemoglobina e desenvolvimento ponderal. O tratamento medicamentoso deve priorizar a suplementação por via oral.

O tratamento medicamentoso deve priorizar a suplementação por via oral. A dose terapêutica de ferro preconizada é de 3 a 5 mg/kg/dia, sob a forma de ferro elementar. Pode ser oferecida fracionada em 2 vezes ao dia, ou em dose única. Recomenda-se reforçar a correção da dieta. Se possível, o ferro deve ser oferecido juntamente com alimentos cítricos e sua oferta não deve ser feita juntamente com fitatos, tanatos e lactatos, para que a absorção não seja prejudicada. O pediatra deve reforçar a importância dos alimentos ricos em ferro heme, principalmente as carnes.[16]

No sistema público de saúde, o ferro disponibilizado vem sob a forma de sulfato ferroso. No entanto, para aquelas crianças com intolerância gastrointestinal aos sais de ferro, podem-se utilizar formulações mais palatáveis e de maior concentração de ferro elementar como o ferro aminoácido quelato ou hidróxido de ferro polimaltoso.

A duração do tratamento varia segundo a causa da deficiência de ferro; de todo modo, o tratamento deve ser mantido até a normalização das reservas de ferro. A resposta adequada à suplementação de ferro via oral é de ganho de 1 g/Hb/semana.

Considera-se anemia refratária à suplementação de ferro quando o paciente não apresenta boa resposta à terapêutica, recebendo dose adequada para idade e peso, boa adesão da família e do paciente à terapia e diagnóstico correto. Camaschella et al. definem a anemia ferropriva refratária em adultos como a situação em que a Hb não atinge aumento superior a 1 g/dL após 4 a 6 semanas de tratamento com 100 mg de ferro elementar oral. Se considerarmos a adaptação desta definição para as crianças e adolescentes, podemos inferir a ausência de incremento de 1 g de Hb/semana, pelo mesmo período, com doses terapêuticas equivalentes a 4 a 6 mg de Fe elementar/kg/dia.[5,6,11,16]

Existem situações em que a terapia com ferro parenteral, endovenoso, está indicada. O Quadro 10.2 descreve estas situações.

Quadro 10.2 – Indicações de ferro endovenoso em crianças e adolescentes.

- Falha terapêutica do tratamento oral, em situações de dose adequada, boa adesão ao tratamento e afastados diagnósticos diferenciais de anemia ferropriva refratária (excepcionais)
- Perdas sanguíneas significativas sem controle
- Doenças inflamatórias intestinais: doença de Crohn, retocolite ulcerativa
- Tratamentos oncológico e dialítico
- Pós-operatórios de ressecções cirúrgicas amplas do trato gastrointestinal
- IRIDA (*iron refractory iron deficiency anemia*)

Fonte: Adaptado de Camaschella C, 2019.

O acompanhamento dos pacientes que recebem terapia com ferro endovenoso deve ser constante e ter como base os níveis de Hb e ferritina.
- **Discussão 4:** a paciente apresenta doença inflamatória intestinal não controlada, sem resposta adequada à terapia por via oral (VO), portanto preenche requisitos para terapia com ferro endovenoso, baseada no peso, e níveis de ferro encontrados e desejados. O ferro parenteral deve ser administrado em ambiente hospitalar sob supervisão e com cuidados para evitar extravasamento local, além de observação clínica para possíveis reações alérgicas, desde leves até graves.[4,11]

Diagnósticos diferenciais

A anemia por deficiência de ferro é classificada no grupo das anemias microcíticas e hipocrômicas, entre as quais apresentam os seguintes diagnósticos diferenciais:[5,15]
a) síndromes talassêmicas;
b) intoxicação pelo chumbo;
c) deficiência de cobre;
d) doenças crônicas, neoplasias, infecções agudas e crônicas;
e) doenças da membrana eritrocitária.

Parte 2. Anemia megaloblástica

Ana Claudia Carramaschi Villela Soares

Introdução

O termo "vitamina B12" (B12) se refere primordialmente à hidroxicobalamina ou cobalamina (CBL), que é uma vitamina hidrossolúvel e tem seu metabolismo ligado ao do ácido fólico. A CBL exerce um papel fundamental no metabolismo celular para o adequado funcionamento enzimático da metionina sintase e L-metilmalonil-coA mutase, envolvidas no metabolismo da homocisteína.[18]

As reações dependentes de vitamina B12 vão muito além da produção de metionina, um aminoácido essencial, pois a metionina é, depois, convertida em adenosilcobalamina, na qual o grupo metilado pode ser doado para compostos metilados indispensáveis como creatina, epinefrina, sarcosina, além de sua importância para a síntese de DNA e RNA.[19]

O mecanismo de absorção de cobalamina é um processo altamente complexo. Após a ingestão do alimento, a vitamina B12 é liberada por meio de enzimas digestivas e de ácido contidos no estômago, onde se liga à proteína R. Após entrar no duodeno, ela é liberada do complexo R-cobalamina e forma um complexo com o fator intrínseco, que será, então, absorvido no íleo. A transcobalamina II é a proteína plasmática que transporta a cobalamina aos tecidos, onde, após ser convertida em adenosilcobalamina ou metilcobalamina, as coenzimas efetivamente ativas são finalmente utilizadas para a síntese de DNA e RNA como cofatores na conversão de homocisteína em metionina e methylmmalonyl-CoA em succinil-CoA[20] (Figura 10.1).

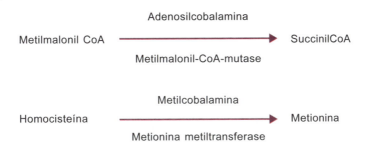

Figura 10.1 – Funções das coenzimas adenosilcobalamina e metilcobalamina.
Fonte: Adaptada de Mitchel D et al. Benign hematologic disorders in children: a clinical guide. Springer International Publishing [eBook]. p. 36.

Por ser o sistema hematopoético composto por células de rápida duplicação celular, o prejuízo na síntese de DNA e RNA causado pela deficiência de vitamina B12 tem grande impacto nas células precursoras eritrocíticas, resultando em manifestações clínicas e laboratoriais da anemia megaloblástica (AM).

A vitamina B12 é sintetizada apenas por microrganismos, eubactérias e *archaea*, portanto os seres humanos apenas podem obtê-la por intermédio da ingestão de alimentos de origem animal. Sabe-se que indivíduos com baixa ingesta destes produtos são, em geral, moderadamente deficientes.

Embora a necessidade diária de vitamina B12 (Tabela 10.3) seja de poucos microgramas/dia e tradicionalmente é mais sensível a variações em idosos e doenças que causam a má absorção desta vitamina em virtude da deficiência de fator intrínseco por destruição autoimune da mucosa gástrica, atualmente tem-se um problema global de deficiência de B12 causado por déficit nutricional em decorrência de baixa ingesta deste nutriente, sobretudo em crianças e mulheres, incluindo gestantes e lactantes.

A deficiência de vitamina B12, clinicamente manifesta por alterações neurológicas e hematológicas, é relativamente rara, sendo sua deficiência subclínica muito mais comum.

Discussão didática do tema

Tabela 10.3 – Necessidades diárias recomendadas de vitamina B12 por idade.

Idade	Ambos os sexos	Gestação	Lactação
0 a 6 meses	0,4 mcg		
7 a 12 meses	0,5 mcg		
1 a 3 anos	0,9 mcg		
4 a 8 anos	1,2 mcg		
9 a 13 anos	1,8 mcg		
14 a 18 anos	2,4 mcg	2,6 mcg	2,8 mcg
+ 19 anos	2,4 mcg	2,6 mcg	2,8 mcg

Fonte: Adaptada de Institute of Medicine (US) Panel on Dietary Antioxidants and Related Compounds. Washington (DC): National Academies Press (US); 2000. Copyright 2000 by the National Academy of Sciences.Bookshelf ID: NBK225485.

A deficiência de vitamina B12 (< 148 pmol/L) pode ser causada por baixa ingestão, má absorção, inativação química e pode ser congênita, por deficiência no transporte na corrente sanguínea ou por metabolismo intracelular.

As fontes de vitamina B12 são os alimentos de origem animal como carne, fígado, peixes, ovos, leite e seus derivados. Indivíduos que consomem alimentos de origem animal ou fazem a respectiva suplementação facilmente atingem os índices necessários diários desse nutriente (2 a 3 mcg), porém dietas restritivas, seja por opção, seja por falta de acesso a alimentos, não conseguem obter níveis adequados.

As necessidades diárias variam conforme a fase da vida do indivíduo como infância, velhice, gestação e lactância. A quantidade normal de estoque de vitamina B12 é de 3 a 5 mg e a recomendação diária para um adulto é de 2,4 µg.[21] Na infância, as necessidades diárias são descritas na Tabela 10.3.

No Reino Unido e Estados Unidos, aproximadamente 6% dos idosos acima de 60 anos apresentam deficiência, enquanto aproximadamente 20% têm níveis considerados limítrofes (B12 plasmática entre 148 e 221 pml/L). Em menores de 4 anos, a prevalência de 1% a 3% foi reportada nos Estados Unidos,[22] enquanto em países em desenvolvimento, pode chegar a 40% em virtude de desnutrição. Embora rara, as causas mais frequentes da deficiência de B12 na infância são o baixo nível de B12 materno, a amamentação prolongada e a baixa ingesta de alimentos de origem animal após o desmame.[19] Filhos de mães vegetarianas e veganas que amamentam e não fazem uso de suplementação adequada têm maior risco de desenvolvimento da deficiência clinicamente manifesta.[23] Muitas vezes, a deficiência materna é subclínica e pode ser causada por doenças gastrointestinais, como anemia perniciosa não diagnosticada, infecção por H. pylori, doença celíaca, doença de Crohn, insuficiência pancreática, tratamento com inibidores da bomba de prótons, além de insuficiente ingestão, como já citado anteriormente. Durante a gestação, mesmo que deficientes, os níveis de vitamina B12 costumam ser suficientes para o desenvolvimento do feto; entretanto, como o estoque dessa vitamina no recém-nascido é baixo, associado a níveis maternos reduzidos, a deficiência clinicamente manifesta ocorre de modo gradual no lactente, sendo mais severa quanto maiores a duração e a intensidade da deficiência materna, geralmente ocorrendo entre 4 e 6 meses de idade. A Tabela 10.4 mostra as causas de deficiência de vitamina B12.

Tabela 10.4 – Causas de deficiência de vitamina B12.

Causas mais comuns	Causas menos comuns
Anemia perniciosa (gastrite atrófica)	Nutricional (veganismo, lactentes de mães com deficiência de B12)
Doença celíaca	Abuso de óxido nitroso
Doença inflamatória intestinal	Infecção por *Diphyllobothrium latum*
Gastrectomia cirúrgica, *bypass* gástrico, ressecção ideal	Insuficiência pancreática
	Medicamentos: metformina, inibidores de bomba de prótons (inibição de secreção de FI), análogos de purina (6-mercaptopurina, 6-tioguanina, aciclovir), análogos de pirimidina (5-fluoracil, 5-azacitidina), hidroxiureia, citarabina.
	Doenças genéticas que afetam fator intrínseco ou receptor de cuban

Fonte: Adaptada de Socha DS, Sherwin I. DeSouza AF, Sekeres M, Heesun J, 2020.

O diagnóstico e a suplementação antes dos 10 meses de idade têm melhor evolução, mas os danos neurológicos podem ser permanentes quando o diagnóstico ocorre após o 1º ano de vida.

Diferentemente do que ocorre em crianças maiores ou adultos, as consequências neurológicas da deficiência de B12 no desenvolvimento neurológico são mais significativas quando surgem desde o nascimento, época em que ocorrem rápido crescimento e desenvolvimento cerebral, podendo gerar graves prejuízos em poucas semanas. A vitamina B12 é essencial no desenvolvimento inicial da mielinização do sistema nervoso central (SNC), assim como na manutenção de sua função normal.

As manifestações clínicas da deficiência de B12 envolvem as hematológicas, as neurológicas e as cardiológicas, estas últimas principalmente relacionadas ao metabolismo da homocisteína, a hiper homocisteinemia (HH).[19]

Os sintomas neurológicos mais comuns na infância são baixo ganho pondero-estatural, hipotonia, irritabilidade ou letargia, ausência de sorriso social, dificuldade alimentar, atraso de desenvolvimento neuropsicomotor, regressão de marcos do desenvolvimento, epilepsia e distúrbios do movimento, assim como atrofia cerebral, atraso da mielinização, polineuropatia e alteração de respostas evocadas,[24] eventualmente a anemia não está presente. As alterações neurológicas podem ser observadas em exames de imagem que revelam atrofia cerebral e retardo de mielinização. Em crianças maiores, podem ocorrer baixo rendimento escolar e prejuízo do desenvolvimento mental e social, da memória recente e atenção. Hiperpigmentação de pele pode ocorrer em até 78% dos casos.

As manifestações hematológicas são consequência direta da eritropoiese ineficaz e da hemólise intramedular causadas pelo prejuízo na síntese de DNA, de RNA e da multiplicação celular resultantes da deficiência de vitamina B12.

A manifestação cardiovascular é causada pela hiper homocisteinemia (HH), fator de risco independente para aterosclerose pelo aumento da geração de espécies reativas de oxigênio, da peroxidação lipídica e do dano tecidual do endotélio vascular, aumentando o risco de doenças cerebrovasculares e cardiovasculares.[18]

Exames laboratoriais

A avaliação laboratorial inicia-se pelo hemograma, no qual são características a redução dos níveis de hemoglobina (anemia), a macrocitose, com VCM acima de 100 fL, a presença de macro ovalócitos, corpúsculos de Howell-Jolly, em associação com a hiper segmentação de neutrófilos (mais de 5 lobos em > 5% dos neutrófilos ou > 6 lobos. Pode ocorrer também neutropenia e, em alguns casos, plaquetopenia, o que caracteriza um quadro de pancitopenia.

No mielograma, são observadas, à microscopia, alterações que podem ser confundidas com quadros de síndrome mielodisplásica ou mesmo leucemias. Essas alterações incluem medula óssea hipercelular às custas da série eritrocítica, com alteração da relação G:E e alterações maturativas como assincronismo de maturação núcleo/citoplasma, eritroblastos binucleados, irregularidade nuclear, *cariorexxis*, pontilha do basófilo na série eritrocítica (Figura 10.2), megabastões ou megametamielócitos (Figura 10.3).

A dosagem de vitamina B12 é fundamental na avaliação laboratorial, pois a administração de ácido fólico pode corrigir as alterações hematológicas, mascarando a deficiência de B1, o que acarreta piora do quadro neurológico.

Os níveis séricos de B12 são considerados baixos quando a concentração é inferior a 200 pg/mL (148 pmol/L).

A dosagem de B12 pode sofrer interferência da dieta e concentração de proteínas ligantes, como a transcobalamina.[18] Podem ocorrer falso-positivos e falso-negativos, mas um nível normal de B12 torna improvável o diagnóstico dessa deficiência. Importante destacar que, na anemia perniciosa, anticorpos antifator intrínseco podem interferir na dosagem de B12, ensejando falsos níveis normais.

Nos casos de níveis intermediários de vitamina B12, entre 200 e 400 pg/mL, a dosagem de ácido metilmalônico (MMA) e homocisteína séricos, que podem estar elevados na deficiência de vitamina B12, podem auxiliar no diagnóstico, lembrando que o nível de ácido metilmalônico estará elevado na deficiência de B12, mas não na deficiência de ácido fólico. Nível plasmático de homocisteína acima de 6,5 μmol/L parece ser definidor deficiência de B12.[26]

O aumento de MMA ocorre de forma precoce na deficiência de B12 e representa alterações dos níveis intracelulares desse metabólito. A deficiência de vitamina B12 ocorre quando níveis de MMA são maiores do que 0,4 μmol/L no soro. A avaliação bioquímica inclui ainda dosagem de desidrogenasse láctica, que pode estar elevada em virtude da eritropoiese ineficaz, aumento de bilirrubina indireta e aspartato aminotransferase e redução de haptoglobina.

Na suspeita de condições genéticas como a síndrome de Imerslund-Grasbeck, doença de herança autossômica recessiva, a associação com proteinúria deve alertar para o diagnóstico e testes de *Next Generation Sequencing* (NGS) podem ser realizados para confirmação diagnóstica.

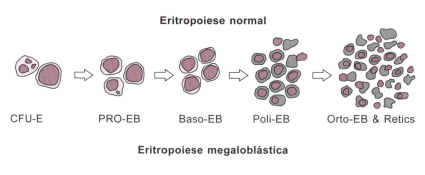

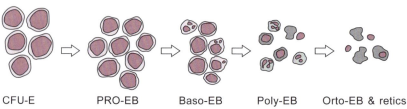

Figura 10.2 – Comparação entre a eritropoiese normal e a megaloblástica na deficiência de vitamina B12 e de ácido fólico.
Fonte: Adaptada e traduzida de Koury MJ et al., 1997.

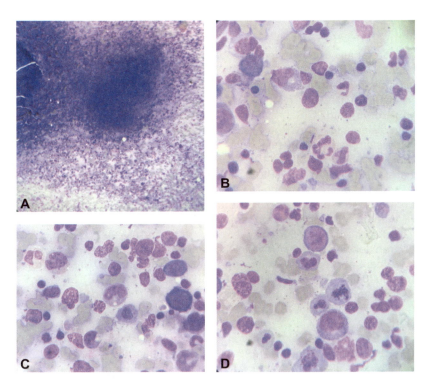

Figura 10.3 – Alterações morfológicas: A: Hipercelularidade de medula óssea; B: Neutrófilos hipersegmentados; C: Megabastões; D: Alterações maturativas da série eritrocítica.
Fonte: Acervo da autoria do capítulo.

Tratamento

A reposição de vitamina B12 em crianças ocasiona rápida recuperação dos sintomas neurológicos se feita precocemente e deve ser administrada ao lactente e à mãe tão logo seja feito o diagnóstico.[27] Os níveis de hemoglobina tendem a se recuperar de forma rápida, assim como os níveis de MMA e homocisteína tendem a se reduzir a valores normais.

O tratamento da causa base deve ser buscado sempre que pertinente ao caso.

O tratamento via oral deve ser preferido sempre que possível,[28] reservando-se a administração intramuscular aos casos em que haja comprometimento neurológico, baixa aderência ao tratamento ou ressecções cirúrgicas intestinais significativas.

Ao longo do tratamento, devem-se monitorar os níveis de hemoglobina e de reticulócitos, que devem ter um pico entre 5 e 7 dias após o início da terapia, com melhora dos níveis de hemoglobina em 4 a 8 semanas.

Para o tratamento de crianças com déficit de origem dietética, a recomendação inicial é de 250 a 1.000 mcg ao dia, por 7 dias; e, depois, manutenção semanal até recuperação dos sintomas e exames laboratoriais. Suplementação oral com 1 a 2 mcg ao dia de vitamina B12 ou fórmula, ou alimentos enriquecidos com vitamina B12. Em crianças portadoras de doenças similares aos quadros de má absorção de adultos, recomenda-se administração de 100 mcg de B12 intramuscular (IM) por mês ou altas doses de B12 via oral diariamente em crianças pequenas. Em crianças maiores, recomenda-se o tratamento semelhante ao de adultos: cianocobalamina 500 a 1.000 mcg via oral ou 1.000 mcg IM uma vez ao dia ou em dias alternados, por uma semana, e após, uso semanal por 4 a 8 semanas; e, depois, a cada 3 a 4 semanas, por toda a vida, dependendo da causa.[29]

Famílias que optem por dieta em sem ingestão de alimentos de origem animal, a orientação nutricional e a suplementação de vitamina B12, tanto na gestação como na lactação e após o nascimento, para as crianças devem ser a regra para prevenção da deficiência desta vitamina.

Referências bibliográficas

1. WHO. Guideline: daily iron supplementation in infants and children. Geneva: World Health Organization; 2016. PMID: 27195348.
2. WHO. Anaemia in children <5 years. 2017. Disponível em: https://apps.who.int/gho/data/view.main.ANEMIACHILDRENv?lang=en. Acesso em: 2 abr. 2021.
3. Jordão RE, Bernardi JLD, Barros Filho AA. Prevalência de anemia ferropriva no Brasil: uma revisão sistemática. Rev Paul Pediatr [Internet]. 2009 Mar;27(1):90-8. Disponível em: http://www.scielo.br/scielo.php?script=sci_arttext&pid=S0103-05822009000100014&lng=pt. doi: 10.1590/S0103-05822009000100014.
4. Camaschella C. Iron deficiency. Blood. 2019 Jan 3;133(1):31-9.
5. Braga JAP, Barbosa TNN, Campoy FD. Anemia ferropriva. In: Braga JAP, Loggetto SR, Tone LG (coord.). Hematologia e hemoterapia pediátrica. Atheneu; 2014. cap. 9, p. 83-95.
6. Park MVF. Anemias carenciais. In: Carneiro JDA (coord.). Hematologia pediátrica. 2. ed. Manole; 2013. cap. 4, p. 41-50.
7. Means RT. Iron deficiency and iron deficiency anemia: implications and impact in pregnancy, fetal development and early childhood parameters. Nutrients. 2020 Feb 11;12(2):447. doi: 10.3390/nu12020447. PMID: 32053933; PMCID: PMC7071168.
8. Pasricha SR, Tye-Din J, Muckenthaler MU, Swinkels DW. Iron deficiency. The Lancet. 2021 Jan 16;397(10270):233-48 [Epub 2020 Dec 4]. doi: 10.1016/S0140-6736(20)32594-0. PMID: 33285139.
9. Zimmermann MB, Hurrell RF. Nutritional iron deficiency. The Lancet. 2007 Aug 11;370(9586):511-20. doi: 10.1016/S0140-6736(07)61235-5. PMID: 17693180.
10. Cappellini MD, Musallam KM, Taher AT. Iron deficiency anemia revisited. J Intern Med. 2020 Feb;287(2):153-70 [Epub 2019 Nov 12]. doi: 10.1111/joim.13004. PMID: 31665543.
11. Mattiello V, Schmugge M, Hengartner H, Weid N, Renella R; SPOG Pediatric Hematology Working Group. Diagnosis and management of iron deficiency in children with or without anemia: consensus recommendations of the SPOG Pediatric Hematology Working Group. Eur J Pediatr. 2020 Apr;179(4):527-45 [Epub 2020 Feb 4]. doi: 10.1007/s00431-020-03597-5. PMID: 32020331.
12. Wang Y, Wu Y, Li T, Wang X, Zhu C. Iron metabolism and brain development in premature infants. Front Physiol. 2019 Apr 25;10:463. doi: 10.3389/fphys.2019.00463. PMID: 31105583; PMCID: PMC6494966.
13. Larson LM, Kubes JN, Ramírez-Luzuriaga MJ, Khishen S, Shankar AH, Prado EL. Effects of increased hemoglobin on child growth, development and disease: a systematic review and meta-analysis. Ann NY Acad Sci. 2019 Aug;1450(1):83-104 [Epub 2019 Jun 3]. doi: 10.1111/nyas.14105. PMID: 31157417.
14. McCann S, Amadó MP, Moore SE. The role of iron in brain development: a systematic review. Nutrients. 2020 Jul 5;12(7):2001. doi: 10.3390/nu12072001. PMID: 32635675; PMCID: PMC7400887.
15. Wang M. Iron deficiency and other types of anemia in infants and children. Am Fam Physician. 2016 Feb 15;93(4):270-8. PMID: 26926814.
16. Brasil. Ministério da Saúde, Secretaria de Atenção à Saúde. Portaria n. 1.247 de 10 de novembro de 2014 – Protocolo clínico e diretrizes terapêuticas: anemia por deficiência de ferro. 2014. Disponível em: http://www.poderesaude.com.br/novosite/images/publicacoes_11.11.2014-II.pdf. Acesso em: abr. 2021.
17. Sociedade Brasileira de Pediatria. Consenso sobre Anemia Ferropriva. Atualização: Destaques 2021. São Paulo: Departamento de Nutrologia e Departamento de Hematologia. Disponível em: https://www.sbp.com.br/fileadmin/user_upload/23172c-Diretrizes-Consenso_sobre_Anemia_Ferropriva.pdf. Acesso em: janeiro de 2022.
18. Paniz C, Grotto D, Schmitt GC, Valentini J, Schott KL, Pomblum VJ et al. Fisiopatologia da deficiência de vitamina B12 e seu diagnóstico laboratorial. J Bras Patol Med Lab [Internet]. 2005 Out [citado 19 abr. 2021];41(5):323-34.

19. Froese DS, Fowler B, Baumgartner MR. Vitamin B12, folate and the methionine remethylation cycle-biochemistry, pathways and regulation. J Inherit Metab Dis. 2019 Jul;42(4):673-85 [Epub 2019 Jan 28]. doi: 10.1002/jimd.12009. PMID: 30693532.
20. Mitchel D et al. Benign hematologic disorders in children: a clinical guide. Springer International Publishing [eBook]. p. 36. ISBN: 978-3-030-49980-8.
21. Institute of Medicine, Food and Nutrition Board. Dietary reference intakes for thiamin, riboflavin, niacin, vitamin B(6), folate, vitamin B(12), pantothenic acid, biotin and choline. Washington (DC): National Academic Press; 1998.
22. Bousselamti A, El-Hasbaoui B, Echahdi H, Krouile Y. Psychomotor regression due to vitamin B12 deficiency. Pan Afr Med J. 2018;30:152 [published 2018 Jun 20]. doi: 10.11604/pamj.2018.30.152.12046.
23. Allen LH. How common is vitamin B12 deficiency? Am J Clin Nutr. 2009 Feb;89(2):S693-6 [Epub 2008 Dec 30]. doi: 10.3945/ajcn.2008.26947A. PMID: 19116323.
24. Stabler SP. Clinical practice: vitamin B12 deficiency. N Engl J Med. 2013 Jan 10;368(2):149-60. doi: 10.1056/NEJMcp1113996. PMID: 23301732.
25. Koury MJ, Horne DW, Brown ZA, Pietenpol JA, Blount BC, Ames BN et al. Apoptosis of late-stage erythroblasts in megaloblastic anemia: association with DNA damage and macrocyte production. Blood. 1997;89(12):4617-23.
26. Socha DS, De Souza SI, Flagg A, Sekeres M, Cleveland HJR. Severe megaloblastic anemia: vitamin deficiency and other causes. Clinical Medicine. 2020 Mar;87(3):153-64. doi: 10.3949/ccjm.87a.19072.
27. Bousselamti A, El-Hasbaoui B, Echahdi H, Krouile Y. Psychomotor regression due to vitamin B12 deficiency. Pan Afr Med J. 2018 Jun 20;30:152. doi: 10.11604/pamj.2018.30.152.12046. PMID: 30374398; PMCID: PMC6201603.
28. Sezer RG, Bozaykut A, Akoglu HA, Özdemir GN. The efficacy of oral vitamin B12 replacement for nutritional vitamin B12 deficiency. J Pediatr Hematol Oncol. 2018 Mar;40(2):e69-72. doi: 10.1097/MPH.0000000000001037. PMID: 29189512.
29. Green R, Allen LH, Bjorke-Monsen AL, Brito A, Guéant JL, Miller JW et al. Vitamin B12 deficiency. Nat Rev Dis Primers. 2017 Jun 29;3:17040. doi: 10.1038/nrdp.2017.40. Erratum in: Nat Rev Dis Primers. 2017 Jul 20;3:17054. PMID: 28660890.

Capítulo 11

Deficiências enzimáticas – deficiência de G6PD e de piruvatoquinase

Juliana Moreira Franco

Introdução[1-4]

Na maioria das células, a mitocôndria é responsável pela maior parte da produção de energia, por intermédio do ciclo de Krebs. A hemácia, entretanto, é desprovida de organelas – não tem núcleo, mitocôndria e ribossomos. Desta forma, a glicólise, que ocorre no citoplasma e converte a glicose em ATP, é sua única fonte de energia. Apesar de parecer ineficiente em comparação com o ciclo de Krebs, a energia produzida é suficiente para suprir suas necessidades celulares.

O metabolismo eritrocítico é essencialmente anaeróbio, composto por duas vias de metabolização da glicose: via glicolítica e via de pentose fosfato. A via glicolítica, também denominada "via de Embden-Meyerhof", metaboliza 90% a 95% da glicose dos eritrócitos, produzindo lactato e gerando energia (ATP). É no final desta via que entra a enzima piruvatoquinase, na conversão do fosfoenolpiruvato em piruvato. Nesta via, são formados também dois cofatores metabólicos importantes – nicotinamida-adeninadinucleotídeo reduzido (NADH) e 2,3-DPG (Figura 11.1).

A via de pentosefosfato, denominada também "*shunt* da hexosemonofosfato" (HMP), é responsável pela metabolização de 5% a 10% da glicose dos eritrócitos normais, gerando nicotinamida-adeninadinucleotídeo-fosfato reduzido (NADPH), um cofator essencial para a enzima glutationarredutase. Nesta via, a energia derivada da oxidação da glicose é armazenada sob a forma de poder redutor (NADPH) e não de ATP, como na glicólise. A glutationa, em seu estado reduzido (mantido pela glutationarredutase), é necessária para a proteção celular contra o dano oxidativo decorrente dos produtos tóxicos de oxigênio, tais como o ânion superóxido (O_2^-), peróxido de hidrogênio (H_2O_2) e radical hidroxila (OH).

Algumas drogas provocam dano oxidativo nos eritrócitos; infecções também podem induzir geração de oxidantes pelas células fagocitárias na circulação. Caso haja ausência ou redução da glutationa reduzida, os produtos tóxicos de oxigênio podem danificar os lipídios e proteínas das hemácias e resultar em hemólise. Nessas condições de estresse oxidativo, a via de pentosefosfato é capaz de aumentar sua atividade para usar 50% ou mais da glicose disponível.

Foram descritas diversas deficiências enzimáticas do metabolismo do eritrócito que resultam em anemias hemolíticas, sendo as mais comuns: deficiência de glicose-6-fosfatodesidrogenase – G6PD (na via das pentoses fosfato) e deficiência de piruvatoquinase – PK (na via glicolítica), que serão detalhadas a seguir.

Nessas doenças, o eritrócito tem sobrevida reduzida e a apresentação clínica pode variar desde assintomática, ou presença de anemia leve, até episódios severos de anemia aguda ou de presença de anemia crônica dependente de transfusão.

Deve-se suspeitar de deficiência enzimática quando há anemia hemolítica (com hemoglobina baixa, volume corpuscular médio (VCM) normal ou aumentado, reticulocitose, aumento da desidrogenase láctica (DHL) e de bilirrubina indireta), com pesquisa de anticorpos negativos (Coombs direto ou teste de antiglobulina direta), sem história de doença da membrana eritrocítica – como a esferocitose e a eletroforese de hemoglobina normal. Muitas vezes, o paciente pode apresentar apenas história de colelitíase e, na investigação diagnóstica, devem-se pesquisar as deficiências enzimáticas eritrocíticas.

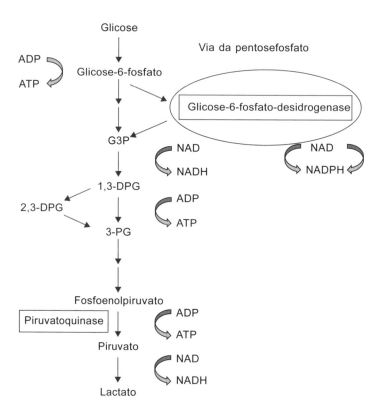

Figura 11.1 – Vias do metabolismo da glicose.
Fonte: Adaptada de Grace R, Glader B, 2018.

Deficiência de glicose-6-fosfatodesidrogenase (G6PD)[2,4-6]

O gene da G6PD é localizado na região telomérica do braço longo do cromossomo X e, portanto, afeta mais pessoas do sexo masculino. Mulheres podem ser portadoras assintomáticas ou ter níveis reduzidos da enzima. A análise molecular genética é o único método capaz de fornecer diagnóstico definitivo em mulheres, porém, pela pouca relevância clínica, não é rotineiramente indicada.

São descritas diversas variantes, com quadro clínico e suscetibilidade a substâncias desencadeantes de hemólise variados. Em uma classificação proposta em 1966, essas variantes de G6PD foram classificadas em quatro grupos, de acordo com a atividade enzimática nas hemácias: classe I – causam hemólise crônica; classe II – deficiência grave (incluem-se aqui as variantes Mediterrânea, Santamaria e Cantão); classe III – deficiência moderada (incluindo as variantes A-, Africana, Seattle, Chatam); classe IV – não deficientes. A separação entre as classes II e III não é clara e provavelmente não é útil.

Epidemiologia[1,6,7]

A deficiência de G6PD é a deficiência enzimática dos eritrócitos mais comum. Tem distribuição universal e estima-se afetar mais de 500 milhões de pessoas em todo o mundo. Constata-se, porém, grande variação na prevalência entre as populações, não havendo descrição na população ameríndia original e chegando a 20% ou mais em partes da África e da Ásia.

Sua distribuição ocorre principalmente em locais com alta incidência de malária. Supõe-se que, como o *Plasmodium falciparum* realiza parte do seu ciclo vital nas hemácias, é provável que as células deficientes de G6PD sejam incapazes de abrigar o parasita.

Fisiopatologia[1,4,8]

A G6PD inicia a via das pentoses. Na maioria dos casos de deficiência dessa enzima, sua atividade nos eritrócitos não é completamente ausente, mas diminuída de forma drástica. As hemácias contêm relativamente altas concentrações de glutationa reduzida, que funciona como um agente intracelular redutor, protegendo a célula de danos oxidativos (pelos superóxidos, por exemplo). NADPH é um cofator crítico para manter níveis adequados de glutationa reduzida. Na presença de estresse oxidativo, a deficiência de G6PD é associada à queda na quantidade de NADPH, provocando redução da glutationa reduzida e suscetibilidade aos danos oxidativos, culminando na hemólise.

O resultado do dano oxidativo aos eritrócitos é uma membrana celular rígida, não deformável, suscetível à destruição pelo sistema retículo endotelial. A oxidação da hemoglobina causa precipitação de inclusões insolúveis na membrana, conhecidos como "corpúsculos de Heinz", que agem como sinalizador para remoção desses eritrócitos pelos macrófagos.

Quadro clínico[2,4,6,9]

É importante ressaltar que a maioria dos pacientes com essa deficiência será assintomática durante toda a vida. Alguns podem apresentar apenas episódios de anemia hemolítica na presença de certas drogas, durante infecções ou, principalmente, após ingestão de fava – um tipo de feijão típico no Nordeste do Brasil e no Mediterrâneo –, sem terem anemia no estado basal. Em raros casos, pode haver anemia hemolítica crônica. Pode haver ainda icterícia neonatal por hiperbilirrubinemia.

Pode não haver hemólise mesmo com exposição a substâncias sabidamente desencadeantes. Sabe-se que a quantidade de substância e as particularidades de metabolização farmacocinética do próprio indivíduo importam para determinação da hemólise – algumas medicações podem ser usadas em dose habitual sem causar hemólise, porém, em sobredose, podem ser danosas.

Os episódios de hemólise podem ocorrer logo após exposição ao agente desencadeante, provocando icterícia, palidez, náusea, calafrios, dor abdominal ou lombar, febre e escurecimento da urina (hemoglobinúria). Nesses episódios, a rápida recuperação com aumento expressivo de reticulócitos é a regra.

As infecções são provavelmente o maior fator desencadeante de hemólise na faixa etária infantil. A ingestão de fava por lactantes pode desencadear hemólise no lactente e, portanto, recomenda-se que as lactantes sigam as recomendações de exclusão das substâncias desencadeantes. A liberação de peróxidos durante a fagocitose de bactérias pode explicar o processo em pessoas com infecção bacteriana. Nesses casos, não fica claro se a hemólise ocorreu pelo uso de medicações ou pela infecção em si.

As infecções mais bem documentadas que causam hemólise são hepatites, pneumonia, febre tifoide, brucelose, infecção por *Clostridium difficile* em neonatos. Entretanto, infecções virais da via aérea superior podem causar hemólise, assim como o trauma pode ser um desencadeante.

Foi descrito que hemólise e infecção ocorreram mais após trauma em pacientes com deficiência de G6PD do que naqueles sem deficiência enzimática.

Anemia hemolítica não esferocítica[2,4,6]

Uma pequena porção de pacientes com deficiência de G6PD terá hemólise crônica, mesmo sem exposição a qualquer substância ou infecção – chamada também de "anemia hemolítica não esferocítica". O processo hemolítico pode ser totalmente compensado, porém o mais comum é haver anemia leve a moderada (Hb 8 a 10 g/dL) e reticulocitose (10% a 15%). Nesses pacientes, esplenectomia pode ser benéfica.

Em alguns pacientes com anemia crônica, a deficiência de G6PD pode se manifestar também em granulócitos, tendo sido descritas infecções bacterianas severas nesses pacientes, principalmente por *Staphylococcus aureus*. A explicação é que os granulócitos deficientes não produzem NADPH suficiente para uma efetiva destruição dos patógenos por oxidação, de forma semelhante ao que acontece na doença granulomatosa crônica.

Icterícia neonatal[4]

Em recém-nascidos, a hiperbilirrubinemia associada à deficiência de G6PD raramente ocorre logo ao nascimento, tendo seu pico de incidência entre o segundo e terceiro dias de vida. Pode haver hemólise, porém o mais comum é que haja mais icterícia do que anemia. Sugere-se que o excesso de bilirrubinas tenha origem hepática, e não hemolítica. Nestes pacientes, é indicado que haja maior monitoramento, pois há risco de *kernicterus*.

Diagnóstico[4,6]

O diagnóstico é feito pela dosagem quantitativa da enzima. Testes falso-negativos (com dosagem normal de G6PD) podem ocorrer em vigência de hemólise, pois as hemácias sobreviventes podem ter níveis enzimáticos normais. Além disso, os reticulócitos (aumentados nas crises hemolíticas) têm maior quantidade enzimática. Desta forma, se há suspeita clínica, deve-se repetir o teste fora do episódio agudo.

Certamente a maioria dos casos fica subdiagnosticada, já que permanece assintomática ou com hemólise leve após exposição às substâncias desencadeantes, sem procura de serviços médicos.

Tratamento[2,10]

O principal tratamento após descoberta da deficiência de G6PD no teste de triagem neonatal é a orientação da família. É importante esclarecer a doença e orientar sobre as possíveis crises de hemólise e seus sinais de alarme. É de grande importância orientar sobre a diversidade na apresentação clínica e fazer restrição apenas de substâncias já conhecidas como desencadeantes de hemólise (Quadro 11.1) para garantir que não haja restrições desnecessárias.

O tratamento geralmente é de suporte; muitos dos pacientes que apresentam hemólise leve não recorrem aos serviços de saúde.

A dúvida sobre a indicação de transfusão é frequente. Sugere-se transfundir quando o valor de hemoglobina for menor do que 7 g/dL ou quando for menor do que 9 g/dL, porém com evidência clara de hemólise ativa, como hemoglobinúria.

Nos casos com valores de hemoglobina maiores do que 9 g/dL ou entre 7 e 9 g/dL sem evidência de hemoglobinúria, a criança deve ficar em observação por pelo menos 48 horas.

A principal complicação que requer tratamento é falência renal aguda, porém é extremamente rara em crianças.

O manejo da icterícia neonatal não difere daquele feito nos pacientes sem deficiência de G6PD. Entretanto, é recomendado que pacientes com deficiência de G6PD e icterícia neonatal recebam exsanguinotransfusão caso bilirrubina indireta seja maior que 15 mg/dL nos primeiros 2 dias de vida, ou 19 mg/dL em qualquer dia da primeira semana de vida.

Quadro 11.1 – Drogas e deficiência de G6PD.	
Alto risco de hemólise	**Drogas provavelmente seguras em doses habituais**
Azul de metileno[a] Azul de toluidina[b] Dapsona Fenazopiridina[c] Nitrofurantoína Primaquina Rasburicase Pegluticase Henna Fava Naftaleno Anilina	Ácido ascórbico (vitamina C) Cotrimoxazol[d] Norfloxacino Ácido nalidíxico Dipirona Paracetamol quinina Aminopirina | Aminofenazona Ácido dimercaptosuccínico[e] Sulfacetamida Antipirina Furazolidona Glibenclamida Sulfanilamida Aspirina Isoniazida Sulfassalazina Ciprofloxacina Mecaprina Sulfisoxazol Cloranfenicol Mononitrato de Isossorbida Tiazosulfona Cloroquina

[a] Usado para tratamento de metemoglobinemia; [b] Usado como contraste em exames; [c] Pyridium; [d] Trimetoprim + sulfametoxazol e [e] DMSA.

Fonte: Adaptado de Youngster I, Arcavi L, Schechmaster R, Akayzen Y, Popliski H, Shimonov J et al., 2010; Belfield K, Tichy E, 2018; Lee S, Lai N, Chaiyakunapruk N, Chong D, 2016; Lee S, Chaiyakunapruk N, Lai N, 2016.

Deficiência de piruvatoquinase[2,4]

O erro metabólico mais comum associado à via da glicólise nos eritrócitos é a deficiência de piruvatoquinase, que catalisa a conversão do fosfoenolpiruvato em piruvato no final desta via, resultando em aumento dos produtos intermediários proximais, como o 2,3-difosfolicerado (2,3-DPG).

Dois genes são responsáveis pela expressão de PK – PKM2 e PKLR, nos cromossomos 15 e 1, respectivamente. A anemia hemolítica é associada à homozigose do gene PKLR ou à sua heterozigose composta. São conhecidas mais de 300 mutações diferentes.

Epidemiologia[4,14,15]

Sua incidência é imprecisa e muitas vezes a doença é subdiagnosticada, porém estima-se que atinja de 3 a 8 indivíduos por milhão, com distribuição mundial.

Sugere-se haver proteção contra malária, com aumento de destruição dos eritrócitos infectados com o parasita pelos macrófagos, sinalizada pela depleção de ATP, refletindo em aumento de incidência de deficiência de PK além do esperado em regiões endêmicas para esta doença.

Fisiopatologia[4,14]

A baixa produção de ATP reflete em defeitos de membrana celular, com deformabilidade reduzida, desidratação celular e destruição precoce pelo baço ou fígado.

Quadro clínico[2,4,14]

Sua apresentação clínica é variável, desde complicações intraútero (hidropsia fetal, restrição de crescimento intraútero e prematuridade), presença de anemia dependente de transfusões ou apenas icterícia e reticulocitose descobertas de forma acidental na vida adulta.

A anemia hemolítica persistente é comum, com pacientes tendo hemoglobina média de 9 g/dL, com variação de 6 a 12 g/dL. Esplenomegalia é frequente, eventualmente resultando em hiperesplenismo com plaquetopenia e leucopenia.

A anemia nestes pacientes pode ser bem tolerada pelos altos níveis de 2,3-DPG associados, que determinam maior facilidade de dissociação do oxigênio para os tecidos, com maior tolerabilidade aos exercícios.

Em neonatos, é frequente icterícia com hiperbilirrubinemia, muitas vezes com necessidade de exsanguinotransfusão.

Episódios de exacerbação são incomuns e tendem a ocorrer por supressão medular após episódios infecciosos. Entretanto, crises de hemólise podem ocorrer, com piora dos sintomas basais como icterícia, esplenomegalia, queda nos níveis de hemoglobina e reticulocitose – na maioria das vezes, desencadeada por infecções.

A sobrecarga de ferro é um problema associado comum, principalmente em adultos. Ela pode ocorrer de forma secundária, em virtude da necessidade transfusional frequente, ou de forma primária, com associação da herança genética responsável pela hemocromatose familiar ou por desregulação da homeostase do ferro (redução da hepcidina) relacionada à eritropoiese ineficaz. A quelação do ferro pode ser necessária.

Manifestações não hematológicas são raras, com algumas descrições apenas de úlceras em membros inferiores em famílias com deficiência de PK e anemia hemolítica. Em decorrência da hiperbilirrubinemia persistente, concomitância com colelitíase é comum. Alterações ósseas associadas à medula óssea hiperplásica podem ocorrer, como na talassemia, resultando em anormalidades cranianas.

Diagnóstico[14]

Sendo uma doença recessiva, geralmente não há história familiar relevante, exceto presença de irmãos afetados ou história materna de abortos prévios.

O diagnóstico é feito pela exclusão de outras causas mais comuns de hemólise e demonstração de atividade enzimática da piruvatoquinase reduzida, associada à análise genética positiva para a doença.

Transfusões recentes, reticulocitose ou remoção incompleta de plaquetas e leucócitos da amostra podem resultar falsamente em valores normais.

Não há correlação entre severidade clínica e atividade enzimática *in vitro*.

Tratamento[2,4,14]

Novos tratamentos com ativadores da piruvatoquinase no eritrócito e terapia gênica estão em estudos e são promissores. A indicação para transplante de medula óssea não é bem definida e, apesar de propiciar a cura, ainda é associada a altas taxas de morbimortalidade se comparadas ao tratamento padrão.

A decisão da introdução da terapia transfusional depende primariamente do quadro clínico do paciente e não do nível de hemoglobina, como em outras doenças.

Esplenectomia é indicada nos casos dependentes de transfusão. Ela não resulta na cura, porém promove melhor controle da doença, com elevação da concentração de hemoglobina (média de 1,6 g/dL) e queda nos níveis de bilirrubina. Geralmente retarda-se a esplenectomia até pelo menos os 5 anos para reduzir risco de sepse por germes encapsulados. Até os 12 anos, 40% dos pacientes serão esplenectomizados; até os 18 anos, serão 70%.

Pelo risco de desenvolvimento de colelitíase, sugere-se colecistectomia conjunta quando indicada esplenectomia.

Referências bibliográficas

1. Marzzoco A, Torres B. Bioquímica básica. Rio de Janeiro: Guanabara Koogan; 2007.
2. Nathan D, Oski F, Orkin S. Nathan and Oski's hematology of infancy and childhood. Philadelphia (PA): Elsevier Saunders; 2015.
3. Goldman L. Goldman-Cecil medicina. Elsevier Health Sciences Brazil; 2014.
4. Grace R, Glader B. Red blood cell enzyme disorders. Pediatric Clinics of North America. 2018;65(3):579-95.
5. Zago M, Falcão R, Pasquini R. Tratado de hematologia. Atheneu; 2014.
6. Cappellini M, Fiorelli G. Glucose-6-phosphate dehydrogenase deficiency. The Lancet. 2008;371(9606):64-74.
7. Luzzatto L, Ally M, Notaro R. Glucose-6-phosphate dehydrogenase deficiency. Blood. 2020;136(11):1225-40.

8. Najafi N, Velde A, Poelaert J. Potential risks of hemolysis after short-term administration of analgesics in children with glucose-6-phosphate dehydrogenase deficiency. The Journal of Pediatrics. 2011;159(6):1023-8.
9. Spolarics Z, Siddiqi M, Siegel J, Garcia Z, Stein D, Ong H et al. Increased incidence of sepsis and altered monocyte functions in severely injured type A: glucose-6-phosphate dehydrogenase-deficient African American trauma patients. Critical Care Medicine. 2001;29(4):728-36.
10. Youngster I, Arcavi L, Schechmaster R, Akayzen Y, Popliski H, Shimonov J et al. Medications and glucose-6-phosphate dehydrogenase deficiency. Drug Safety. 2010;33(9):713-26.
11. Belfield K, Tichy E. Review and drug therapy implications of glucose-6-phosphate dehydrogenase deficiency. American Journal of Health-System Pharmacy. 2018;75(3):97-104.
12. Lee S, Lai N, Chaiyakunapruk N, Chong D. Adverse effects of herbal or dietary supplements in G6PD deficiency: a systematic review. British Journal of Clinical Pharmacology. 2016;83(1):172-9.
13. Lee S, Chaiyakunapruk N, Lai N. What G6PD-deficient individuals should really avoid. British Journal of Clinical Pharmacology. 2016;83(1):211-2.
14. Grace R, Barcellini W. Management of pyruvate kinase deficiency in children and adults. Blood. 2020;136(11):1241-9.
15. Ayi K, Min-O G, Serghides L, Crockett M, Kirby-Allen M, Quirt I et al. Pyruvate kinase deficiency and malaria. New England Journal of Medicine. 2008;358(17):1805-10.

Capítulo 12

Alterações hematológicas na síndrome de Down

Roberto Augusto Plaza Teixeira

A síndrome de Down (SD), também conhecida como "trissomia do cromossomo 21", é a alteração cromossômica mais comumente identificada na população, com incidência de 1 em cada 700 nascimentos.[1]

Desde o nascimento e durante os primeiros anos de vida, esses pacientes podem desenvolver diferentes problemas de saúde como cardiopatias congênitas, endocrinopatias, alterações oftalmológicas, dificuldades no aprendizado, entre outras.[2]

Também está associada a uma variedade de alterações hematológicas, a maioria observada durante a infância, sendo que muitas delas já podem ser identificadas no período neonatal de forma transitória, como policitemia, macrocitose, leucocitose, alterações plaquetárias e o transtorno mieloproliferativo transitório associado à SD. Além disso, os indivíduos acometidos apresentam um risco aumentado de 10 a 20 vezes de desenvolverem leucemias agudas, sendo 20 vezes maior para leucemias linfoides agudas (LLA) e em até 500 vezes para um tipo específico de leucemia mieloide aguda com características moleculares próprias e resposta única ao tratamento, também conhecida como "leucemia mieloide associada à SD" (LMA-SD), que inclui a LMA megacarioblástica (LMA-M7) e a síndrome mielodisplásica associada à SD.[2,3]

As LMA-SD são precedidas, em boa parte dos casos, pelo transtorno mieloproliferativo transitório associado à SD, condição pré-leucêmica observada durante o período neonatal em 10% dos recém-nascidos, que, na maioria das vezes, regride espontaneamente e, depois, em cerca de 30% dos casos, após essas crianças adquirirem novas mutações, culmina no desenvolvimento da leucemia mieloide aguda.[2,3]

Ademais, vale salientar que a alta frequência de hipotireoidismo congênito nesses pacientes, presente de forma subclínica, colabora com a presença de anemia normocrômica e normocítica (raramente macrocítica), eosinofilia, alterações estruturais dos neutrófilos, monocitoses e mesmo hipoplasia das outras linhagens mieloides.[4]

Neste capítulo, abordaremos todas essas alterações.

Alterações hematológicas presentes nos fetos e neonatos

Durante o segundo trimestre de gestação, o feto com trissomia do 21 desenvolve dismegacariopoiese e diseritropoiese com aumento dos progenitores eitroides e megacariocitários no fígado.[2]

Essas alterações repercutem no nascimento, observando-se no hemograma, durante o período neonatal, anormalidades hematológicas como neutrofilia (80%), trombocitopenia (66%) e policitemia (33%), que perduram por 1 semana e são seguidas de uma fase em que se observam macrocitose e trombocitose.[5]

Também acontecem alterações na contagem linfocitária que se intensificam ao passar do tempo, sendo o achado de linfopenia bem característico dos pacientes com a síndrome. A expansão linfocitária comumente observada nas crianças durante a primeira infância é, de certa forma, não observada nas crianças com SD e, embora a subpopulação de linfócitos T alcance progressivamente uma normalidade, a população de linfócitos B se mantém severamente diminuída, o que poderia explicar, em parte, a maior susceptibilidade das crianças com SD à infecção.[2,3,6]

O Quadro 12.1 resume as características das principais alterações hematológicas associadas à SD.

Quadro 12.1 – Características das principais alterações hematológicas associadas à síndrome Down.

Idade de apresentação	Alterações hematológicas
Período Neonatal	Eritropoiese: • Policitemia (33%) • Diseritropoiese (células-alvo, macrócitos) • Aumento do VCM • Eritroblastos presentes no sangue Série leucocitária: • Leucocitose • Neutrofilia (80%) • Aumento de monócitos • Redução de linfócitos • Aparecimento de blastos no sangue Série plaquetária: • Plaquetopenia (66%) • Plaquetas gigantes
Lactentes	• Fase temporária de macrocitose e trombocitose
Infância	• Linfopenia (60% a 80%) decorrente de diminuição de linfócitos B (principalmente) e T

Fonte: Adaptado de Bruwier A, 2012.

Leucemogênese associada ao cromossomo 21

Nas últimas décadas, o papel da trissomia do 21 na transformação maligna de células hematopoiéticas tem sido mais bem esclarecido.

A trissomia do cromossomo 21 induz a uma expansão dos progenitores megacariocíticos e eritroides. Essa expansão, por sua vez, promove a mutação somática do gene GATA 1 (*globin transcription factor 1*), localizado na região Xp11.23 do cromossomo X, que codifica a proteína GATA *binding* proteína 1 (GATA1), pertencente à família de fatores transcricionais e essencial no desenvolvimento das células eritrocíticas e megacariocíticas.[2] Essa mutação promove um novo gene encurtado sem o exon 2 denominado "GATA1s" (GATA 1 *shortened*), que é característico e aparece em 100% dos casos de LT-SD e LMA-SD.[2,3,8] Em 80% dos casos, essa mutação regride espontaneamente, porém em 20% deles novas mutações resultam no desenvolvimento de LMA. Deste modo, deve haver uma contribuição de genes presentes no cromossomo 21 que cooperem com mutações no gene GATA1 para causarem a leucemogênese.[2,3,8]

Já a gênese da LLA é mais heterogênea, caracterizada pela ausência de alterações genéticas comuns às crianças com LLA na população geral e com 60% dos casos expressando uma superexpressão do receptor CRLF2, além de outras mutações somáticas como dos genes CRLF2, JACK2, NRAS, KRAS, e IKZF 1, que estão relacionadas a maior incidência de LLA nas crianças com síndrome de Down.[2,3,9]

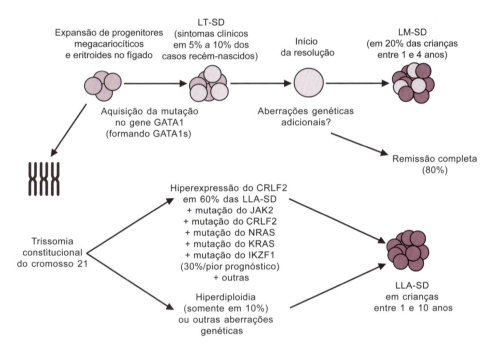

Figura 12.1 – Processos envolvidos na leucemogênese associada à síndrome de Down.
Fonte: Adaptada de Izraeli M, 2010; Bruwier A, 2012.

Leucemia transitória associada à síndrome de Down (LT-SD)

Convencionalmente, a leucemia transitória associada à síndrome de Down (LT-SD), também denominado "transtorno mieloproliferativo transitório associado à síndrome de Down", é definido como um distúrbio mieloproliferativo clonal e transitório neonatal que acomete os pacientes com síndrome de Down ou mosaicismo para trissomia do 21, cujo achado definitivo para sua classificação usada pela WHO (World Health Organization) é a presença de aumento de blastos no sangue periférico (> 10%) e/ou quadro clínico característico de LT-SD nas crianças com menos de 3 meses de idade associado à identificação da mutação adquirida do gene GATA1 no éxon 2 (97%) ou, mais raramente, no éxon 3.[11,12]

Sua frequência varia de 5% a 30% de acordo com os métodos empregados para identificá-la. Por meio de técnicas de sequenciamento de última geração, a LT-SD pode ser identificada em 30% dos neonatos, sendo ao menos metade deles de leucemias transitórias ditas silenciosas, uma vez que não são acompanhadas com as alterações clínicas e hematológicas características.[12] Costuma ocorrer ao redor do sétimo dia de vida (variando entre 1 e 65 dias).

Classicamente, a apresentação da clínica da LT-SD pode variar desde o encontro de alterações características no hemograma sem nenhuma sintomatologia clínica, até hepatoesplenomegalia, anasarca com derrame pleural, derrame pericárdico e ascite, sangramentos e, nos casos mais graves, fibrose hepática, coagulopatia e falência renal.[2,12]

O Quadro 12.2 mostra as características clínicas mais importantes da leucemia transitória associada à síndrome de Down (LT-SD).

Quadro 12.2 – Características clínicas da leucemia transitória associada à síndrome de Down.

Característica Clínica	Observação
Icterícia	50% dos casos
Hepatoesplenomegalia	Comum, hepatomegalia ou hepatoesplenomegalia
Rash	Raro, mas quando presente sugere LT-SD
Derrame pleural, derrame pericárdico e ascite	25% dos casos
Diáteses hemorrágicas	10%
Fibrose hepática	Rara (casos desfavoráveis)
Insuficiência renal	Rara (< 10% – casos desfavoráveis)
Hidropsia fetal	Rara
Assintomático	Em menos de 10% dos casos

Fonte: Adaptado de Roberts I, 2014.

No hemograma, observa-se aumento na contagem leucocitária com aumento no número de blastos (megacarioblastos), neutrófilos, basófilos e mielócitos. Trombocitopenia e, mais raramente, anemia podem ser identificadas.[2,11,12]

Também é observada no sangue a presença de eritroblastos (células precursoras das hemácias) e de plaquetas gigantes. A única alteração específica é o encontro de blastos, cuja presença em um número superior a 10% associada à mutação do gene GATA1 confirma o diagnóstico de LT-SD.[1,2] Muito comumente, a percentagem de blastos encontrados no sangue é superior à encontrada na medula óssea e essas células se apresentam com diferenciação megacarioblástica.[12] Suas principais características hematológicas são listadas no Quadro 12.3.

Quadro 12.3 – Alterações hematológicas na LT-SD.

Alteração hematológica	Incidência
Leucocitose	60% a 70% dos casos
Blastos no SP > 20%	80% dos casos, importância quando associados à mutação do GATA 1
Neutrofilia	Comum
Trombocitopenia	Mais de 66% (similar aos sem TMT)
Anemia e eosinofila	Raramente. Menos de 10% dos casos

Fonte: Adaptado de Roberts I, 2014.

Na imunofenotipagem, suas características são muito similares às da LMA associada à síndrome de Down com expressão de CD34 e CD117, marcadores mieloides (CD13 e CD33), eritroides (glicoforina A) e glicoproteínas plaquetárias (CD36, CD42, CD61), assim como expressão anômala de CD56 e CD7 e baixa expressão de CD11. A medula óssea contém grande número de megacariócitos displásicos, achado comumente observado na fase mielodisplásica que antecede o desenvolvimento da LMA-SD.[11,12]

Lembrar que 20% dos neonatos com síndrome de Down apresentam mutação do gene GATA 1 sem manifestar alterações clínicas ou hematológicas, quadro descrito como LT-SD silenciosa, cujas mutações são somente identificadas por técnicas mais modernas de sequenciamento de última geração e são indistinguíveis daqueles sem a mutação do GATA 1.[12]

A LT-SD remite espontaneamente em cerca de 80% dos casos em até 3 meses do diagnóstico, sendo que a mortalidade associada a essa condição varia de 15% a 23%, observada até a criança completar 6 meses de vida.[12,13]

Portanto, na maioria dos casos, não há necessidade de tratamento específico, apenas seguimento clínico com controles seriados de hemograma e outros exames séricos. Uma abordagem terapêutica medicamentosa está indicada principalmente quando há sintomas severos que coloquem em risco a vida do bebê, como contagem leucocitária superior a 100×10^9/L, hepatomegalia evidenciando fibrose hepática com disfunção (coagulopatia, progressiva elevação de bilirrubinas e transaminases), efusões (pleural, pericárdica, ascite ou hidropsia), prematuridade com baixo peso ao nascimento e falha em se obter remissão espontânea). O tratamento consiste em baixas doses de citarabina (0,5 a 1,5 mg/kg, dose dividida em 2 vezes ao dia, por 5 a 12 dias), podendo ser utilizada a exsanguinotransfusão e, eventualmente, a leucaférese para diminuir a leucostase, que possibilita uma redução rápida da contagem leucocitária nos casos de ela ser superior a 100×10^9/L.[12] Cerca de 20% dos pacientes com LT-SD desenvolverão ulteriormente a LMA-M7, e é importante salientar que estudos realizados pelo *Childrens Oncology Group* e pelo Grupo BFM demonstraram a falha na prevenção do desenvolvimento posterior de LMA adotando-se tratamento com citarabina em baixas doses para as crianças diagnosticadas com LT-SD em comparação a somente observar.[13]

LMA no paciente com síndrome de Down

Pacientes com síndrome de Down apresentam maior chance de desenvolver um tipo único de LMA, denominado "LMA associada à síndrome de Down", caracterizado por ser de 150 a 500 vezes mais frequente nas crianças com trissomia do cromossomo 21; ter, na maioria das vezes, linhagem megacarioblástica (LMA-M7 pela classificação do FAB); acometer as crianças com menos de 4 anos de idade; apresentar uma excelente resposta à quimioterapia e, consequentemente, um excelente prognóstico; estar fortemente associado à mutação do GATA 1, sendo que, em 20% dos casos, os pacientes apresentaram a LT-SD associada à síndrome de Down no período neonatal.[14]

A leucemia é precedida em 20% a 60% dos casos de uma pré-fase de mielodisplasia caracterizada por trombocitopenia e presença de fibrose medular, que pode persistir por alguns meses. Outra característica é o fato de 20% desses pacientes terem antecedente de LT-SD diagnosticada no período neonatal, sendo a maior parte das vezes associada à presença da mutação do gene *GATA 1*. Nesses casos, para que ocorra o desenvolvimento posterior da LMA, se faz necessário que as células com a mutação do gene *GATA 1* adquiram outras mutações, como as relacionadas aos genes da coesina, aos reguladores epigenéticos, além de outras moléculas sinalizadoras.[14,15]

A idade média de diagnóstico é de 12 a 18 meses, sendo praticamente não identificada nas crianças acima de 5 anos. Os achados hematológicos se caracterizam por uma progressiva pancitopenia, com uma baixa taxa de leucócitos e de blastos no sangue. Outra característica da LMA-SD é a ausência de infiltração meníngea. A aspiração da medula óssea é difícil e com pouca celularidade em decorrência da fibrose. Em 66% dos casos, há expressão de marcadores megacarioblásticos (CD36, CD42, CD61), classificando essas leucemias como LMA-M7, um subtipo extremamente raro de LMA nas crianças sem SD que aumenta em 500 vezes no lactente com SD. As células leucêmicas também exibem um perfil muito típico, com a mutação adquirida do gene *GATA 1* em 100% das vezes associada a outras mutações, como cópias adicionais dos cromossomos 8 e 21, monossomias do cromossomo 7 e -5/5q-, sem conotação de pior prognóstico.[14,15]

As crianças demonstram extrema sensibilidade aos quimioterápicos, principalmente à citarabina, em virtude da superexpressão da enzima cistationa sintetase que converte o ara-C em ara-CTP, aumentando a incorporação dele ao DNA, e também aos antracíclicos, pela superexpressão da carbonil–redutase, diminuindo o catabolismo dessas drogas aos seus metabólitos alcoólicos cardiotóxicos.[16] Em decorrência, apresentam alvissareiras taxas de sobrevida global (SG) em 5 anos de 87% a 93%, muito superiores às das crianças com LMA e sem SD, sendo os casos de insucesso mais relacionados à toxicidade do que à resistência ao tratamento.[17]

No entanto, 10% de casos estão associados a fatores de prognóstico adversos, como a presença de doença residual mínima (DRM) no final da indução, trissomia do cromossomo 8, morfologia não M7 e início da doença em idade mais avançada. Essas leucemias costumam ocorrer em pacientes mais velhos (maiores de 4 anos), raramente expressam a mutação do gene *GATA 1* e apresentam evolução mais desfavorável, demonstrando maior resistência ao tratamento e maior chance de recaída, com pior prognóstico, semelhante aos dos pacientes com LMA sem síndrome de Down.[14,17]

O Quadro 12.4 resume todas as principais características clínicas dos pacientes com LMA-SD.

Quadro 12.4 – Características clínicas dos pacientes com LMA-SD.

Características	Comentário
Idade	Menor de 4 anos
Tipo	LMA-M7 (megarioblástica)
Incidência	150 vezes maior que na população geral (LMA-M7 500 vezes mais frequente)
Prognóstico	Excelente SG de 87% a 93% Superior ao das crianças com o mesmo tipo de LMA sem síndrome de Down
Antecedente	20% com história prévia de LT-SD
Característica	Pode ser precedida por fase mielodisplásica com trombocitopenia em 40% a 60% das vezes

LT-SD: leucemia transitória associada à síndrome de Down; LMA-SD: leucemia megacarioblástica associada à síndrome de Down; SG: sobrevida global.
Fonte: Elaborado pela autoria do capítulo.

Leucemia linfoide aguda

As crianças com SD apresentam risco 20 vezes aumentado de desenvolver leucemia linfoide aguda e correspondem a 3% dos casos de LLA diagnosticados na infância.

Mas ao contrário da LMA-SD, a LLA na SD é uma doença mais heterogênea. Na maioria das vezes, ela deriva de células precursoras B, ocorre numa idade similar às das crianças sem SD e raramente acomete lactentes ou crianças que têm o fenótipo T. Além disso 40% dos casos apresentam cariótipos normais (contra apenas 6% dos pacientes com LLA sem SD).[9]

As anormalidades citogenéticas favoráveis como a translocação t (12,21) com a fusão *ETV6-RUNX-1*, trissomia dupla do cromossomo 4 e 10 e hiperdiploidia (somente em 10%) são raramente observadas, assim como anormalidades desfavoráveis como o cromossomo Ph1 e o rearranjo do gene *MLL*.[18]

Recentes estudos demonstraram que mutações em genes como o *JAK2*, *NRAS*, *KRAS* e superexpressão e mutação do gene *CRLF2*, além da participação de genes presentes no cromossomo 21, como o *HMGN1* e *DYRK1A*, estão diretamente relacionadas no aumento do risco de essas crianças desenvolverem LLA. A descrição de outros genes como a deleção dos genes *IKZF1 (Ikaros 1)* e *PAX5*, além do rearranjo do gene *ETV6-IGH* e deleções do gene histona, mostra como a LLA nesses pacientes se trata de uma doença heterogênea. Mutações do gene *IKZF1*, presentes em 30% dos casos, parecem se associar a um pior prognóstico e a uma maior idade ao diagnóstico.[9,18]

Os sintomas são iguais aos das crianças com LLA sem SD, não existe uma fase pré-leucêmica com citopenias como nas LMA-SD, e o hemograma é muito semelhante, exceto pela contagem leucocitária raramente exceder os 50.000/mm.[3,9,32]

A terapia *standard* é a usada, mas esses pacientes apresentam uma pronunciada toxicidade ao tratamento, ensejando um prognóstico e uma sobrevida livre de doença bem inferior aos das crianças com LLA sem SD. O Quadro 12.5 resume essas características.[9,18]

Quadro 12.5 – Características clínicas dos pacientes com LLA e SD.

Característica	Comentário
Incidência	• 15 a 30 vezes maior (3% das LLA na infância)
Tipo	• Maioria de fenótipo B
Idade	• 1 a 10 anos (igual à da população sem SD)
Características	• Raramente leucócitos > 50.000 • Raramente há o envolvimento do SNC
Toxicidade	• Alta toxicidade ao metotrexate, corticosteroides e antraciclicos • Resulta na modificação em 40% do tratamento com atrasos e em frequentes reduções de dose
Alterações moleculares	• Ausência de fatores de bom prognóstico de hiperdiploidia e fusão *ETV6-RUNX 1* • Ausência de rearranjos *MLL* e cromossomo *Ph1* • Presença de mutações dos genes *CTLF2, JACK 2, KRAS, NRAS* e *IKZ1* (em 30% e associadas a um pior prognóstico)
Prognóstico	• 70% a 80% sobrevida global • Inferior aos das crianças com LLA sem SD

LLA: leucemia linfoide aguda; SD: síndrome de Down; SNC: sistema nervoso central.
Fonte: Elaborado pela autoria do capítulo.

A toxicidade é mais pronunciada ao metotrexate (MTX), com maior incidência de hepatotoxicidade, mucosite e infecções pelo fato de o transportador do MTX para as células se localizar no cromossomo 21 e estar superexpresso, acarretando aumento do quimioterápico dentro das células, além de apresentar maior taxa de hiperglicemia em decorrência do uso do corticosteroide e cardiotoxicidade após exposição aos antracíclicos, todas as drogas comumente usadas no tratamento da LLA.[16,19]

Por essas razões, 40% a 50% dos pacientes sofrem modificações no tratamento, 20% com reduções e 20% com prolongamentos das diferentes fases terapêuticas, principalmente pelos atrasos decorrentes da toxicidade. Interessante que a toxicidade se manifesta em todas as fases do tratamento, podendo aumentar a mortalidade relacionada a ele, inclusive durante a fase de manutenção, o que raramente se observa nas crianças com LLA sem SD.[9,19]

No geral, o prognóstico das crianças com LLA-SD é pior do que nas crianças com LLA sem SD, com taxas 10% a 20% menores de sobrevida global em 5 anos, estando essa redução na possibilidade de cura relacionada principalmente a maior chance de recaída pelas seguidas diminuições das doses dos quimioterápicos empregados, ou mesmo o não uso de doses altas de MTX, e também de uma maior taxa de mortalidade relacionada à toxicidade.[9,18]

Referências bibliográficas

1. Nishira R, Souza ASC, Finatti LR, Palmieri NO. Hematological parameters in children with Down syndrome. J Pathol Med Lab. 2015;51(2):85-90.
2. Bruwier A, Chantrain C. Hematological disorders and leukemia in children with Down syndrome. Eur J Pediatr. 2012:1301-7.
3. Roberts I, Izraeli S. Hematopoietic development and leukemia in Down syndrome. Br J Haemaol. 2014;167:587-99.
4. Mang N, Vizitiu AC, Anghel A. Changes in the peripheral blood cell count in pediatric patients with Down syndrome. J Int Med Res. 2019;47(8):3757-62.

5. Henry E, Walker D, Wiedmeier SE, Christensen RD. Hematological abnormalities during the first week of life among neonates with Down syndrome. Am J Med Genetics. 2007;143(A):42-50.
6. Roizen NJ, Amarose AP. Hematological abnormalities in children with Down syndrome. Am J Med Genet. 1993;46:510-2.
7. Dixon N, Kishnani PS, Zimmerman S. Clinical manifestations of hematology and oncology disorders in patients with Down syndrome. Am J Med Genet C Semin Med Genet. 2006;142C(3):149-57.
8. Roberts L, Alfort K, Hall G, Juban G, Richmond H, Norton A et al. GATA 1-mutant clones are frequent and often unsuspected in babies with Down syndrome: identification of a population at risk of leukemia. Blood. 2013;122:3908-17.
9. Lee P, Bhansali R, Izraeli S, Hijiya N, Crispino JD. The biology, pathogenesis and clinical aspects of acute lymphoblastic leukemia in children with Down syndrome. Leukemia. 2016;30(9):1816-23.
10. Izraeli M. The acute lymphoblastic leukemia of Down syndrome. 42nd ed. In: Congress of the International Society of Pediatric Oncology; 2010; Boston, Massachusetts. SIOP Education Book; 2010. p. 72-6.
11. Bhatnagar N, Nizery L, Tunstall O, Paresh V, Roberts I. Transient abnormal myelopoiesis and AML in Down syndrome: an update. Curr Hematol Malig Rep. 2016;11(5):333-41.
12. Tunstall O, Bhatnagar N, James B, Norton A, Marcaiigh AS, Watts T et al. Guidelines for the investigation and management of transient leukemia of Down syndrome. Br J Haematol. 2018;182(2):200-11.
13. Gamis AS, Alonzo TA, Gerbing RB, Hilden JM, Sorrell AD, Sharma M et al. Natural history of transient myeloproliferative disorder clinically diagnosed in Down syndrome neonates: a report from Children's Oncology Study Group A2971. Blood. 2011 Dec 22;118(26):6752-9.
14. Labuhn M, Perkins K, Matzk S, Varghese L, Garnett G, Papaemmanuil E et al. Mechanisms of progression of myeloid preleukemia to transformed myeloid leukemia in children with Down syndrome. Cancer Cell. 2019(692):123-38.
15. Mast KJ, Taub JW, Alonzo TA, Gamis AS, Mosse CA, Mathew P et al. Pathological features of Down syndrome, myelodysplasic syndrome and acute myeloid leukemia. Arch Pathol Lab Med. 2020;144(4):466-72.
16. Taub JW, Ge Y. Down syndrome, drug metabolism and chromosome 21. Pediatr Blood Cancer. 2005;44(1):33-9.
17. Taub JW, Bertman JN, Hitz JK. Improved outcomes for myloid leukemias of Down syndrome: a report form the Children's Oncology Group AAML 0431 trial. Blood. 2017;129:3304-13.
18. Buitekamp TD, Izraeli S, Zimermann TD et al. Acute lymphoblastic leukemia in children with Down syndrome: a retrospective analysis from the Ponte di Legno Study Group. Blood. 2014;123:70-7.
19. Ostergaard A, Bohnstedt C, Grell K, Degn M, Zeller B, Taskinen M et al. Acute lymphoblastic leukemia and Down syndrome: 6-mercapturine and methotrexate metabolites during maintenance therapy. Leukemia. 2020;35(3):863-6.

Capítulo 13

Trombocitopenia imune

Thiago de Souza Vilela
Andrea Angel

Introdução

A trombocitopenia é um achado de hemograma comum na prática do pediatra, seja em uma coleta ambulatorial no consultório, seja em atendimento de pronto-socorro. Esta alteração pode ter sua origem desde em reações a processos inflamatórios e infecciosos, até em doenças quantitativas e qualitativas que interferem na função plaquetária, resultando no comprometimento do processo de coagulação.[1] Uma das patologias mais frequentes na pediatria associadas à plaquetopenia é a trombocitopenia imune primária (PTI).[2] Sua fisiopatologia é heterogênea e a clínica geralmente se manifesta com a presença de petéquias, púrpuras, sangramentos de mucosa e, em casos mais graves, até sangramento de sistema nervoso central (SNC).[2-4] Existe mais de uma terapia disponível para o seu tratamento e controle, e novas opções foram recentemente aprovadas. O melhor entendimento da sua fisiopatologia, manifestação clínica e terapêutica permite ao pediatra, que acompanha o paciente, melhores resultados em qualidade de vida, podendo atuar em parceria com o hematologista pediátrico.

Fisiopatologia

A fisiopatologia da PTI ainda não é totalmente clara, porém vários são os mecanismos envolvidos. Entre eles, o sangramento decorre da destruição precoce de plaquetas pelo reconhecimento do complexo de glicoproteínas plaquetárias ligadas a autoanticorpos da classe IgG por receptores FC macrofágicos do sistema reticuloendotelial, em sua maioria no baço e fígado.[5-7] Como resultado, a duração média de plaquetas na circulação cai de 8 a 10 dias para algumas horas. Estas imunoglobulinas do tipo IgG ligam-se a epítopos de plaquetas e megacariócitos (principalmente as glicoproteínas IIb-IIIa, Ib-IX, Ia-IIa), resultando, além da destruição plaquetária periférica, em uma megacariocitopoiese ineficaz. Além dos mecanismos humorais, mimetismos moleculares e estresse oxidativo podem também contribuir negativamente com a atividade plaquetária.[6]

Entretanto, outros mecanismos podem estar presentes dependendo da classificação da doença. Casos de PTI recém-diagnosticados e com rápida resolução, sem persistir com trombocitopenia prolongada, são comuns em crianças após um episódio de infecção, semanas antes do diagnóstico. Estas situações podem sugerir que proteínas plaquetárias apresentam similaridade com proteínas do microrganismo ao qual o paciente foi exposto. Assim, hipoteticamente, por uma reação cruzada às proteínas plaquetárias, um mecanismo imune e inflamatório resulta em trombocitopenia.[6,8]

Sabe-se ainda que mecanismos humorais e celulares estão envolvidos na fisiopatologia da doença. Elevados níveis de células T relacionadas a proteínas inflamatórias são observados na PTI. Células T citotóxicas, por sua vez, parecem ter ação destrutiva direta em plaquetas e megacariócitos. O papel das células T, em particular o linfócito Th-1, é fundamental na manifestação da doença em sua forma crônica.[6,7]

Outro mecanismo fisiopatológico que contribui com a megacariocitopoiese ineficaz nestes pacientes são os baixos níveis de trombopoetina (TPO). A TPO é um regulador primário da produção plaquetária e, em pacientes com PTI, estudos evidenciaram valores abaixo da normalidade.[5,9]

Classificação

Em 2007, após a reunião do *International Working Group* (IWG), em Vicenza, na Itália, especialistas elaboraram um consenso de PTI, e, para a definição da doença, foram estabelecidos para o diagnóstico de PTI níveis de plaquetas menores do que $100 \times 10^9/L$.[10] Para a classificação das fases da PTI, foi utilizado o tempo de duração desde o início dos sintomas, como consta no Quadro 13.1.

Quadro 13.1 – Classificação das fases da trombocitopenia imune primária (PTI).

Tempo de duração	Denominação
Até 3 meses do diagnóstico	PTI recém-diagnosticada
De 3 a 12 meses do diagnóstico	PTI persistente
Acima de 12 meses do diagnóstico	PTI crônica

Fonte: Adaptado de Rodeghiero F et al. 2009.

Neste consenso, o termo "idiopática", até então utilizado, foi descontinuado e substituído por "imune", enfatizando, assim, o mecanismo de imunomediação da doença. Da mesma forma, o termo "púrpura" também foi revisado, visto que muitos pacientes não apresentam sintomas intensos de sangramento.[10]

A PTI pode ser classificada ainda como primária (mecanismo autoimune caracterizado por trombocitopenia, sem outra causa associada e sendo um diagnóstico clínico de exclusão) ou secundária. Em pediatria, a PTI primária é a mais prevalente, com a PTI secundária presente em menos de 10% dos casos. A distinção entre PTI primária e secundária é fundamental, uma vez que cada uma delas tem evoluções diferentes e tratamentos específicos. Na PTI secundária, por exemplo, o tratamento geralmente está focado na patologia que resultou na trombocitopenia. As principais causas são doenças infecciosas (HIV, hepatite C, citomegalovírus e *H. pylori*), distúrbios imunológicos (artrite reumatoide, artrite idiopática juvenil, lúpus eritematoso sistêmico e síndrome do anticorpo antifosfolípide), doenças linfoproliferativas (linfoma não Hodgkin) e medicamentosa.[10]

Epidemiologia

A PTI apresenta uma prevalência de 3 a 5 casos para 100 mil crianças, podendo variar de acordo com a idade e o gênero. A média de idade para o surgimento da doença é de um a 6 anos. Meninos e meninas costumam ser igualmente afetados, porém há maior frequência da manifestação da doença em meninos com menor faixa etária e em meninas com faixa etária maior.[6,8,11]

Quanto à classificação da doença, a grande maioria apresenta PTI recém-diagnosticada, com resolução nos três primeiros meses, sendo a PTI primária a mais frequente em pacientes pediátricos. A remissão costuma ser alta na infância, com cerca de 69% a 75% até 6 meses do início da doença, sendo as taxas maiores quanto mais jovem o paciente.[6,11]

Alguns fatores parecem ser preditivos para a remissão da doença. A apresentação após episódio de infecção recente, a instalação abrupta dos sintomas da PTI e a manifestação da doença abaixo de 10 anos de idade estão associados com PTI de rápida resolução.[4,11-13]

Apresentação clínica

Os sintomas mais frequentes em pediatria à apresentação são lesões de pele em forma de petéquias, características de pequenos sangramentos, além de hematomas e equimoses. O sangramento de mucosas é comum, principalmente mucosa nasal, apresentando-se com epistaxe, mas também possíveis sangramentos orais e de mucosa dos tratos geniturinário e gastrointestinal.[4,6,7] A hemorragia intracraniana é rara, estando presente em menos de 0,5% dos casos de PTI recém-diagnosticada.[6,15] No entanto, sangramentos ativos ou de SNC exigem condutas imediatas para evitar o risco de mortalidade.[12] A história clínica de infecção viral recente ou imunização nas últimas 6 semanas, em particular a vacina contra sarampo-caxumba-rubéola, é comum em pacientes pediátricos.[4,14,15] A escala demonstrada no Quadro 13.2 descreve o grau de sangramento dos pacientes, devendo-se ter mais atenção ao grau 3 e principalmente ao grau 4, que exige intervenção imediata.

Quadro 13.2 – Graus de sangramento em trombocitopenia imune primária (PTI).	
Grau	Descrição do sangramento
Grau 1 – leve	Sangramento mínimo, poucas petéquias (< 100 no total) ou 5 ou menos hematomas (até 3 cm), sem sangramento mucoso
Grau 2 – brando	Sangramento moderado, várias petéquias (> 100 no total) ou mais do que 5 hematomas (maiores do que 3 cm), sem sangramento mucoso
Grau 3 – moderado	Sangramento moderado, sangramento mucoso, interferência na rotina
Grau 4 – severo	Sangramento intenso, sangramento mucoso com queda de hemoglobina (Hb) maior do que 2 g/dL ou suspeita de sangramento intracavitário

Fonte: Adaptado de Provan D et al., 2019.

Diagnóstico diferencial

A plaquetopenia e sinais de sangramento em pele ou mucosas também podem estar presentes em outras patologias. Como o diagnóstico da PTI é principalmente clínico, o conhecimento dos diagnósticos diferenciais é essencial. Em algumas situações, em que o quadro clínico e/ou laboratorial não é bem característico, torna-se necessária a avaliação medular com o mielograma.[12] O Quadro 13.3 demonstra os principais diagnósticos diferenciais para PTI.[6,7]

Quadro 13.3 – Diagnósticos diferenciais da trombocitopenia imune primária (PTI).

Doenças plaquetárias	Doenças que cursam com trombocitopenia	Doenças infecciosas
Síndrome de Bernard-Soulier	Anemia de Fanconi	Vírus Epstein-Barr
Síndrome de Wiskott-Aldrich	Leucemias agudas	HIV
Púrpura amegacariocítica congênita	Doença de von Willebrand Tipo IIB	Hepatite C
Anomalia de May-Hegglin (MYH9)	Lupus eritematoso sistêmico	Citomegalovírus
Síndrome Kasabach-Merritt	Coagulação intravascular disseminada	*Helicobacter pylori*
Trombocitopenia aloimune neonatal	Síndrome do anticorpo antifosfolípide	Outras infecções virais
Síndrome da plaqueta cinzenta	Aplasia de medula	
Púrpura trombocitopênica trombótica	Trombocitopenia induzida por medicamento	
Síndrome EVANS	Sequestro esplênico Outras doenças reumatológicas	

Fonte: Adaptado de Kühne T, 2014; Michelson A, 2019.

Tratamento

O alvo do tratamento da PTI é conter eventos hemorrágicos que podem levar a pior morbidade e mortalidade, o tratamento também busca além de melhorar a qualidade de vida e reduzir os efeitos tóxicos do uso contínuo de medicações. Por ser uma doença que pode apresentar melhora espontânea, sem a necessidade de terapias, a decisão por iniciar o tratamento cabe ao médico assistente, sempre que possível com a avaliação do hematologista, que, diante dos riscos e benefícios ao paciente, avaliará o caso individualmente. Sabe-se que a contagem plaquetária não está diretamente relacionada aos eventos hemorrágicos. Ainda assim, considerando-se que os eventos mais graves ocorrem em níveis plaquetários inferiores a 10 a 20 × 10^9/L, esses valores podem reforçar a decisão para o início do tratamento.[16] No entanto, é importante avaliar todos os sintomas do paciente.[14]

A decisão sobre a admissão hospitalar deve ser baseada principalmente na presença de sintomas e de outros fatores sociais. Em casos de sangramento que se classifiquem como grau 1 ou grau 2, independentemente do valor plaquetário, as recomendações atuais não orientam internação, caso o paciente possa ser reavaliado em 24 a 72 horas. No entanto, na presença de questões sociais que impossibilitem a reavaliação, o paciente deverá ser internado e mantido em observação.[13,17] A decisão por iniciar o tratamento deve ser guiada pela piora do sangramento ou pela presença de outros sinais que sugiram risco de sangramento de SNC, além de crianças que apresentem riscos de sangramentos traumáticos.[12] A presença de hematúria, por exemplo, pode indicar maior risco de sangramentos intracavitários, com consequente maior risco de sangramento de SNC. Pacientes com sangramentos que se classifiquem no grau 3 ou 4 requerem intervenção imediata.[12-14]

As opções terapêuticas de 1ª linha são a corticosteroideterapia (CE), a imunoglobulina humana intravenosa (IGIV) e a antiglobulina anti-D (anti-D) (Tabela 13.1). Uma segunda dose de IGIV e de anti-D pode ser necessária se o sangramento persistir ou a resposta inicial for baixa.[12]

Tabela 13.1 – Tratamento na emergência da trombocitopenia imune primária (PTI) em pediatria.	
Medicação	Dose e duração
IGIV	0,8-1 g/kg (intravenoso) IV por 1 dia
CE	4 mg/kg IV ou via oral (VO) por 4 dias (máximo 200 mg/dia) OU 1-2 mg/kg VO por 7 a 14 dias (máximo 80 mg/dia), com redução gradativa OU 30 mg/kg IV por 3 dias, com redução gradativa
ANTI-D	75 mcg/kg IV, dose única

IGIV: imunoglobulina humana intravenosa; anti-D: imunoglobulina anti-D; CE: corticosteroideterapia (prednisolona ou metilprednisolona); IV: via intravenoso; VO: via oral.
Fonte: Provan D, 2019; Kühne T, 2017; Michelson A, 2019; Braga JAP, 2013; Singh G, 2020.

O anti-D intravenoso deve ser usado apenas se paciente Rh positivo, não esplenectomizado, sem apresentar teste de Coombs direto/antiglobulina direta (CD/TAD), positivo e em pacientes que apresentam hemoglobina superior a 9 g/dL. Por esses motivos, se limita ao tratamento da PTI recém-diagnosticada.[12]

As recomendações e orientações de preferência entre corticosteroideterapia ou IGIV são ainda conflitantes. Os corticosteroides apresentam contraindicação relativa em casos de infecções graves ou varicela recente. Além disso, o grande número de possíveis efeitos colaterais torna o seu uso mais limitado. No entanto, a utilização desta opção para graus 1 e 2 de sangramento em pacientes não internados mostra-se um bom adjuvante no tratamento. Recomenda-se a coleta de mielograma antes da administração de corticosteroides para afastar o diagnóstico diferencial de doença linfoproliferativa. A IGIV, por sua vez, tem como limitantes o alto custo e a necessidade de internação hospitalar. A cefaleia, um dos efeitos colaterais presentes na administração da IGIV, pode também gerar dúvidas quanto ao sangramento de SNC, resultando em iatrogenias como realização de exames de imagem sem necessidade. No entanto, seus benefícios e rápida resposta clínica e laboratorial após uma dose devem ser considerados na escolha para pacientes com elevados riscos de sangramentos por traumas e meninas durante a puberdade, caso esteja disponível.[13,18]

Em situações extremas de emergência, como sangramentos severos (grau 4) e sangramentos de SNC, pode haver a recomendação da transfusão de plaquetas seguida de pulsoterapia com metilprednisolona 30 mg/kg e IGIV 1 g/kg. A segunda dose pode ser necessária em 24 horas caso não ocorra aumento do nível plaquetário. Na persistência de sangramentos mesmo após as medidas cabíveis, a esplenectomia pode ser considerada.[16] O Quadro 13.4 resume a resposta às terapias em relação temporal.[13]

Quadro 13.4 – Relação temporal quanto à resposta terapêutica na trombocitopenia imune primária (PTI).	
Resposta precoce	Contagem de plaquetas maior ou igual a 30×10^9/L e ao menos dobrando o valor basal em 1 semana
Resposta inicial	Contagem de plaquetas maior ou igual a 30×10^9/L e ao menos dobrando o valor basal em 1 mês
Resposta duradoura	Contagem de plaquetas maior ou igual a 30×10^9/L e ao menos dobrando o valor basal em 6 meses

Fonte: Adaptada de Neunert C, 2019 (ASH).

Quando o paciente evolui para uma PTI persistente ou PTI crônica, os cuidados devem ser os mesmos da PTI recém-diagnosticada durante os sangramentos ativos. Geralmente, os pacientes mantêm níveis plaquetários acima de 20 a 30 × 10^9/L e apresentam sangramentos após lesões traumáticas; logo, a restrição de atividades físicas não deve ser mandatória para todos os pacientes, mas a devida orientação aos cuidadores da criança deve ser realizada. No caso de meninas em puberdade, a menstruação pode ser controlada com o uso de fibrinolíticos durante os dias de sangramento.[12] Sabe-se que quanto mais persistente e crônica a PTI, menor o significado do valor plaquetário.[6]

A terapia para evitar riscos de sangramento e manter melhor qualidade de vida, em pacientes com PTI persistente e crônica, mudou na última década. Com o advento de agonistas do receptor da TPO (eltrombopag e romiplostin), tem se preconizado sua escolha como tratamento preferencial frente à esplenectomia e rituximab.[9,13,14] Entretanto, apesar de, em 2018, a Agência Nacional de Vigilância Sanitária (Anvisa) ter liberado o uso destas medicações no Brasil, o eltrombopag foi permitido somente para maiores de 6 anos e o romiplostin, mesmo que descrito a partir de um ano de idade em bula, não foi recomendado pela entidade.[19,20] O uso de rituximab, por sua vez, não tem indicação precisa, apesar de alguns estudos indicarem boa resposta.[13] No Quadro 13.5, constam os medicamentos de 2ª linha para tratamento em casos refratários e algumas considerações.

Quadro 13.5 – Opções terapêuticas de 2ª linha no tratamento da trombocitopenia imune primária (PTI) em pediatria.

Terapia	Considerações
Agonistas do receptor da TPO	Drogas: eltrombopag/romiplostim PTI persistente e crônica Recomendações restritas
Rituximab	Terapia bem tolerada, mas com eventos adversos
Corticosteroides	Droga: dexametasona Eventos adversos indesejáveis pelo uso prolongado
Outras terapias	Drogas: azatioprina; micofenolato-mofetil; danazol; dapsona; ciclosporina; ciclofosfamida; fostamatinib Regimes específicos, doses não estabelecidas, resultados inferiores
Esplenectomia	PTI Crônica Evitar em menores de 5 anos Eficácia superior a 80% a longo prazo

TPO: trombopoetina.
Fonte: Adaptado de Provan D, 2019; Kühne T, 2017; Michelson A, 2019; Braga JAP, 2013.

Na ausência de resposta clínica e na persistência de sangramentos, considerando-se a limitação na qualidade de vida, a esplenectomia pode ser cogitada. Antes da esplenectomia, é necessário assegurar que a imunização esteja completa, considerar profilaxia anticoagulante periprocedimento e garantir que outras hipóteses diagnósticas tenham sido afastadas, em especial as doenças associadas a imunodeficiências.[12,16] Após o procedimento, o paciente deverá realizar adequada profilaxia antimicrobiana e ter pleno conhecimento da condição para, em situações de viagem e internações, saber informar a equipe médica que o atender.[12-14]

A aplicação de questionários de qualidade de vida antes do tratamento e ao final é recomendada pelos protocolos atuais para contribuir na escolha da terapia e no seu sucesso, bem como o bem-estar do paciente.[12,13] É considerado sucesso no tratamento quando o paciente entra em remissão, isto é, as plaquetas permaneçam com valores acima de 100 × 10^9/L após 12 meses do quadro inicial.[13]

Conclusão

A PTI é uma doença que deve ser bem conhecida pelo pediatra, uma vez que o primeiro contato e suporte ao paciente podem ocorrer em situações de urgência com sangramentos intensos e, nestas ocasiões, o especialista nem sempre estará disponível. Assim, a atualização do tratamento da PTI recém-diagnosticada, bem como o conhecimento da doença persistente ou crônica, pode contribuir com a qualidade de vida do paciente.

Referências bibliográficas

1. Lee AC. Isolated thrombocytopenia in childhood: what if it is not immune thrombocytopenia? Singapore Med J. 2018;59(7):390-3.
2. Buchanan GR. Immune thrombocytopenia during childhood: new approaches to classification and management. The Journal of Pediatrics. 2014;165(3):437-9.
3. Provan D, Newland AC. Current management of primary immune thrombocytopenia. Adv Ther. 2015;32(10):875-87.
4. Braga JAP, Loggetto SR, Hoepers ATC, Bernardo WM et al; Associação Médica Brasileira. Associação Brasileira de Hematologia, Hemoterapia e Terapia Celular guidelines project: guidelines on the diagnosis of primary immune thrombocytopenia in children and adolescents. Rev Bras Hematol Hemoter. 2013;35(5):358-65.
5. Stasi R, Newland AC. ITP: a historical perspective. Br J Haematol. 2011 May;153(4):437-50.
6. Kühne T. Immune thrombocytopenia in childhood. In: Hematology education: the education program for the annual Congress of the European Hematology Association; 2014 June 12-15; Milan, Italy. European Hematology Association. 2014;8:291-8.
7. Michelson A, Cattaneo M, Frelinger A, Newman P. Platelets. 4th ed. London: Elsevier; 2019.
8. D'Orazio JA, Neely J, Farhoudi N. ITP in children: pathophysiology and current treatment approaches. J Pediatr Hematol Oncol. 2013 Jan;35(1):1-13.
9. Siegal D, Crowther M, Cuker A. Thrombopoietin receptor agonists in primary immune thrombocytopenia. Semin Hematol. 2013 Jan;50(Suppl 1):S18-21.
10. Rodeghiero F, Stasi R, Gernsheimer T, Michel M, Provan D, Arnold DM et al. Standardization of terminology, definitions and outcome criteria in immune thrombocytopenic purpura of adults and children: report from an International Working Group. Blood. 2009 Mar 12;113(11):2386-93.
11. Despotovic JM, Grimes AB. Pediatric ITP: is it different from adult ITP? Hematology Am Soc Hematol Educ Program. 2018 Nov 30;2018(1):405-11.
12. Provan D, Arnold DM, Bussel JB, Chong BH, Cooper N, Gernsheimer T et al. Updated international consensus report on the investigation and management of primary immune thrombocytopenia. Blood Adv. 2019 Nov 26;3(22):3780-3817.
13. Neunert C, Terrell DR, Arnold DM, Buchanan G, Cines DB, Cooper N et al. American Society of Hematology guidelines for immune thrombocytopenia. Blood Adv. 2019 Dec 10;3(23):3829-66.
14. Kühne T. Diagnosis and management of immune thrombocytopenia in childhood. Hamostaseologie. 2017 Jan 31;37(1):36-44.
15. Black C, Kaye JA, Jick H. MMR vaccine and idiopathic thrombocytopenic purpura. Br J Clin Pharmacol. 2003 Jan;55(1):107-11.
16. Braga JAP, Loggetto SR, Hoepers ATC, Bernardo WM et al; Associação Médica Brasileira. Associação Brasileira de Hematologia, Hemoterapia e Terapia Celular guidelines project: guidelines on the treatment of primary immune thrombocytopenia in children and adolescents. Rev Bras Hematol Hemoter. 2013;35(6):417-27.

17. Singh G, Bansal D, Wright NAM. Immune thrombocytopenia in children: consensus and controversies. Indian J Pediatr. 2020 Feb;87(2):150-7.
18. Heitink-Pollé KMJ, Uiterwaal CSPM, Porcelijn L, Tamminga RYJ, Smiers FJ, Woerden NL et al; TIKI Investigators. Intravenous immunoglobulin vs. observation in childhood immune thrombocytopenia: a randomized controlled trial. Blood. 2018 Aug 30;132(9):883-91.
19. 19. Ministério da Saúde. Eltrombopague olamina no tratamento da Púrpura Trombocitopênica Idiopática (PTI) – Relatório de recomendação: medicamento. 2018, Brasília. Disponível em: http://conitec.gov.br/images/Consultas/Relatorios/2018/Relatorio_EltrombopagueOlamina_PTI_CP_27_2018.pdf). Acesso em: 1 mar. 2021.
20. 20. Ministério da Saúde. Romiplostim para Púrpura Trombocitopênica Idiopática (PTI) crônica e refratária em alto risco de sangramento – Relatório de recomendação: medicamento. 2018, Brasília. Disponível em: http://conitec.gov.br/images/Consultas/Relatorios/2018/Relatorio_Romiplostim_Purpura_PTI_CP18_2018.pdf). Acesso em: 1 mar. 2021.

Capítulo 14

Hemofilias e outras coagulopatias

Christiane Maria Silva Pinto

Parar um sangramento causado por uma injuria é resultado de um equilíbrio finamente balanceado: o sangramento deve ser cessado, mas a fluidez deve ser mantida e o coágulo deve se restringir ao local da lesão vascular. Um sistema dinâmico, integrado e altamente complexo balanceia fatores pró-coagulantes, anticoagulantes e fibrinolíticos, tornando possível hemostasia sem causar trombose. A geração de coágulo consiste numa "cascata de coagulação", um processo delicado e balanceado, processo que envolve mais de duas dúzias de proteínas extracelulares. Entre estas proteínas, estão zimogênios de serinoproteases e cofatores proteicos, que são ativados para iniciar a coagulação no sítio da lesão vascular.

Durante a lesão tecidual, há exposição do fator tecidual na superfície do endotélio vascular, que se liga-se ao fator VII circulante, tornando o fator VII ativado (FVIIa), o qual atua como gatilho inicial da cascata. O sinal é amplificado por meio de uma ativação gradual de eventos de clivagem de proteínas e, como resultado final, uma formação rápida e robusta de um coágulo de fibrina (Figura 14.1).

As coagulopatias compreendem as alterações quantitativas e/ou qualitativas nos fatores de coagulação, que podem levar aensejar tendências hemorrágicas.

As doenças hereditárias decorrentes de alteração nos fatores de coagulação costumam ser divididas pela frequência de seu aparecimento. Dessa forma, temos a doença de von Willebrand, as hemofilias e as coagulopatias hereditárias raras.

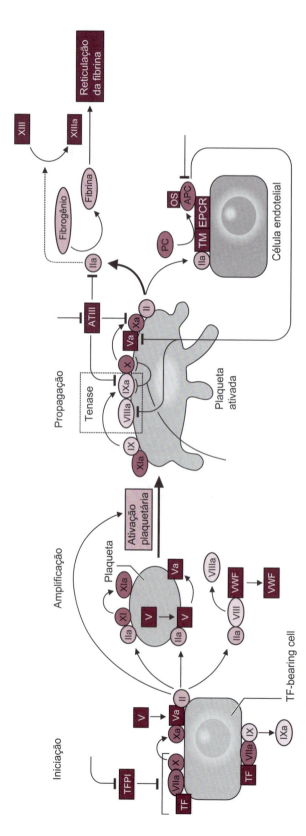

Figura 14.1 – Cascata de coagulação: modelo tradicional da cascata da coagulação. Serinoproteases (ovais) e cofatores e proteínas (retângulos) das vias extrínseca e intrínseca convergem na ativação do fator X (FX) na via comum, que tem como resultado final gerar um coágulo de fibrina. A amplificação da via acontece por meio da ativação seriada dos fatores de coagulação. As proteínas que são ausentes nos pacientes com hemofilia A e B, quando ativadas, fazem parte do complexo tenase. Neste modelo de coagulação "cell-based", a iniciação ocorre quando o sangue é exposto ao fator tecidual decorrente de lesão tecidual. O fator tecidual ativa o fator VII (FVIIa), que gera traços de fator X ativado (FXa), FIXa e trombina (FII). Essa iniciação é regulada pela via de inibidor de fator tecidual (TFPI) que inativa FVIIa e FXa. Os passos iniciais da amplificação acontecem na superfície das plaquetas não ativadas, onde a trombina ativa componentes da cascata, fator V em fator V ativado (FVa), bem como FVIII ativado (FVIIIa), que, ligado ao fator de von Willebrand (FvW), liga-se ao fator IX ativado (FIXa). A trombina também ativa as plaquetas, gerando uma superfície plaquetária ativada pró-trombótica, onde acontece a maior parte de geração de trombina, na fase de propagação, amplificada pela ativação trombina-mediada dos reguladores a montante (FIX, FVIII, FV), resultando na formação do coágulo de fibrina. A trombina também ativa os reguladores negativos da cascata, após ligação com trombomodulina (TM) e receptor da proteína C endotelial (EPCR), para ativar proteína C (PC) em proteína C ativada (APC). Essa ligação provoca a fase de terminação, durante a qual a geração de trombina é diminuída por meio da combinação da instabilidade de FVIIIa e da inativação dos fatores ativados por reguladores negativos como antitrombina III (ATIII, que inibe trombina, FIXa e FXa) e APC (que inibe FVIIIa e Va).

Fonte: Adaptada de Nature Reviews Drug Discovery, 2018.

Hemofilias[1-3,5]

Introdução

Hemofilia é uma doença hemorrágica hereditária, de caráter recessivo, ligada ao X, caracterizada pela deficiência do fator VIII (hemofilia A) ou do fator IX (hemofilia B). As deficiências dos fatores são resultantes de mutações nos genes do fator VIII ou fator IX, localizados no braço longo do cromossomo X.

As hemofilias foram das primeiras doenças reconhecidas pelo caráter hereditário. Tem sua primeira referência datada do século II, quando um rabino deduziu que irmãos, filhos de mães portadoras, tinham risco de morte por sangramento após circuncisão. A descrição médica de doença genética ligada ao X foi feita em 1803, por John Conrad Otto, a partir de quando se efetua o esclarecimento de sua etiologia com consequentes propostas de tratamento e melhora na sobrevida do portador.

Quanto à incidência, a hemofilia A é mais frequente e corresponde a 80% a 85% dos diagnósticos com 24,6 casos por 100 mil nascidos meninos; já a hemofilia B tem cerca de 15% a 20% dos casos, com frequência de 5 acometidos para 100 mil nascidos meninos. Cerca de 30% dos casos ocorrem por mutação nova, sem história familiar.

Meninas raramente são afetadas pela hemofilia, necessitando ter ambos os X afetados, ou um X afetado e um inativo. As mulheres com um X afetado são denominadas "portadoras", e algumas delas podem cursar com diminuição na atividade do fator afetado circulante, com necessidade de seguimento por tendência a sangramentos.

Clinicamente, a hemofilia A e a B apresentam sangramentos predominantes no sistema musculoesquelético (hematomas musculares e hemartroses), diferenciando-se apenas pela dosagem do fator específico (atividade de fator VIII e do fator IX).

Quadro clínico

A apresentação clínica das hemofilias A e B é semelhante, caracterizada por sangramentos intra-articulares (hemartroses), hemorragias musculares, ou em outros tecidos ou cavidades. As hemartroses afetam mais frequentemente as articulações de cotovelo, joelho, tornozelo, ombro e coxofemoral.

Os episódios hemorrágicos podem acontecer espontaneamente ou após trauma, de acordo com a atividade residual coagulante do fator VIII ou do fator IX, que determina a classificação da gravidade da hemofilia (Quadro 14.1).

Quadro 14.1 – Classificação da gravidade da hemofilia em relação ao nível plasmático do fato VIII ou fator IX e manifestações hemorrágicas.

Gravidade	Fator VIII ou fator IX	Manifestações hemorrágicas
Grave	< 1 UI/Dl (< 0,01 UI/mL) ou < 1% do normal	Sangramentos articulares (hemartrose) ou musculares (hematomas) relacionas a traumas ou frequentemente sem causa aparente (espontâneos)
Moderada	1 UI/Dl a 5 UI/Dl (0,01-0,05 UI/mL) ou 1% a 5% do normal	Sangramentos normalmente relacionados a traumas, apenas ocasionalmente espontâneos. Sangramento prolongado apíos pequenos traumas ou procedimentos
Leve	5 UI/Dl a 40 UI/Dl (0,05 a 0,40 UI/mL) ou 5% a < 40% do normal	Sangramentos associados a traumas maiores ou a procedimentos

Fonte: Ministério da Saúde, 2015.

A suspeita do diagnóstico aparece diante da presença da doença na história familiar, porém 30% dos casos são novas mutações ("de novo"), ocasião em que a clínica de sangramento anormal em procedimentos invasivos, hematomas e equimoses diante de pequenos traumas e em locais não habituais requer pesquisa de coagulopatia.

Os exames laboratoriais apresentam plaquetas em número normal e coagulograma com tempo/atividade de protrombina (TP/AP) normal e tempo de tromboplastina parcialmente ativada (TTPA) aumentado. A confirmação é feita pela dosagem da atividade do fator VIII e do fator IX, que determinará o tipo de hemofilia e sua gravidade.

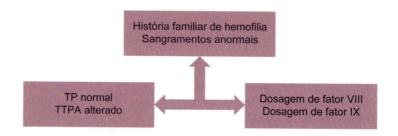

O diagnóstico diferencial se faz com as demais doenças da coagulação que podem cursar com clínica de sangramento e apresentem TTPA alterado com TP normal. A confirmação se dá nas dosagens de atividade dos fatores que podem estar diminuídos/ausentes (Tabela 14.1).

Tabela 14.1 – Diagnóstico das doenças de coagulação. Testes de Laboratório Fator Deficiente/Diagnóstico.		
TTPA prolongado TP normal	Dosagem fator VIII	FVIII/hemofilia A
	Dosagem fator IX	FIX/hemofilia B
	Dosagem fator XI	FXI
	Dosagem fator XII	FXII
	Dosagem fator FvW:RCo e FvW:Ag	FvW/DvW

TTPA: tempo de tromboplastina parcialmente ativada; TP: tempo de protrombina; FvW: fator de von Willebrand; DvW: doença de von Willebrand; RCo: cofator ristocetina; Ag: antígeno.
Fonte: Adaptada de Ministério da Saúde, 2015.

Tratamento

O tratamento das hemofilias é realizado, preferencialmente, com reposição do fator deficiente; porém, em algumas situações, podem ser utilizados outros tipos de agentes hemostáticos.

Concentrados de fator da coagulação

Os concentrados de fatores de coagulação podem ser produzidos de duas maneiras: por meio do fracionamento do plasma humano (produtos derivados de plasma humano); ou por meio de técnicas de engenharia genética (produtos recombinantes).

Os produtos derivados do plasma humano (hemoderivados), embora sejam produzidos a partir de plasma coletado de doadores de sangue, são produtos bastante seguros em virtude de novas técnicas de diagnóstico, inativação viral e purificação.

Os concentrados recombinantes são desenvolvidos por técnicas de biologia molecular, sendo altamente purificados. Por meio dessa metodologia para produção desses fatores, é possível o desenvolvimento de produtos ainda mais elaborados, como fatores de longa duração na circulação e/ou mais potentes e/ou menos imunogênicos.

As modalidades de tratamento da hemofilia são definidas pela periodicidade com que é realizada a reposição dos fatores de coagulação, podendo ser sob demanda (episódico) ou profilático.

No caso da hemofilia, o tratamento de profilaxia (ou seja, de caráter preventivo) consiste no uso regular de concentrados de fator de coagulação a fim de se manterem os níveis de fator suficientemente elevados, mesmo na ausência de hemorragias, para prevenir os episódios de sangramentos. A profilaxia pode ser classificada em primária, secundária e terciária, ou intermitente (periódica ou de curta duração) (Quadro 14.2).

Quadro 14.2 – Classificação de profilaxia nas hemofilias

Modalidade de tratamento	Definição
Episódico (sob demanda)	Tratamento de reposição de fator no momento de evidência clínica de sangramento
Profilaxia contínua	
Profilaxia primária	Reposição regular contínua com início antes de evidências de alteração osteocondral e iniciada antes da segunda hemartrose e idade até 3 anos
Profilaxia secundária	Reposição regular contínua com início após duas ou mais hemartroses e antes da evidência de alteração osteocondral
Profilaxia terciária	Reposição regular contínua com início após evidência de alteração osteocondral
Profilaxia intermitente	
Periódica ou de curta duração	Tratamento utilizado para prevenir sangramentos. Realizado em menos de 45 semanas ao ano

- Reposição regular contínua é definida como aquela com intenção de tratar por 52 semanas ao ano e tendo sido feita por pelo menos 45 semanas ao ano (85% da intenção de tratar).
- Determinada por meio de exame físico e/ou testes de imagem.
- Determinada por meio de exame físico e radiografia simples da(s) articulação(ões) afetada(s).

Fonte: Adaptado de Ministério da Saúde, 2015.

No tratamento sob demanda ou episódico, o concentrado de fator de coagulação deficiente é administrado somente após a ocorrência de um episódio hemorrágico.

A terapia de reposição nas hemofilias depende do quadro clínico e baseia-se nas seguintes fórmulas:

Hemofilia A

$$\text{Unidades internacionais (UI) de fator VIII desejado} = \text{peso (kg)} \times \frac{\Delta}{2}$$

Hemofilia B

$$\text{Unidades internacionais (UI) de fator IX desejado} = \text{peso (kg)} \times \Delta$$

Onde: Δ = % de fator a ser elevado – % de fator residual endógeno

Nota: deve-se considerar a apresentação dos frascos para arredondamento da dose, para cima ou para baixo, de acordo com a gravidade do episódio hemorrágico.

Deve-se considerar que a meia-vida do fator VIII é de 8 a 12 horas e do fator IX, de 18 a 24 horas.

O quantitativo necessário para a reposição de fator em diversas situações clínicas nas hemofilias A e B está descrito na Tabela 14.2. Infecções, sangramentos ativos ou volumosos podem gerar maior consumo de fator, determinando necessidade de doses maiores ou tempo prolongado na reposição.

Tabela 14.2 – Tratamento com reposição de fator nas hemofilias.

Tipo de hemorragia	Nível desejado de reposição de fator VIII em UI/kg (%)	Nível desejado de reposição de fator IX em UI/kg (%)	Duração da reposição em dias
Hemartrose	15 a 25 (30 a 50)	30 a 50 (30 a 50)	1 a 3, podendo prolongar se necessário
Hematoma muscular de pequena monta	15 a 25 (30 a 50)	30 a 50 (30 a 50)	1 a 3, podendo prolongar se necessário
Hematoma de iliopsoas sem compressão neurológica	Inicial 25 a 40 (50 a 80) Manutenção 15 a 30 (30 a 60)	Inicial 50 a 80 (50 a 80) Manutenção 30 a 60 (30 a 60)	1 a 2 3 a 5; após, manter esquema de profilaxia
Hematoma de iliopsoas com compressão neurológica ou hematoma volumoso ou retroperitôneo	Inicial 40 a 50 (80 a 100) Manutenção 15 a 30 (30 a 60)	Inicial 60 a 80 (60 a 80) Manutenção 30 a 60 (30 a 60)	1 a 2 3 a 7; após, manter esquema de profilaxia
Trauma craniano/ sistema nervoso central	Inicial 40 a 50 (80 a 100) Manutenção 25 (50)	Inicial 60 a 80 (60 a 80) Manutenção 30 a 40 (30 a 40)	1 a 7 8 a 21; após, manter esquema de profilaxia
Região cervical	Inicial 40 a 50 (80 a 100) Manutenção 15 a 25 (30 a 50)	Inicial 60 a 80 (60 a 80) Manutenção 30 a 40 (30 a 40)	8 a 14
Gastrointestinal	Inicial 40 a 50 (80 a 100) Manutenção 25 (50)	Inicial 60 a 80 (60 a 80) Manutenção 30 a 40 (30 a 40)	8 a 14
Sangramento cutâneo ou mucoso (epistaxe, equimoses)	0 a 15 (0 a 30)	0 a 30 (0 a 30)	Dose única
Hematúria	15 a 25 (30 a 50), após iniciada hidratação vigorosa	30 a 50 (30 a 50), após iniciada hidratação vigorosa	1 a 3 (manter hidratação e repouso até controle da hematúria)
Ferimento cortocontuso	0 a 25 (0 a 50)	0 a 40 (0 a 40)	Dose única
Ferimento profundo	15 a 25 (30 a 50)	30 a 50 (30 a 50)	1 a 5

- Tempo de tratamento depende da avaliação clínica.
- Manter profilaxia terciária ou intermitente (de curta duração por até 3 meses).
- Se a hemorragia intracraniana ocorreu após trauma, a profilaxia de curta duração deve ser mantida até 3 meses; se espontânea, manter no mínimo por 6 meses; se recorrente, manter profilaxia secundária/terciária de longa duração.

Fonte: Adaptada de Ministério da Saúde, 2015.

Procedimentos invasivos

Os procedimentos cirúrgicos eletivos devem ser precedidos de avaliação prévia de presença e quantificação de inibidor, *status* sorológico do paciente e função hepática para uma programação adequada, tanto do ponto de vista hemostático, metabolização dos medicamentos anestésicos, como para prevenção de infecção e hemovigilância.

Quadro 14.3 – Preparo cirúrgico nas hemofilias.

Tipo de cirurgia	Pré-operatório	Pós-operatório
Pequeno porte (procedimentos realizados com anestesia local ou com necessidade de sedação leve)	Reposição de fator VIII ou IX para elevá-los para 50% a 80% imediatamente antes do procedimento	Se necessário (hematoma ou sangramento externo), elevar fator VIII ou IX para 30% a 50% a cada 24 horas, por mais 2 a 3 dias e na retirada dos pontos
Médio porte (procedimentos com necessidade de sedação e internação, mas que apresentam baixo risco hemorrágico, ou procedimentos localizados desde que sem complicações)	Reposição de fator VIII ou IX para elevar o fator deficiente a 100% imediatamente antes do procedimento	Manter fator VIII ou IX de 40% a 50% a cada 12 horas, até o 3º dia de pós-operatório Manter fator VIII ou IX de 40% a 50% a cada 24 horas, do 4º ao 7º dia de pós-operatório Manter fator VIII ou IX a 30% a cada 24 horas, até retirada dos pontos (do 10º ao 14º dia pós-operatório)
Grande porte (procedimentos com maior risco hemorrágico, ou procedimentos extensos)	Reposição de fator VIII ou IX para elevar o fator deficiente a 100% imediatamente antes do procedimento	Manter fator VIII ou IX a 40% a 50% a cada 8 a 12 horas, até o 3º dia de pós-operatório Manter fator VIII ou IX a 40% a 50% a cada 12 horas, do 4º ao 7º dia de pós-operatório Manter fator VIII ou IX a 40% a 50% a cada 24 horas, do 8º ao 14º dia de pós-operatório ou até a retirada total dos pontos

Fonte: Adaptado de Ministério da Saúde, 2015.

Cuidados para o pósoperatório de procedimento de grande porte:
- Dosar o fator VIII ou IX a cada 3 dias.
- Fazer pesquisa de inibidores nas 48 horas após o procedimento cirúrgico e, a seguir, a cada 3 a 7 dias.
- Sempre reavaliar as doses de terapia de reposição de acordo com a evolução clínica; principalmente na vigência de hematomas volumosos e infecção (Tabela 14.3).
- Nas cirurgias ortopédicas, manter a terapia de reposição por até 6 semanas, quando necessário.

Tabela 14.3 – Terapia de reposição para realização de procedimentos invasivos.

Procedimento	Reposição para atingir nível desejado de fator VIII em UI/kg (%)	Reposição para atingir nível desejado de fator IX em UI/kg (%)	Esquema
Vacinas intramusculares	–	–	Não se aplica
Punção arterial	25 (50)	50 (50)	Dose única pré-procedimento
Eletromiografia	–	–	Não se aplica
Mielograma	25 (50)	50 (50)	Dose única pré-procedimento

(continua)

Tabela 14.3 – Terapia de reposição para realização de procedimentos invasivos. (*Continuação*)

Procedimento	Reposição para atingir nível desejado de fator VIII em UI/kg (%)	Reposição para atingir nível desejado de fator IX em UI/kg (%)	Esquema
Biópsia	25 (50)	50 (50)	Dose única pré-procedimento
Broncoscopia	25 (50)	50 (50)	Dose única pré-procedimento
Endoscopia digestiva	25 (50)	50 (50)	Dose única pré-procedimento
Infiltração articular	25 (50)	50 (50)	Durante 3 dias
Punção lombar	40 a 50 (80 a 100)	80 a 100 (80 a 100)	Dose única pré-procedimento

Fonte: Adaptada de Ministério da Saúde, 2015.

Antifibrinolíticos

O ácido tranexâmico e o ácido épsilon-aminocaproico são agentes antifibrinolíticos, que agem por meio de mecanismo competitivo, inibindo a ativação do plasminogênio em plasmina. A plasmina é a principal proteína responsável pela dissolução do coágulo sanguíneo. Os antifibrinolíticos promovem, assim, maior estabilidade do coágulo. O uso do ácido tranexâmico apresenta vantagens ao uso do ácido épsilon-aminocaproico, uma vez que este tem meia-vida plasmática mais curta, menor potência e maior efeito colateral.

Os antifibrinolíticos são particularmente úteis no controle das hemorragias em mucosas, tais como sangramento oral, periextração dentária, sangramento menstrual e epistaxe em pacientes com coagulopatias, além de serem indicados no preparo de alguns procedimentos cirúrgicos. Podem ser utilizados para o tratamento isolado de algumas hemorragias ou como adjuvante no caso de hemorragias mais volumosas, reduzindo o consumo de concentrados de fator. Sua apresentação mais utilizada é sob a forma de comprimidos, o que dispensa a necessidade de infusões venosas e internações, permitindo seu uso domiciliar.

O ácido tranexâmico é geralmente utilizado na dose de 10 mg/kg/dose, por via intravenosa ou 15 a 20 mg/kg/dose por via oral, a cada 8 ou 6 horas, não ultrapassando a dose máxima de 2 g/dia.

O ácido épsilon-aminocaproico é utilizado na dose inicial de 50 a 60 mg/kg, a cada 4 a 6 horas por via intravenosa, diluído em 250 mL de solução salina, seguido da mesma dosagem por via oral. A dose oral recomendada é de 25 a 50 mg/kg/dose, de 3 a 4 doses ao dia.

- **Efeitos Colaterais:** náuseas, vômitos e diarreia raramente ocorrem e regridem com a redução da dose.
- **Contraindicações:** 1) nos casos de hematúria em virtude do risco de formação de coágulo com obstrução no sistema renal; 2) em cirurgias torácica e abdominal em virtude do risco de ocorrência de hematomas de difícil absorção; 3) em pacientes com hemofilia e inibidor fazendo uso concomitante de complexo protrombínico ativado (CCPA) em virtude do risco de ocorrência de tromboembolismo. Caso essa associação seja necessária, recomenda-se administrar os antifibrinolíticos pelo menos 6 horas após a infusão do CCPA.

Os antifibrinolíticos não têm indicação de uso na prevenção ou tratamento de hemartroses e hematoma muscular em pacientes com hemofilia.

O acetato de desmopressina (1-deamino-8-D-arginina vasopressina, DDAVP) é um análogo sintético da vasopressina (hormônio antidiurético), que tem a vantagem de não apresentar os efeitos vasopressores, como o hormônio natural. Esse medicamento pode ser utilizado no tratamento das intercorrências hemorrágicas leves a moderadas em indivíduos com hemofilia A leve e doença de von Willebrand (exceto tipo 3 e subtipo 2B, ou nos casos em que não se observa resposta adequada) e em preparo de procedimentos invasivos leves.

O mecanismo de ação não está bem estabelecido. No entanto, sabe-se que o efeito hemostático está relacionado a: aumento dos níveis plasmáticos do fator VIII liberado dos reservatórios da parede vascular; aumento dos níveis plasmáticos do fator de von Willebrand, liberado dos reservatórios das células endoteliais da parede vascular e grânulos a plaquetários; aumento dos níveis plasmáticos do ativador tecidual do plasminogênio, liberado dos reservatórios das células endoteliais da parede vascular e aumento da adesividade plaquetária.

O DDAVP pode ser administrado por via intravenosa, subcutânea ou intranasal. A dose para uso intravenoso e subcutâneo recomendada é de 0,2 a 0,4 mg/kg de peso. Há duas apresentações disponíveis no Brasil em ampolas de 1 mL com DDAVP: na concentração de 4 e de 15 mg/mL. Para uso intravenoso, recomenda-se a diluição em 50 a 250 mL de solução salina e infusão durante 30 a 40 minutos. O pico da concentração de fator VIII e fator de von Willebrand ocorre após 30 a 60 minutos do término da infusão. A apresentação do DDAVP de 15 mg/mL permite seu uso por meio de injeções subcutâneas, cujo pico de concentração do fator VIII e fator de von Willebrand ocorre após 60 a 120 minutos após sua administração. Essa via de administração, além de ser mais conveniente, permite o uso domiciliar da medicação. As doses de DDAVP podem ser repetidas a cada 12 ou 24 horas, por 2 a 3 doses. Após a terceira dose, a resposta é menos efetiva em razão do fenômeno da taquifilaxia, que decorre do esgotamento dos estoques de fatores preexistentes, devendo-se aguardar em média 5 dias para reinício de seu uso de forma eficaz.

Uma "doseteste" deve ser administrada em todos os candidatos ao uso do DDAVP para avaliar resposta e efeitos adversos. O teste de DDAVP compreende a administração de DDAVP 0,3 mg/kg diluído em 50 mL a 100 mL de soro fisiológico, infundido em 30 a 40 minutos, por via endovenosa. Dosar fator VIII, TTPA, hemograma previamente à infusão da medicação e 1 a 4 horas após, além de monitorização de pressão arterial e frequência cardíaca.

Hemofilia com inibidor

Os inibidores são aloanticorpos ao fator VIII ou fator IX desenvolvidos em resposta à infusão de concentrado de fator VIII ou fator IX. Tais anticorpos neutralizam a função do fator infundido. Para alcançarem relevância clínica, devem ter dois níveis maiores que 0,6 UB/mL em duas ocasiões com intervalo entre 1 e 4 semanas entre elas.

Os inibidores são classificados em baixo título (0,6 a 5 UB) quando ainda há resposta hemostática a altas doses de fator do fator de coagulação deficiente. Os inibidores de alto título (níveis > 5 UB) não apresentam resposta hemostática ao concentrado de fator, sendo necessário o uso de agentes de *bypass* para tratar/prevenir sangramentos. Existem dois agentes de *bypass* que promovem a geração de trombina para tratar os sangramentos nos pacientes com inibidores de alto título: concentrado de fator VII recombinate ativado (rFVIIa); e concentrado protrombínico parcialmente ativado (CCPa). Em decorrência da variabilidade de resposta a estes agentes e do pior perfil hemorrágico do portador de inibidor, as reavaliações devem ser frequentes para que o esquema posológico seja individualizado segundo as necessidades do paciente (Tabela 14.4).

Recentemente, o anticorpo bi-específico que atua como o fator VIII, o emicizumabe, tem sido utilizado com sucesso para tratamento profilático em pacientes portadores de hemofilia A com inibidores.

O aparecimento de inibidor na hemofilia B pode estar relacionado a reações alérgicas, inclusive anafilaxia e proteinúria. Dessa forma, nestes pacientes, tanto o uso do concentrado de fator IX como o de CCPa (contém traços de fator IX) devem ser evitados.

O tratamento para erradicação do inibidor é denominado "indução à imunotolerância" (ITI). Este tratamento consiste em infusões frequentes e seriadas do fator deficiente, em determinado tempo, a fim de que o sistema imunológico do paciente passe a tolerá-lo, negativando a produção do anticorpo inibitório e retornando a resposta hemostática à infusão do concentrado de fator deficiente. Pode estar associado a imunossupressores.

Na hemofilia B, a ITI está relacionada ao aparecimento de síndrome nefrótica, requerendo, portanto, associação de potente imunossupressão.

A resposta à ITI na hemofilia A é cerca de 70% a 80% e na hemofilia B, de cerca de 40%.

Tabela 14.4 – Tratamento dos episódios hemorrágicos em hemofilia na presença de inibidor. Inibidor Tipo de sangramento Fator deficiente (FVIII ou FIX* se não houver reação alérgica) CCPA U/kg/dose FVIIar µg/kg/dose

Inibidor	Tipo de sangramento	Fator deficiente	CCPA U/kg/dose	FVIIar µg/kg/dose
Baixa resposta	Leve	Dobrar dose usual a cada 12 ou 24 horas	–	–
	Moderado	Dobrar dose usual a cada 12 ou 24 horas	–	–
	Grave	Dobrar dose usual a cada 8 ou 12 horas	75 a 100 a cada 12 a 24 horas	90 a 120 a cada 2 a 3 horas inicialmente
Alta resposta	Leve	–	75 a 100 a cada 24 horas	90 a 120 a cada 2 a 3 horas (1 a 2 doses) ou 1 dose até 270
	Moderado	–	75 a 100 a cada 24 horas	90 a 120 a cada 2 a 3 horas (1 a 4 doses) ou 1 dose até 270
	Grave	Dobrar dose usual a cada 8 ou 12 horas se título inibidor < 2,5 UB e boa recuperação	75 a 100 a cada 12 horas	90 a 120 a cada 2 a 3 horas inicialmente

*Na hemofilia B com reação alérgica ao concentrado de fator IX ou CCP ou CCPA, o concentrado de FVIIar deve ser utilizado para o tratamento dos eventos hemorrágicos, pois não tem fator IX em sua composição.
Pacientes com alta resposta, mas que, no momento do sangramento, estiverem com baixos títulos de inibidor, podem se beneficiar do uso do fator deficiente em altas doses. Isso deve ser monitorado com dosagem do fator para avaliar a recuperação e a manutenção do nível-alvo e realizar periodicamente a quantificação do inibidor. Caso responda com aumento do título ou perda da recuperação adequado do fator, utilizar produto bypass.
A dose recomendada de FVIIar para o tratamento de intercorrências hemorrágicas em pacientes com hemofilia e inibidor é de 90 µg/kg a 120 µg/kg EV, em bólus, a cada 2 horas (crianças) e a cada 3 horas (adultos), até o controle do sangramento, aumentando-se gradualmente os intervalos (a cada 4 horas e, depois, a cada 6 horas), conforme evolução clínica. O período de administração é variável de acordo com o tipo e a gravidade do sangramento.
No caso de se utilizar a dose única de 270 µg/kg, o FVIIar não deve ser repetido com menos de 6 horas de intervalo.
Fonte: Adaptada de Ministério da Saúde, 2015.

Coagulopatias hereditárias raras[4,6,7]

Inclusas nessa denominação estão as deficiências de fatores da coagulação com rara incidência: afibrinogeninemia/disfibrinogenemia; a deficiência de protrombina (FII); a de fator V (FV); de fator VII (FVII); de fator X (FX); de fator XI (FXI); de fator XII(FXII); de fator XIII (FXIII).

As coagulopatias hereditárias raras representam um desafio clínico tanto no diagnóstico como em seu manejo, pois apresentam correlação variável entre o nível de atividade do fator circulante e o fenótipo clínico de sangramento. Sua classificação não se faz por gravidade, como nas hemofilias, pois, em alguns casos, apesar da baixa atividade de fator circulante, a clínica de sangramento chega a ser insignificante.

Diagnóstico

O TP avalia os fatores das vias extrínseca e comum, e o TTPA avalia os fatores das via intrínseca e comum da coagulação. Os casos de deficiência significativa apresentam sangramentos precoces e graves logo após o nascimento. Já a pequena diminuição de atividade do fator circulante, em sua maior parte, pode ser assintomática, sendo descoberta em sangramento após procedimento invasivo ou em exame de coagulação pré-cirúrgico.

Tabela 14.5 – Coagulopatias hereditárias raras: herança e prevalências.		
Coagulopatias hereditárias raras	Herança	Prevalência
Disfibrinogenemia	Autossômica recessiva ou dominante	1/1.000.000
Afibrinogenemia	Autossômica recessiva	1/1.000.000
Deficiência de fator II	Autossômica recessiva	1/2.000.000
Deficiência de fator V	Autossômica recessiva	1/1.000.000
Deficiência de fator VII	Autossômica recessiva	1/500.000
Deficiência de fator X	Autossômica recessiva	1/1.000.000
Deficiência do fator XI	Autossômica recessiva	1/1.000.000
Deficiência XIII	Autossômica recessiva	1/2.000.000
Deficiência combinada de FV e FVIII	Autossômica recessiva	1/2.000.000
Deficiência de fator da coagulação dependente de vitamina K	Autossômica recessiva	1/2.000.000
Deficiência de fatores XII, PK, HK	Autossômica recessiva	Desconhecida

Fonte: Adaptada de Ministério da Saúde, 2015.

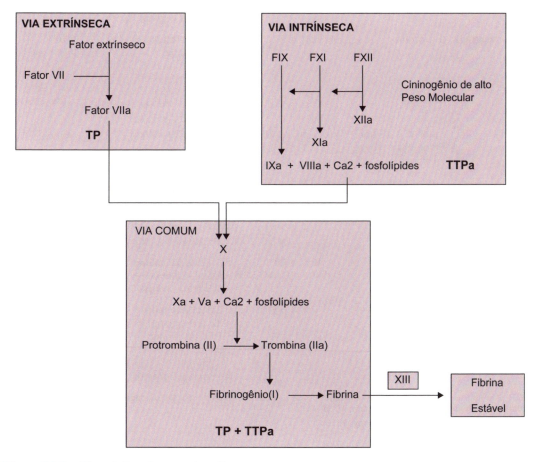

Figura 14.2 – Diagnóstico de coagulopatias.
Fonte: Adaptada de Eur J Pediatr, 2012.

A deficiência de fator XIII é uma coagulopatia que não altera coagulograma, pois o FXIII atua estabilizando a fibrina, porém pode cursar com sangramentos graves de sistema nervoso central no período neonatal.

Tratamento

A prevenção e o tratamento de sangramento nas formas leves podem ser realizados com o uso de antifibrinolíticos. Nas formas mais severas ou em sangramentos extensos, a correção deverá ser feita com o componente contendo o fator deficiente, baseada na Tabela 14.6 a seguir.

Tabela 14.6 – Tratamento nas coagulopatias hereditárias raras.

Deficiência	Meia-vida plasmática	Níveis mínimos recomendados	Doses para tratamento de demanda	Níveis mínimos recomendados para manter o paciente assintomático
Fibrinogênio	2 a 4 dias	0,5 a 1 g/L	Crioprecipitado (5 a 10 bolsas) PFC (15 a 30 mL/kg) Concentrado de fibrinogênio 50 a 100 mg/kg)	1 g/L
Protrombina (II)	3 a 4 dias	20% a 30%	PFC (15 mL/kg 20 mL/kg) CCP (20 mL/kg 30 UI/kg)	> 10%
Fator V	36 horas	10% a 20%	PFC (15 mL/kg 20 mL/kg)	10%
Fator V + VIII	Fator V – 36 horas Fator VIII – 10 a 14 horas	10% mL/kg 15%	PFC (15 a 20 mL/kg)	40%
Fator VII	4 a 6 horas	10% a 15%	rFVIIa (15 a 30 mcg/kg a cada 4 a 6 horas) CCP (20 a 30 UI/kg)	> 20%
Fator X	40 a 60 horas	10% a 20%	PFC (10 a 20 mL/kg) CCP (20 a 30 UI/kg)	> 40%
Fator XI	50 horas	15% a 20%	PFC (15 a 20 mL/kg) Conc. Fator XI (15 a 20 UI/kg)	12% a 20%
Fator XIII	9 a 12 dias	2% a 5%	Crioprecipitado (2 a 3 bolsas) PFC (3 mL/kg) Conc. Fator XIII (50 UI/kg – hemorragia grave)	30%

PFC+: plasma fresco congelado; CCP: concentrado de complexo protrombínico; UI: unidades internacionais; rFVIIa: concentrado recombinante de fator VII ativado.
Fonte: Adaptada de Williams Hematology, 2016.

Referências bibliográficas

1. Peters R, Harris T. Advances and innovations in haemophilia treatment. Nature Reviews Drug Discovery. 2018 Jul;17(7):493-508.
2. Ministério da Saúde. Manual de hemofilia. Brasília (DF): Ministério da Saúde; 2015.
3. Kaushansky K, Lichtman MA, Prchal JT, Levi MM, Press OW, Burns LJ et al (ed.). William's hematology. 9th ed. McGraw-Hill Education; 2016.
4. Blanchette VS, Brandão LR, Breakey VR, Revel-Vilk S. Sick kids handbook of pediatric thrombosis and haemostasis. 2nd ed. Karger; 2017.
5. Srivastava A, Santagostino E, Dougall A, Kitchen S, Sutherland M, Pipe SW et al. WFH guidelines for the management of hemophilia. 3rd ed. Haemophilia. 2020 Aug;26(Suppl 6): 1-158.
6. Ministério da Saúde. Manual das coagulopatias hereditárias raras. Brasília (DF): Ministério da Saúde; 2015.
7. Herrewegen F, Meijers JCM, Peters M, Ommen CH. Clinical practice: the bleeding child – Part II: disorders of secondary hemostasis and fibrinolysis. Eur J Pediatr. 2012 Feb;171(2):207-14.

Capítulo 15

Anemias hemolíticas

Parte 1. Anemia hemolítica autoimune

Bruna Paccola Blanco e Marlene Pereira Garanito

Introdução

A anemia hemolítica autoimune (AHAI) é uma doença adquirida, caracterizada pela presença de autoanticorpos que se ligam a antígenos da membrana dos eritrócitos e ocasionam a destruição prematura dos glóbulos vermelhos, com ou sem o envolvimento do sistema de complemento.[1-3] Características específicas dos autoanticorpos, particularmente o isotipo, a reatividade térmica e a habilidade de fixar o complemento, determinam o quadro clínico e o tratamento do paciente.[1]

A apresentação da AHAI na infância é relativamente rara, com a incidência anual estimada em aproximadamente 0,2 casos/1.000.000 indivíduos com idade inferior a 20 anos.[4,5] O pico de incidência ocorre em crianças, em idade pré-escolar e do sexo masculino. A doença é geralmente aguda e transitória, pois está associada principalmente a infecções virais precedendo o quadro.[2,5] Entretanto, até 4% dos pacientes podem evoluir a óbito e a mortalidade está relacionada à potencial apresentação aguda e rapidamente progressiva da doença ou, nos casos refratários, à toxicidade associada ao tratamento.[1,4]

O objetivo deste capítulo é fornecer uma visão geral da fisiopatologia, classificação, quadro clínico, laboratorial e manejo inicial da AHAI, na faixa etária pediátrica.

Fisiopatologia

A patogênese da AHAI envolve mecanismos complexos de desregulação do sistema imune, isto é, anormalidades funcionais das células B, T, apresentadoras de antígenos e autoanticorpos antieritrocitários responsáveis pelo quadro hemolítico.[1]

A hemólise pode ocorrer no meio intravascular, mediada pela ativação da via do complemento e destruição dos eritrócitos na corrente sanguínea, ou extravascular, caracterizada pela remoção e destruição dos eritrócitos – com alteração da membrana – pelos macrófagos do sistema reticuloendotelial.[1]

De acordo com o isotipo e as características térmicas dos autoanticorpos, as AHAI foram tradicionalmente classificadas em: AHAI causada por anticorpos a quente; AHAI causada por anticorpos a frio (doença da aglutinina fria e a hemoglobinúria paroxística ao frio) e AHAI mista.[1,6]

Todavia, de acordo com a definição atual, a denominação de doença da aglutinina fria fica reservada para os casos em que a presença do anticorpo a frio está associada a doenças clonais linfoproliferativas. A presença de aglutininas frias relacionadas a quadros infecciosos, a outras malignidades ou condições clínicas é definida como "síndrome da aglutinina fria".[6,7]

Neste momento, vale ressaltar que – independentemente da definição atual –, a compreensão do isotipo e das características térmicas dos autoanticorpos é fundamental, pois como os mecanismos imunológicos envolvidos são distintos, isso tem impacto na decisão quanto à melhor terapia.

A AHAI causada por anticorpos a quente é o subtipo mais comum em pediatria, com prevalência estimada de 60% a 70% dos casos.[5,8] A reatividade máxima aos antígenos da membrana da hemácia ocorre a 37 °C e o anticorpo policlonal da classe IgG é o predominante. Raros são os casos envolvendo anticorpos das classes IgA e IgM.[1,6] Além disso, de acordo com a concentração e a afinidade dos anticorpos ao complemento C3, a via clássica é ativada, sendo possível observar a opsonização das hemácias também pelo componente C3b.[1,6]

Nos quadros de AHAI a quente, a hemólise é extravascular, uma vez que os eritrócitos revestidos por anticorpos ou pela fração C3b do complemento são fagocitados, na maioria das vezes, por macrófagos esplênicos e hepáticos, respectivamente, que apresentam receptores para a porção Fcγ dos anticorpos IgG e para as porções C3.[6]

A AHAI causada por anticorpos a frio contempla a doença da aglutinina fria, a síndrome da aglutinina fria e a hemoglobinúria paroxística ao frio. Nesse grupo, os pacientes apresentam anticorpos que se ligam aos eritrócitos em temperaturas idealmente menores de 37 °C com aglutinação máxima *in vitro* a 4 °C, evidenciando uma variável amplitude de reatividade térmica.[1]

Como a doença da aglutinina fria geralmente ocorre em pessoas com idade superior a 50 anos, mais frequentemente entre a sétima e a oitava década da vida, não a abordaremos neste capítulo.[9]

A síndrome da aglutinina fria corresponde a 20% a 25% dos casos de AHAI em pediatria.[5] Ocorre comumente de forma abrupta, autolimitada, em média 2 semanas após o início de quadros infecciosos causados por *Mycoplasma pneumoniae,* vírus Epstein-Barr, influenza, adenovírus, varicela e sarampo.[6] Caracteriza-se pela presença de anticorpos da classe IgM policlonais que se ligam aos eritrócitos circulantes, em temperaturas mais baixas, fixam o complemento C3 e são depurados do meio extravascular pelos macrófagos hepáticos. A despeito da raridade, vale ressaltar que na síndrome da aglutinina fria podem ocorrer intensa ativação do complemento e hemólise intravascular.[2]

A hemoglobinúria paroxística a frio é responsável por 6% a 12% dos casos de AHAI transitória em pediatria.[5] Trata-se de quadro autolimitado, com anemia de rápida progressão e geralmente desencadeado por infecção de vias aéreas superiores.[8] Os autoanticorpos envolvidos, também conhecidos como Donath-Landsteiner (DL), são da classe IgG, policlonais, bifásicos. Esses anticorpos aderem à membrana eritrocitária e fixam o complemento em baixas temperaturas. Todavia, o quadro de hemólise ocorre em temperaturas mais elevadas e o tipo de hemólise é intravascular.[6,10]

A AHAI mista é extremamente rara em pediatria. Nessa condição, o paciente apresenta características sorológicas da AHAI a quente e a presença de aglutininas frias (IgM), com elevada amplitude térmica, isto é, que reagem a temperatura superior a 30 °C. Normalmente, a anemia é grave, de caráter crônico e associada a exacerbações intermitentes[10] (Tabela 15.1).

Tabela 15.1 – Caracterização da AHAI de acordo com a prevalência, reatividade térmica, isotipo do anticorpo, habilidade de fixação do complemento, tipo de hemólise e TAD.

	Prevalência	Reatividade térmica	Isotipo	Fixação do complemento	Tipo de hemólise	TAD a 37 °C	TAD a 4 °C
AHAI por anticorpos a quente	60% a 70%	34 °C a 37 °C	IgG	+/–	Extravascular	IgG e C3d+	IgG não detectado e C3d+
Síndrome da aglutinina fria	20% a 25%	4 °C a 27 °C	IgM	+++	Extravascular e intravascular	IgG negativo e C3d +	IgG negativo e C3d +
Hemoglobinúria paroxística ao frio	6% a 12%	Fixa: 4 a 27 °C Lise 34 a 37 °C	IgG bifásico	+++	Intravascular	IgG negativo e C3d+	IgG positivo e C3d+
AHAI mista	< 5	IgM: 4 a 37 °C IgG: 34 a 37° C	IgG/IgM	++	Extravascular e intravascular	IgG+ ou IgG e C3d+ ou C3d+	IgG não detectado e C3d+

Fonte: Elaborada pela autoria do capítulo.

Classificação

A AHAI também pode ser classificada de acordo com a sua etiologia. A AHAI idiopática ou primária não apresenta correlação com doença de base; já a AHAI secundária está associada a doenças autoimunes, imunodeficiências, distúrbios linfoproliferativos, infecções e uso de medicamentos (Quadro 15.1).

Quadro 15.1 – Etiologia das anemias hemolíticas autoimunes secundárias.

Doenças autoimunes:
- Síndrome de Evans
- Lúpus eritematoso sistêmico
- Hepatite autoimune
- Tireoidite autoimune
- Doença de Graves
- Vitiligo
- Hepatite de células gigantes
- Doença reumática
- Diabetes *mellitus* tipo 1
- Doença de Crohn
- Colite ulcerativa

Imunodeficiências:
- Imunodeficiência comum variável
- Imunodeficiência combinada grave
- Deficiência de adenosinodeaminase
- Expressão deficiente de HLA classe 2
- HIV/AIDS
- Síndrome de Wiskott-Aldrich

Malignidades:
- Leucemia aguda
- Linfoma
- Mielodisplasia
- Infecções
- Vírus Epstein-Barr
- *Mycoplasma pneumoniae*
- Parvovírus B19
- Varicela
- Hepatite C
- Rubéola

Medicações:
- Piperacilina
- Ceftriaxone

Distúrbios linfoproliferativos:
- Síndrome linfoproliferativa autoimune

Fonte: Adaptado de Chou ST, 2015.

Quadro clínico e laboratorial

A apresentação clínica, independentemente da etiologia, quase sempre envolve sinais e sintomas inespecíficos como icterícia, palidez, urina escura, fadiga, esplenomegalia, hepatomegalia, febre e dor abdominal. Quando a AHAI é secundária, manifestações clínicas do distúrbio subjacente também podem estar presentes. Vale ressaltar que, nos casos de AHAI mediada por anticorpo a frio, o paciente pode apresentar sinais relacionados à exposição a temperaturas frias, como acrocianose.[2,6]

Crianças com AHAI podem manifestar quadro clínico com gravidade variável, isto é, desde insidioso a fulminante e, quando a AHAI se apresenta de forma aguda, frequentemente, é uma ameaça à vida em decorrência da progressão rápida da doença. Logo, o diagnóstico precoce é fundamental para o início do tratamento. Neste contexto, perante um paciente com anemia, as primeiras perguntas a serem respondidas são se a anemia é hemolítica e se é imunomediada ou não.

A avaliação inicial da anemia hemolítica começa com um hemograma completo ilustrando anemia normocítica ou macrocítica. Perante a anemia detectada, devem-se avaliar os níveis de lactatodesidrogenase (DHL), haptoglobina, reticulócitos e bilirrubina não conjugada (BI), bem como a urinálise. A lactatodesidrogenase é intracelular e os níveis aumentam quando os eritrócitos se rompem. A haptoglobina se liga à hemoglobina livre, e os níveis diminuem na hemólise. Os níveis de BI aumentam conforme sua produção excede a capacidade de eliminação. A hemólise geralmente induz uma reticulocitose, causando macrocitose e a pesquisa de hemoglobina, hemossiderina e urobilinogênio na urina pode ser positiva. Com isso, os achados de anemia normocítica ou macrocítica, reticulocitose, aumento de DHL, aumento de BI e níveis diminuídos de haptoglobina confirmam a hemólise.[11]

Uma vez comprovado o quadro de hemólise, o teste direto da antiglobulina (TAD) ou teste de Coombs direto é o exame padrão-ouro para auxiliar no diagnóstico da AHAI, pois permite a identificação do anticorpo da classe IgG e frações do complemento C3 ligadas à superfície da membrana eritrocitária, na maioria dos casos. Vale ressaltar que o TAD pode se apresentar negativo em aproximadamente 5% a 11% dos pacientes com AHAI. Isso pode ocorrer em situações nas quais a quantidade de moléculas ligadas à superfície do eritrócito pode ser insuficiente para este ser detectado pelo TAD padrão (menor do que 200 moléculas/célula). Outra possibilidade é o anticorpo ligado à superfície da membrana da hemácia não pertencer à classe IgG, e sim à IgA ou IgM. Portanto, diante de um caso com fenótipo compatível com anemia hemolítica imunemediada e com TAD negativo, faz-se necessária uma avaliação mais aprofundada, por meio de testes que utilizam reagentes específicos (anti-IgA e anti-IgM), citometria de fluxo, teste de Donath-Landsteiner entre outros, realizados em laboratório de imuno-hematologia (Figura 15.1).[2,6]

Como a AHAI pode ser secundária, isto é, ser uma das manifestações de uma doença sistêmica, é prudente realizar a avaliação do paciente sob esse ponto de vista. Nesse contexto, sugere-se a avaliação imunológica (FAN, anti-DNA, complemento, imunoglobulinas, anticorpos antifosfolípides, anticorpos antitireoidiano e análise de linfócitos por citometria de fluxo), sorologias (HIV, micoplasma, vírus Epstein-Barr, citomegalovírus, hepatites B e C e parvovírus), análise de urina (proteinúria), radiografia de tórax e ultrassonografia de abdome (massa mediastinal, massas tumorais) e aspirado de medula óssea (se reticulocitopenia, outras citopenias, visceromegalias etc.).[2]

Tratamento

O manejo da AHAI depende da gravidade clínica e do tipo de anticorpo envolvido.

Os corticosteroides são a opção de 1ª linha para o tratamento da AHAI por anticorpos a quente. O início da ação ocorre, em média, entre 24 e 72 horas, e aproximadamente 80% dos pacientes apresentam melhora dos valores de hemoglobina após 3 semanas de tratamento.[6] A posologia inicial preconizada é variável e correlaciona-se com a gravidade do quadro.

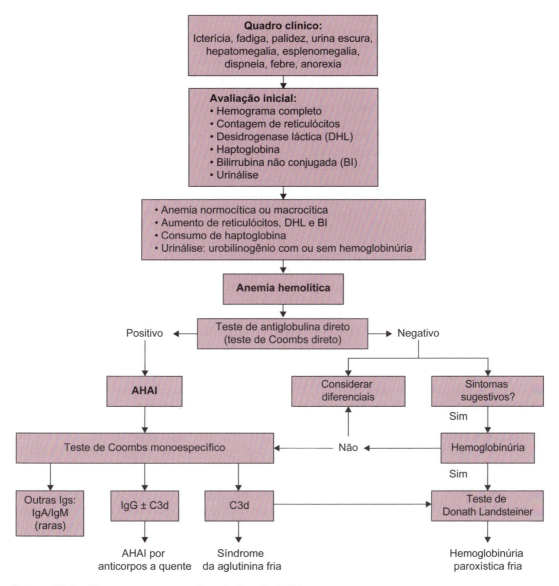

Figura 15.1 – Fluxograma para o diagnóstico de AHAI.
Fonte: Adaptada de Vagace JN, 2014.

Perante AHAI leve ou moderada, recomenda-se o uso de prednisona (1 a 2 mg/kg/dia) ou metilprednisolona (0,8 a 1,6 mg/kg/dia). Em casos severos, a dose de metilprednisolona deve ser otimizada para 1 a 2 mg/kg/dose a cada 6 a 8 horas ou até 30 mg/kg/dia por 3 dias, consecutivos.[5,6]

O corticosteroide é mantido, na dose de 1 a 2 mg/kg/dia, em média, por 4 semanas e a redução gradual subsequente ocorre em um período de 3 a 6 meses, conforme tolerância clínica e laboratorial.[1,5]

Nos casos em que o paciente não apresenta resposta ao corticosteroide, o tratamento adjuvante fundamenta-se no uso de imunoglobulina humana endovenosa (1 g/kg/dia por 2 dias ou 0,4 g/kg/dia por 5 dias). Nesses casos, a eficácia na população pediátrica varia de 30% até 54,5% e alguns fatores considerados preditores de melhores resultados são a presença de hepatomegalia e baixos níveis de hemoglobina.[5,6,8]

Quando os pacientes se apresentam refratários às medidas iniciais supracitadas, opções de 2ª linha devem ser consideradas, como o emprego do rituximabe e/ou de outros agentes imunossupressores.[12]

O rituximabe é um anticorpo monoclonal com alvo específico contra o antígeno CD20 expresso nos linfócitos B maduros. A posologia preconizada é de 375 mg/m^2/dose, endovenosa, uma vez por semana, durante 4 semanas.[1,12]

Outros agentes imunossupressores que podem ser empregados são os antimetabólitos (mercaptopurina, azatioprina, micofenolato de mofetila, metotrexato), ciclosporina, ciclosfosfamida, sirolimus, danazol, vincristina ou anticorpos como alemtuzumab (anti-CD 52). No geral, essas opções apresentam resposta parcial de 40% a 60%.[3]

Com relação à esplenectomia, considerada tratamento de 3ª linha no manejo da AHAI a quente, deve ser evitada em pacientes menores de 5 anos de idade e nos portadores de imunodeficiências primárias, uma vez que dados sobre sua eficácia não estão bem definidos, na população pediátrica, e essa intervenção está associada ao aumento do risco infeccioso e trombótico.[12]

Do ponto de vista de suporte transfusional, na AHAI por anticorpos a quente, a transfusão de concentrado de hemácias pode ser necessária para atingir ou manter valores de hemoglobina clinicamente aceitáveis, até que tratamentos específicos se tornem eficazes. Contudo, as transfusões devem ser adiadas/evitadas o tanto quanto possível, pois como os anticorpos quentes são tipicamente panreativos, o encontro de unidades de concentrado de hemácias compatíveis para realizar a transfusão é um desafio. Ademais, a presença dos anticorpos pode destruir as hemácias transfundidas *in vivo* e determinar aumento da hemólise, hemoglobinúria e insuficiência renal.[3,5]

Com isso, quando a equipe médica decide por transfundir um paciente com AHAI por anticorpos a quente, a recomendação é de que seja transfundida apenas a quantidade suficiente para melhorar os sintomas (aproximadamente 3 a 5 mL/kg), lentamente, em até 4 horas e sob cuidadosa supervisão, a fim de minimizar as complicações de sobrecarga e incompatibilidade. Além disso, para minimizar os riscos de reações febris não hemolíticas consequentes a anticorpos antileucocitários, o concentrado de hemácias deve ser leucodepletado.[5,7]

Com relação ao tratamento para a síndrome da aglutinina fria e para a hemoglobinúria paroxística ao frio, ele difere da AHAI por anticorpos a quente.

Na síndrome da aglutinina fria, o objetivo principal é, quando possível, tratar o quadro subjacente. O paciente deve permanecer aquecido e hidratado, até a condição melhorar. Geralmente, as transfusões de concentrado de hemácias são mais seguras na síndrome da aglutinina fria do que na AHAI por anticorpos a quente, desde que cuidados adequados sejam tomados, como manter a extremidade escolhida para a transfusão e o concentrado de hemácias aquecidos e a velocidade de infusão ser lenta. A plasmaférese é uma opção plausível de tratamento na fase aguda, para este tipo de AIHA, porque tanto os glóbulos vermelhos sensibilizados como os autoanticorpos circulantes podem ser removidos simultaneamente. A troca de plasma é uma opção em virtude da presença de IgM na circulação.[3,5]

Do ponto de vista farmacológico, o rituximabe pode ser considerado a 1ª escolha de tratamento para formas primárias de AHAI a frio. A posologia é a mesma utilizada para os casos de AHAI a quente. A resposta é independente da idade e da associação com outros medicamentos.[5]

Na hemoglobinúria paroxística ao frio, os pacientes costumam responder ao uso de corticosteroides, uma vez que a doença é mediada por um anticorpo da classe IgG. A plasmaférese é eficaz e também há descrição de resposta ao rituximabe. À semelhança da doença da aglutinina fria, se o paciente apresentar indicação para transfusão de concentrado de hemácias, este deve ser aquecido.[3]

Os pacientes, com o diagnóstico de AHAI mista, geralmente respondem aos corticosteroides. Os agentes imunossupressores e a esplenectomia têm sido empregados com sucesso.[10]

Por fim, a despeito de o transplante de células tronco hematopoiéticas ter sido descrito em poucos relatos de casos ou em pequenas séries, como uma opção para casos graves e refratários de AHAI, até o momento, os dados sobre esta modalidade de tratamento são escassos.[12]

Conclusão

AIHA em pediatria é um grupo raro e heterogêneo de doenças em razão dos vários mecanismos imunológicos envolvidos em sua patogênese, podendo causar uma doença clinicamente complexa e grave. O tipo e a extensão da desregulação imunológica se apresentam diferentes em cada paciente e também mudam ao longo do tempo, frequentemente determinando um curso clínico imprevisível.

Alguns casos são desafiadores, em especial quando o teste direto da antiglobulina se apresenta negativo.

A definição do diagnóstico é fundamental para nortear o tratamento que, na maioria dos casos, exige uma abordagem individualizada.[12]

Parte 2. Esferocitose hereditária

Fernanda Silva Sequeira

Introdução

A esferocitose é uma anemia hemolítica não imune e hereditária, secundária a defeito das proteínas da membrana eritrocitária.

Sua incidência é de um a cada 2 a 5 mil indivíduos, em paciente europeus,[13] e é a patologia mais frequente, quando consideramos todas as doenças da membrana eritrocitária.

Neste grupo de patologias, podem ocorrer alterações quantitativas ou qualitativas das proteínas da membrana eritrocitária, ou alterações nos canais transportadores dessa mesma estrutura.[14]

Essas alterações causam perda da deformabilidade das hemácias, alterando a sua forma, tomando por exemplo os esferócitos, na esferocitose. A mudança na morfologia celular causa destruição precoce das hemácias, provocando um quadro de anemia hemolítica, caracterizado por anemia, icterícia e esplenomegalia.[15]

Neste capítulo, serão abordados conceitos importantes e, após, serão aplicados a caso clínico frequente na prática do pediatra.

Revisando conceitos

Membrana eritrocitária

A membrana eritrocitária, em sua porção mais externa, é composta por lipídeos, formando uma bicamada, com predomínio de fosfolípides e colesterol. A distribuição desses fosfolípides confere a possibilidade de movimentação entre eles. E a forma como interagem com os demais constituintes possibilita que esta célula apresente fluidez e mobilidade, assim como estabilidade e orientação da membrana.[13]

Outros constituintes importantes são as proteínas de membrana, que se dividem em dois tipos: as integrais, que permeiam e atravessam a bicamada lipídica e têm funções de receptação, transporte, sinalização e carreamento de íons;[14] e as periféricas, que interagem com as demais proteínas, mas não atravessam a bicamada fosfolipídica.[13]

As proteínas periféricas formam um citoesqueleto com uma trama hexagonal composta de espectrina, anquirina, proteína 4.1R e actina. Isso confere estabilidade mecânica para a célula. A esse complexo, ligam-se tropomiosina, tropomodulina, aducina e dematina, e à banda 3, na superfície interna da membrana.[14,16]

Essa configuração da bicamada fosfolipídica e do citoesqueleto confere ao eritrócito a deformabilidade, que possibilita a esta célula a circulação pelos menores capilares, com flexibilidade e, ao mesmo tempo, com resistência que permitem a manutenção de sua integridade[17] (Figura 15.2).

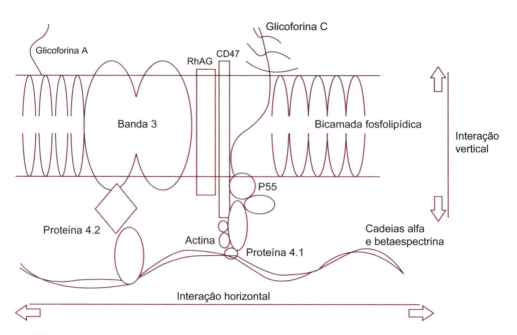

Figura 15.2 – Representação esquemática da membrana eritrocitária.
Fonte: Elaborada pela autoria do capítulo.

Encontram-se ainda vias de transporte que garantem o aporte de glicose e o equilíbrio hidroeletrolítico, com maior quantidade de íons potássio e menor quantidade de íons de sódio na porção intracelular do eritrócito.

São elas: transporte passivo (entre cloro e bicarbonato pela banda 3 e pela membrana: cloro e potássio, transportador de potássio-sódio-cloro, e troca de sódio e hidrogênio); transporte ativo através de bombas de sódio-adenosinatrifosfatase, e cálcio-adenosinatrifosfatase; canais específicos (cálcio, Gardos, Piezo, Aquaporina) e vias passivas de cátions (troca de potássio e sódio).[13]

Fisiopatologia

Nas doenças de membrana eritrocitárias ocorre, por meio de defeitos genéticos, a ausência ou má funcionalidade de algumas destas estruturas, o que resultará em alterações estruturais na célula. No caso da esferocitose, 75% são de herança autossômica dominante, e cerca de 25% não dominante. Esferocitose de herança autossômica recessiva é incomum.

Considerando-se a estrutura da membrana eritrocitária, podemos dividi-la em interações verticais que incluem espectrina, anquirina, banda 3, proteína 4.1 e glicoproteína C, responsável pela estabilidade da bicamada lipídica; e interação horizontal, composta pelos tetrâmeros de espectrina e complexos juncionais com actina e proteína 4.1, conferindo integridade às estruturas da membrana[15] (Quadro 15.2).

Na esferocitose, ocorre alteração na estrutura vertical, principalmente da espectrina, mas podem ocorrer alterações na anquirina, banda 3, proteína 4.2 e CD 47. Com isso, há uma desconexão entre a bicamada lipídica e as proteínas integrais, e surgem vesiculações na superfície da membrana nessas regiões onde houve perda de continuidade entre as estruturas.

Essas vesiculações reduzem a área de superfície celular, conferindo o aspecto de esfera à hemácia (esferócito). A depender do defeito estrutural, isso pode conferir outras formas e características nas demais doenças de membrana[15,18] (Quadro 15.2).

Há aumento do influxo de sódio para o interior da hemácia e, com a redução do aporte de adenosina trifosfato, ocorre falha das bombas que regulam o equilíbrio hidroeletrolítico, causando o inchaço e até hemólise da célula.

Quadro 15.2 – Doenças de membrana eritrocitária e suas características de padrão de herança, alterações do hemograma e severidade do quadro clínico.

Doença de membrana	Estrutura da membrana alterada	Padrão de herança prevalente	Alteração do hemograma	Apresentação clínica predominante
Esferocitose	Espectrina, anquirina, banda 3 e proteína 4.2	Autossômica dominante	Aumento de CHCM, RDW e esferócitos	Assintomáticos e anemia leve
Eliptocitose	Espectrina, proteína 4.1, banda 3 e glicoforina	Autossômica dominante	Aumento CHCM, VCM normal, esferócitos, eliptócitos	Assintomáticos e anemia leve
Piropoiquilocitose	Espectrina	Autossômica recessiva	VCM baixo, eliptócitos e células fragmentadas	Anemia leve
Ovalocitose	Banda 3	Autossômica dominante	VCM normal, ovalocitos	Anemia leve a moderada
Estomatocitose	Canal Piezo	Autossômica dominante	Aumento de CHCM e VCM Estomatócitos	Anemia moderada a severa

CHCM: concentração de hemoglobina corpuscular média; RDW: *red cell distribution width*; VCM: volume corpuscular médio.
Fonte: Elaborado pela autoria do capítulo.

O esferócito apresenta maior fragilidade e menor resistência. Durante sua passagem pelo baço, ocorre uma lentificação desse fluxo, causando uma espécie de aprisionamento, o que resulta no ingurgitamento da polpa vermelha.

Nesse ambiente, as condições são desfavoráveis, com redução do pH, menores aportes de glicose e de adenosinadifosfato, exposição a oxidantes livres e maior contato com os macrófagos. Todos esses fatores corroboram a hemólise. Portanto, podemos explicar a apresentação clínica com anemia, icterícia e esplenomegalia destes pacientes.[14,18]

Aplicação dos conhecimentos na prática clínica

- O seguinte caso clínico ilustra os conceitos apresentados:
- Em primeira consulta, mãe traz lactente de 2 meses de vida.
- Paciente filho de mãe primigesta. Mãe refere que, durante a gestação, não teve intercorrências e que realizou pré-natal adequadamente. Nega doença hipertensiva da gestação, diabetes gestacional, mas refere que teve anemia que não apresentou melhora com uso de sulfato ferroso.
- Paciente nasceu de parto normal, a termo (39 semanas), sem intercorrências. Peso ao nascimento, 3.100 g; comprimento, 50 cm; perímetro cefálico, 35 cm e Apgar, 9/10.
- Paciente não necessitou de manobras de reanimação, foi encaminhado ao alojamento conjunto. Mãe tipo sanguíneo A positivo e bebê, A positivo, com Coombs direto e Eluato negativos.
- No segundo dia de vida, foi detectada icterícia em zona 2; colhidos exames que identificaram hiperbilirrubinemia indireta 14,5 mg/dL. Indicada fototerapia e, após 4 dias, paciente com bilirrubina indireta 6 mg/dL, sem necessidade de fototerapia. Recebeu alta com cuidados gerais.
- Mãe percebeu palidez cutaneomucosa, mas nega outras queixas.
- Criança em aleitamento materno exclusivo com pega adequada. Eliminações sem alterações.
- Vacinações em dia, pelo cartão vacinal.

- Desenvolvimento neuropsicomotor adequado: fixa o olhar, apresenta sorriso social e inicia sustentação da cabeça.
- Mãe traz teste do pezinho sem alterações. Inclusive realizada dosagem de G6PD, que está dentro da normalidade.
- Quanto à história familiar, nega doenças de base e anemias; exceto a da mãe durante a gestação. Ao ser questionada, refere que passou por colecistectomia aos 25 anos de idade em decorrência de quadro de colelitíase, como outros familiares próximos.
- Ao exame físico: paciente com ganho ponderoestatural adequado, apresenta palidez cutaneomucosa, icterícia discreta e baço palpável a 2,5 cm do rebordo costal esquerdo, à palpação do abdome. Mas sem outras alterações no restante do exame físico.
- Traz alguns exames coletados recentemente, por orientação na alta da maternidade:
- Eritrócitos 2,8 milhões/mm³; hemoglobina (Hb) 7,8 g/dL; hematócrito (Ht) 22%; volume corpuscular médio (VCM) 82 fl; hemoglobina corpuscular média (HCM) 26 pg; concentração de hemoglobina corpuscular média (CHCM) 36,5 g/dL; *red cell distribution width* (RDW) 18%; leucócitos 8.450 mm³; plaquetas 270.000 mm³ com presença de hemácias esféricas; reticulócitos 6,8%; bilirrubina total 1,8 mg/dL; bilirrubina indireta 0,6 mg/dL e bilirrubina direta 1,2 mg/dL.
- Diante de um paciente com icterícia neonatal que evoluiu com anemia e esplenomegalia, configura-se a hipótese diagnóstica de anemia hemolítica.

Quadro clínico

A apresentação clínica pode ser muito variável, desde anemia hemolítica severa com necessidade de transfusão com concentrado de hemácias até quadros assintomáticos, predominando casos leves.

Acredita-se que, ao passar pelas células justaglomerulares, os esferócitos induzem uma resposta semelhante à que ocorre em quadros de hipóxia, estimulando a produção de eritropoetina e incrementando a eritropoiese. Ao realizar aspirado de medula óssea, esses pacientes podem apresentar hiperplasia do setor eritrocítico (série vermelha), o que explica a hemólise "compensada" desses casos leves ou assintomáticos.

A hemólise crônica pode causar algumas complicações a longo prazo, como colelitíase, colecistite e obstrução biliar. Mais raramente, pode apresentar úlceras em membros inferiores e sítios de hematopoiese extramedular.[18]

Há situações em que podem ocorrer crises de hemólise, principalmente em vigência de quadros infecciosos com exacerbação dos sintomas; ou também durante a gestação. Outras complicações incluem piora da anemia por deficiência de folato, causando anemia megaloblástica; e crises aplásticas durante infecção por eritrovírus B19, com piora da anemia e até demais citopenias pela ação viral nos precursores medulares.[19]

No período neonatal, 50% dos pacientes com esferocitose apresentam icterícia, e 91% deles apresentam bilirrubina indireta acima de 10 mg/dL.[13]

Pela hemólise que já ocorre neste período de adaptação à vida extrauterina, soma-se àquela ocasionada pela doença da membrana eritrocitária, por isso é comum a icterícia neste período.

Após algumas semanas de vida, geralmente há piora dos níveis de hemoglobina, pela hemólise e, soma-se a isso, a anemia fisiológica. Período em que a imaturidade da hematopoiese e a queda do aporte de eritropoetina que, até então era suprido pela mãe, causam anemia em todos os bebês, até que ocorra produção de eritropoetina pela própria criança,[20] causando anemia mais intensa nos pacientes com doença de membrana eritrocitária.

Diagnóstico

Pode-se identificar anemia de grau variável, assim como do VCM. Já a CHCM aumentada (acima de 36%) tem sensibilidade de 70% e especificidade de 86%, e o RDW acima de 14% tem sensibilidade de 85% e especificidade de 97%, no diagnóstico de esferocitose.[18]

A isso, soma-se achado relevante, que é a presença de esferócitos em esfregaço de sangue periférico, ou de eliptócitos na eliptocitose, ou estomatócitos na estomatocitose (Quadro 15.2).

O teste diagnóstico mais difundido e de mais fácil acesso é a curva de fragilidade osmótica, em que as hemácias são dispostas em soluções hipotônicas, e é quantificada a hemólise em vários momentos. Os resultados são comparados a valores de referência e, como esperado, pacientes com doença de membrana apresentarão maior grau de hemólise. Para aumentar a sensibilidade do teste, é possível realizar duas medidas, e uma delas incubada por 24 horas a 37 °C (Figura 15.3).

Somente no período neonatal, a avaliação do exame deve ser cuidadosa pelo predomínio de hemoglobina fetal que aumenta a resistência celular, interferindo no resultado.[18]

Os testes diagnósticos incluem teste de ligação eosina-5-maleimida (EMA), que pode identificar a banda 3 na membrana eritrocítica por citometria de fluxo. Nas doenças de membrana, pode estar ausente pela própria herança genética ou por sua ausência nos segmentos das vesiculações da hemácia. É um exame com altas sensibilidade (87%) e especificidade (98%).

Outros exames são eletroforese de proteínas da membrana plasmática, que identificam as proteínas da membrana; ectacitometria, que avalia a deformabilidade da membrana; teste de lise de glicerol acidificado, que identifica hemólise (sensibilidade de 82% a 98% e especificidade de 91% a 95%);[18] e exames moleculares, para identificação das mutações genéticas.[21,22]

Em dados recentes, sugere-se que paciente com história familiar positiva com dados clínicos e laboratoriais compatíveis (anemia, hiperbilirrubinemia indireta, reticulocitose, aumento de CHCM e de RDW), presença de células características em esfregaço de sangue periférico, com ou sem esplenomegalia não necessita de diagnósticos adicionais, após excluídos diagnósticos diferenciais.[23] Se não houver todos estes achados ou em caso de dúvidas quanto ao diagnóstico, sugere-se realizar exames diagnósticos[24] (Figura 15.4).

São alguns dos diagnósticos diferenciais: incompatibilidade sanguínea nos recém-nascidos; anemia hemolítica autoimune; crises aplásticas; anemia diseritropoiética; hemoglobinopatias e deficiências enzimáticas.

No caso em discussão, a partir da hipótese diagnóstica, seria importante confirmar suspeita clínica do quadro de anemia da mãe, pois, juntamente com os achados de anemia, aumento de CHCM e RDW, reticulocitose, hiperbilirrubinemia indireta e esferócitos no esfregaço de sangue periférico, poderia inferir o diagnóstico de doença de membrana eritrocitária (provável esferocitose). Já excluídas outras causas com os exames: testes de Coombs direto e Eluato negativos, não há incompatibilidade sanguínea com a mãe ou outros anticorpos; e teste do pezinho também excluiu deficiência de G6PD e hemoglobinopatias.

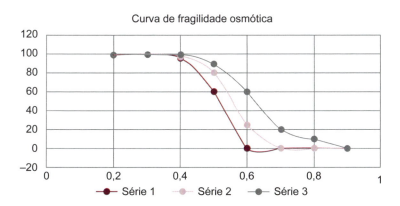

Figura 15.3 – Curva de fragilidade osmótica. Séries 1 e 2: variações da normalidade e série 3: paciente com esferocitose.
Fonte: Elaborada pela autoria do capítulo.

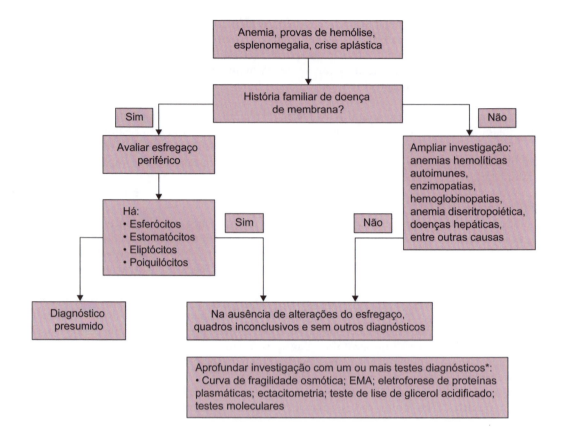

Figura 15.4 – Fluxograma para investigação de doenças de membrana.
Fonte: Elaborada pela autoria do capítulo.

Tratamento

O tratamento das doenças de membrana é de suporte, considerando que a maioria dos casos é assintomática ou leve.[18] No período neonatal, a icterícia pela hiperbilirrubinemia indireta deverá ser tratada, pelo risco de *kernicterus*.[24]

Na presença de hemólise moderada ou severa, é indicada reposição com ácido fólico (0,5 a 1 mg/dia ou 5 mg/semana), a fim de evitar anemia megaloblástica. Nos casos moderados ou severos, durante crises de hemólise ou crise aplástica, com queda de hemoglobina com repercussão clínica, deve-se considerar suporte transfusional com concentrado de hemácias.[18]

A indicação do uso de eritropoetina recombinante durante os primeiros meses pode ser benéfico para diminuir a necessidade transfusional,[25] mas ainda são necessários mais estudos para recomendação de seu uso.

Os pacientes com quadros leves podem ser avaliados anualmente, com acompanhamento do crescimento ponderoestatural e desenvolvimento,[25] além de controles laboratoriais. Os pacientes mais graves devem ter acompanhamento mais próximo, inclusive os lactentes com menos de um ano de vida, com avaliação mensal até estabilização dos níveis de hemoglobina. Os pais devem ser orientados quantos aos sinais de alerta para que, na sua ocorrência, procurem atendimento médico.

Para os pacientes que receberam transfusões frequentes, deve-se monitorar a presença de hemossiderose[18] para seu tratamento adequado, se indicado.

A terapia curativa é a esplenectomia. Sua indicação deve considerar a gravidade da doença, pois geralmente apenas os casos severos são submetidos a esse procedimento.[25] O paciente deve ser avaliado considerando-se os exames laboratoriais, junto com os sintomas clínicos e seu contexto familiar-social, acesso ao serviço de saúde e possibilidade de manutenção dos cuidados após o procedimento.[26]

Considerando-se o risco de sepse após esplenectomia, o paciente deverá receber alguns cuidados. Antes do procedimento, o paciente deve receber imunização contra espécies de pneumococo, meningococo e *Haemophilus influenzae* tipo b. Nos anos subsequentes, deverá receber antibioticoterapia profilática; e, na presença de febre ou quadro infeccioso, procurar atendimento médico prontamente.[26] A esplenectomia deve ser ponderada em crianças com menos de 5 anos pelo risco aumentado de quadros infecciosos neste período.[27]

Se possível, o procedimento poderá ser realizado por via laparoscópica, pois está relacionado com melhor pós-operatório.[26] A esplenectomia parcial tem aumentado sua indicação, pois diminui o risco infeccioso por manter parte do baço, e está menos relacionada a eventos tromboembólicos.[18,26]

Os riscos desse procedimento são infecção, sangramento, abscesso subfrênico e trombose. Em pacientes com estomatocitose hereditária, está contraindicada esplenectomia, por apresentarem maior incidência de eventos tromboembólicos como complicação pós-operatória.[18]

Considerando-se o caso apresentado, esse paciente deverá manter seguimento mensalmente até estabilização do quadro hematológico e poderá iniciar uso de ácido fólico, já que quadro de anemia moderado.

Diante do exposto, pode-se concluir que a esferocitose e outras doenças de membrana eritrocitária são condições com interface na prática do pediatra. Portanto, é importante que este esteja familiarizado com a patologia para diagnóstico precoce e manejo adequado.

Referências bibliográficas

1. Chou ST, Schreiber AD. Autoimmune hemolytic anemia. In: Orkin SH, Nathan DG, Ginsburg D, Look AT, Fisher DE, Lux SE (org.). Nathan and Oski's hematology of infancy and childhood. Philadelphia (PA): Elsevier Saunders; 2015. p.411-30.
2. Cardoso MAT, Veríssimo MPA, Leite IPR, Sampaio JAM. Anemia hemolítica autoimune. In: Braga JAP, Tone LG, Loggetto SR (coord.). Hematologia e hemoterapia pediátrica. São Paulo: Atheneu; 2014. p. 129-38.
3. Teachey DT, Lambert MP. Diagnosis and management of autoimmune cytopenias in childhood. Pediatr Clin North Am. 2013 Dec;60(6):1489-511.
4. Aladjidi N, Jutand M, Beaubois C, Fernandes H, Jeanpetit J, Coureau G et al. Reliable assessment of the incidence of childhood autoimmune hemolytic anemia. Pediatr Blood Cancer. 2017;64(12):e26683.
5. Ladogana S, Maruzzi M, Samperi P, Perrotta S, Del Vecchio GC, Notarangelo LD et al. Diagnosis and management of newly diagnosed childhood autoimmune hemolytic anemia: recommendations from the Red Cell Study Group of the Paediatric Haemato-oncology Italian Association. Blood Transfus. 2017;15:259-67.
6. Voulgaridou A, Kalfa TA. Autoimmune hemolytic anemia in the pediatric setting. J Clin Med. 2021 Jan 9;10(2):216.
7. Barcellini W, Zaninoni A, Giannotta JA, Fattizzo B. New insights in autoimmune hemolytic anemia: from pathogenesis to therapy. J Clin Med. 2020;9:3859.
8. Vagace JM, Bajo R, Gervasini G. Diagnostic and therapeutic challenges of primary autoimmune hemolytic anemia in children. Arch Dis Child. 2014 Jul;99(7):668-73.
9. Michalak SS, Olewicz-Gawlik A, Rupa-Matysek J, Wolny-Rokicka E, Nowakowska E, Gil L. Autoimmune hemolytic anemia: current knowledge and perspectives. Immun Ageing. 2020 Nov 20;17(1):38.
10. Das SS, Chakrabarty R, Zaman RU. Immunohematological and clinical characterizations of mixed autoimmune hemolytic anemia. Asian J Transfus Sci. 2018;12(2):99-104.
11. Phillips J, Henderson AC. Hemolytic anemia: evaluation and differential diagnosis. Am Fam Physician. 2018 Sep 15;98(6):354-61.
12. Ladogana S, Maruzzi M, Samperi P et al. Guidelines from the Associazione Italiana Onco-ematologia Pediatrica (AIEOP): second-line therapy in pediatric warm autoimmune hemolytic anemia. Blood Transfus. 2018;16(4):352-7.

13. Lux SE. The red cell membrane. In: Orkin SH, Nathan DG, Ginsburg D, Look AT, Fisher DE, Lux SE. Nathan and Oski's hematology and oncology in infancy and childhood. 8th ed. Philadelphia (PA): Saunders; 2015. p. 455-514.
14. Iolascon A, Andolfo I, Russo R. British Journal of Hematology. 2019;187(1):13-24.
15. Hoffman R, Benz EJ, Shattil SJ, Furie B, Cohen HJ, Silberstein LE et al. Hematology: principles and practice. 4th ed. Philadelphia (PA): Elsevier; 2005. p. 669-91.
16. Murador P, Deffini E. Aspectos estruturais da membrana eritrocitária. Ver Bras Hematol Hemoter. 2007;29(2):168-78.
17. Perrota S, Gallagher PG, Mohandas N. Hereditary spherocytosis. The Lancet. 2008;372(9647):1411-26.
18. Lux SE. Disorders of red cell membrane. In: Orkin SH, Nathan DG, Ginsburg D, Look AT, Fisher DE, Lux SE. Nathan and Oski's hematology and oncology in infancy and childhood. 8th ed. Philadelphia (PA): Saunders; 2015. p. 515-79.
19. Galagher PG. Red cell membrane disorders. Hematology Am Soc Hematol Educ Program. 2005;13-8. doi: 10.1182/asheducation-2005.1.13.
20. Delhommeau F, Cynober T, Schischmanoff PO, Rohrlich P, Delaunay J, Mohandas et al. Natural history of hereditary spherocytosis during the first year of life. Blood. 2000;95(2):393-7.
21. Ciepiela O. Old and new insights into the diagnosis of hereditary spherocytosis. Ann Transl Med. 2018 Sep;6(17):339. doi: 10.21037/atm.2018.07.35.
22. Barcellini W, Bianchi P, Fermo E, Imperiali FG, Marcello AP, Vercellati C et al. Hereditary red cell membrane defects: diagnostic and clinical aspects. Blood Transfus. 2011;9(3):274-7.
23. King MJ, Garçon L, Hoyer JD, Iolascon A, Picard V, Stewart G et al. ICSH guidelines for the laboratory diagnosis of non-immune hereditary red cell membrane disorders. Int J Lab Hematol. 2015;37(3):304-25.
24. Christensen RD, Yaish HM, Gallagher PG. A pediatrician's practical guide to diagnosing and treating hereditary spherocytosis in neonates. Pediatrics. 2015;135(6):1107-14.
25. Bolton-Maggs PHB, Langer JC, Iolascon A, Tittensor P, King MJ. Guidelines for the diagnosis and management of hereditary spherocytosis: 2011 updates. British Journal of Haematology. 2012;156(1):37-49.
26. Donatoa H, Crispb RL, Rapettia MC, Garcíae E, Attief M. Esferocitosis hereditaria (revisión) – Parte II: Manifestaciones clínicas, evolución, complicaciones y tratamiento. Arch Argent Pediatr. 2015;113(2):168-76.
27. Manciu S, Matei E, Trandafir B. Hereditary spherocytosis – Diagnosis, surgical treatment and outcomes: a literature review. Chirurgia. 2017;112(2):110-6.

Capítulo 16

Falências medulares

Luiz Guilherme Darrigo Junior

Introdução

As síndromes de falência medular hereditária (SFMH) são distúrbios genéticos causados por mutações germinativas e caracterizadas pela produção inadequada das diferentes células sanguíneas, resultando no aparecimento tanto de citopenias isoladas (aplasia de células vermelhas puras, neutropenias ou trombocitopenia) como de quadros de pancitopenia.[1] Malformações congênitas e/ou evolução clonal podem estar associadas. As SFMH são responsáveis por aproximadamente 30% dos quadros de anemia aplástica na infância com uma incidência aproximada de 65 casos por milhão de nascidos vivos anualmente.[2,3] Embora as falências medulares hereditárias sejam normalmente diagnosticadas na infância ou adolescência, um número crescente de pacientes é diagnosticado somente na idade adulta. Neste sentido, pacientes portadores de SFMH devem periodicamente realizar *screening* para detecção precoce de neoplasias hematológicas e tumores sólidos (principalmente carcinoma escamoso de cabeça e pescoço ou ginecológico) mesmo sem apresentar alterações no exame físico ou no hemograma. Atualmente, o transplante de célula tronco hematopoiética (TCTH) é a única opção terapêutica curativa para as complicações hematológicas relacionadas as SFMH.[3]

Diferentes doenças compõem este grupo, sendo as mais importantes a anemia de Fanconi, anemia de Blackfan Diamond, disceratose congênita, síndrome de Shwachman Diamond e trombocitopenia amegacariocítica congênita.

Anemia de Fanconi

A anemia de Fanconi (AF) é considerada a falência medular hereditária mais comum. Ela é geralmente herdada de maneira autossômica recessiva e caracterizada por uma falência progressiva da medula óssea, múltiplas anormalidades congênitas e predisposição a uma variedade de doenças neoplásicas tais como as síndromes mielodisplásicas (SMD), as leucemias agudas e os tumores de cabeça e pescoço.[4] Até o momento, 22 genes foram identificados como responsáveis pela doença e todos atuam em uma importante via de reparo do DNA. As mutações em qualquer um desses genes alteram o reparo normal do DNA, gerando instabilidade cromossômica e resultando em distintas malformações congênitas, risco de câncer e toxicidade elevada aos agentes alquilantes.[4] A incidência da AF é estimada em aproximadamente 3 casos por milhão com uma frequência de portadores de 1 para 300 pessoas, acometendo todas as raças e grupos étnicos.[4]

Aspectos clínicos

Clinicamente os pacientes apresentam diversas anormalidades congênitas incluindo baixa estatura, fácies características (face dismórfica, micrognatia, microcefalia, base nasal ampla, fendas palpebrais estreitas e pregas epicantais), deformidades do polegar (hipoplasia, polegares supranumerários ou mesmo ausência) e do rádio, manchas café com leite, malformações cardíacas, renais e geniturinárias.[2] Entretanto, 30% dos pacientes com AF não apresentam nenhuma alteração fenotípica característica da doença. Normalmente, os pacientes apresentam níveis aumentados de hemoglobina fetal e macrocitose no hemograma.[4]

Diagnóstico

O diagnóstico é confirmado por testes de quebras cromossômicas decorrentes da hipersensibilidade das células dos pacientes com AF ao efeito de agentes clastogênicos, como a mitomicina C (MMC) e o diepoxibutano (DEB). Essas quebras cromossômicas são visíveis microscopicamente mediante a análise citogenética das metáfases, tornando essa característica base para o diagnóstico (Figura 16.1). Outra possibilidade diagnóstica é a identificação de mutações específicas (FANC) relacionadas à síndrome.[1]

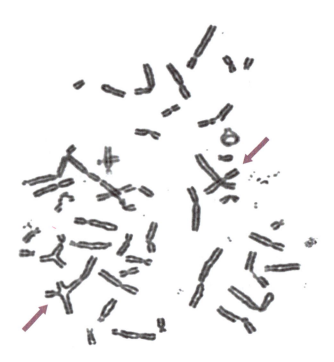

Figura 16.1 – Cariótipo com indução de quebras cromossômicas com o uso do diepoxibutano em paciente com anemia de Fanconi. Observar o grande número de quebras cromossômicas e presença de figuras tetrarradiais (setas).
Fonte: Laboratório de Hematologia FMRP-USP.

Normalmente, a doença se manifesta entre 6 e 9 anos de idade, porém o diagnóstico pode ser feito somente na idade adulta; dessa forma, todo paciente adulto jovem com suspeita de aplasia de medula deve ser investigado para AF.[3,4]

Tratamento

O tratamento do paciente com AF consiste em medidas de suporte que incluem o uso de hemoderivados, administração de andrógenos para estimular a medula óssea e o uso de antibióticos de amplo espectro nos casos de neutropenia febril.[5] Os andrógenos devem ser utilizados na menor dose possível para atingir a resposta hematológica desejada. Deve-se estar atento aos efeitos secundários da droga, tais como masculinização, icterícia, adenoma hepático e hipertensão arterial.[2,6] Aproximadamente 50% dos pacientes apresentam resposta hematológica adequada após o início do uso de andrógenos. Geralmente não se devem utilizar andrógenos em pacientes com evolução para SMD ou que apresentem alterações citogenéticas.[3]

O único tratamento curativo para AF é o TCTH alogênico. Esse procedimento é indicado quando o paciente desenvolve sinais de falência medular e deve ser realizado, preferencialmente antes do início das transfusões e antes do desenvolvimento da SMD ou leucemia.[7] Os melhores resultados com o TCTH são obtidos nos pacientes jovens transplantados em fase de aplasia e com doadores aparentados ou não aparentados totalmente compatíveis. Nesses pacientes, a sobrevida é de aproximadamente 90% e não há necessidade da inclusão de radioterapia nos regimes de condicionamento.[7]

Pacientes adultos ou aqueles que já evoluíram com doenças neoplásicas apresentam uma sobrevida menor. Da mesma forma, pacientes que apresentam alterações clonais principalmente aquelas que envolvem os cromossomos 3 e 7 são consideradas de mau prognóstico em virtude da possibilidade de evolução precoce para SMD ou leucemia.[7]

A AF é uma doença sistêmica e as anormalidades congênitas, complicações endocrinológicas, reprodutivas e hemossiderose assim como as complicações decorrentes do TCTH devem ser acompanhadas por toda a vida.[7] O risco de câncer é extremamente elevado nestes pacientes, independentemente da realização do TCTH. Existe uma forte recomendação para que os pacientes com AF não fumem, não ingiram bebidas alcoólicas, evitem exposição solar e mantenham boa higiene oral. Todos os pacientes devem ser avaliados no mínimo a cada 6 meses com o objetivo de detectar precocemente sinais de neoplasias. As mulheres devem realizar o exame preventivo de câncer cervical e todos os pacientes devem receber a vacina contra o vírus HPV a partir dos 9 anos de idade.[7]

Anemia de Blackfan-Diamond

A anemia de Blackfan-Diamond (ABD), também conhecida como "anemia hipoplásica eritroide congênita", é uma anemia hipoplásica hereditária rara que geralmente ocorre na primeira infância.[8] Trata-se de uma doença genética e fenotipicamente heterogênea caracterizada por anemia macrocítica com ausência de precursores eritroides, anormalidades físicas e predisposição ao câncer.[9] A falência eritroide decorre de um defeito na biogênese ou na função dos ribossomos, sendo a ABD identificada como a primeira ribossomopatia descrita em humanos. Até o momento, 20 genes da proteína ribossômica (PR) foram associados ao desenvolvimento da doença. Destes, a RPS19 é considerada a proteína ribossômica mutante mais comumente encontrada em pacientes com ABD, ocorrendo em 25% dos casos. Recentemente, mutações em genes não relacionados às PR (GATA1, EPO, ADA2 e TSR2) também foram reconhecidas como causa de eritroblastopenia.[9] A ABD deve ser investigada em todos os pacientes que apresentem anemia macrocítica ou normocítica associada à reticulocitopenia com celularidade medular normal no primeiro ano de vida. Nesses casos, a diminuição ou ausência dos precursores eritroides na medula óssea são características da doença.[9]

Aspectos clínicos

Aproximadamente 50% dos pacientes apresentam algum defeito congênito, incluindo baixa estatura, dimorfismos craniofaciais, deformidades dos membros superiores como a presença de polegar trifalângico, patognomônico da doença; alterações geniturinárias; anomalias cardíacas e defeitos oculares.[9] Os pacientes com ABD apresentam risco aumentado de neoplasias malignas, principalmente SMD, leucemias e osteossarcomas.[10]

Diagnóstico

O diagnóstico da ABD clássico é feito quando TODOS os seguintes critérios diagnósticos estão presentes:
- Idade < 1 ano.
- Anemia macrocítica sem outras citopenias significativas.
- Reticulocitopenia.
- Celularidade normal na medula óssea com escassez de precursores eritroide.

Em pacientes que não atendem a todos os critérios mencionados, os critérios de suporte, que são divididos em achados maiores e menores, podem ser usados para fazer um "diagnóstico provável":
- O principal critério de suporte **maior** inclui uma história familiar positiva.
- Os critérios de suporte **menores** incluem atividade elevada de adenosina desaminase eritrocitária (eADA), anomalias congênitas associadas à ABD, hemoglobina fetal elevada e nenhuma evidência de outra síndrome de falência medular hereditária.

Um provável diagnóstico de ABD pode ser feito nas seguintes situações:
- Três critérios diagnósticos associado a uma história familiar positiva
- Dois critérios diagnósticos e três critérios menores
- Uma história familiar positiva e três critérios menores

Além disso, um diagnóstico de ABD não clássico pode ser feito se um paciente tiver uma mutação genética associada à ABD, mas não atender a critérios diagnósticos suficientes.[10] O principal diagnóstico diferencial da ABD é a eritroblastopenia transitória da infância, uma anemia aguda grave e secundária a uma supressão temporária da eritropoiese.[9]

Tratamento

Atualmente as abordagens terapêuticas são baseadas em transfusões de hemácias, corticosteroideterapia e TCTH.[8] As transfusões sanguíneas constituem a principal opção terapêutica para pacientes com menos de um ano de idade, considerando-se o malefício do uso crônico de corticosteroide nessa faixa etária. Após 1 ano de idade, todos os pacientes devem receber um ciclo de tratamento com corticosteroide oral. O tratamento deve ser iniciado com uma dose de 2 mg/kg/dia de prednisona por aproximadamente 4 semanas. Em caso de resposta (aumento de reticulócitos), a redução deve ser gradual e lenta, principalmente quando atingir doses abaixo de 1 mg/kg/dia. O TCTH alogênico está indicado quando não houver resposta após 4 semanas de tratamento com corticosteroide ou quando o paciente necessitar de doses acima de 0,3 mg/kg/dia para manter-se independente de transfusões.[10,11]

Disceratose congênita

Inicialmente descrita em 1910, a disceratose congênita (DC) também conhecida como "síndrome de Zinsser-Engman-Cole", é uma doença rara e heterogênea, geralmente caracterizada por uma falência medular progressiva associada a maior predisposição ao desenvolvimento de doenças neoplásicas. A forma clássica da DC é caracterizada pela tríade: hiperpigmentação reticular da pele, distrofia ungueal e leucoplasia[2] (Figura 16.2).

A DC representa o protótipo das doenças causadas pelo encurtamento excessivo dos telômeros conhecidas como "telomeropatias". Os telômeros são sequências repetidas de

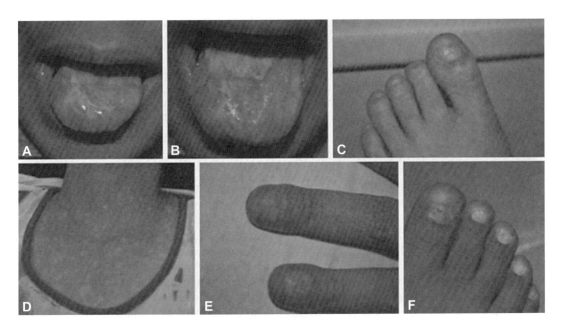

Figura 16.2 – Manifestações clínicas típicas de pacientes com disceratose congênita. A e B. Imagens mostram presença de leucoplasia. C, D e E. Observa-se distrofia ungueal. F. Temos hiperpigmentação reticular da pele.
Fonte: Acervo da autoria do capítulo.

nucleotídeos de DNA não codificantes situados nas extremidades dos cromossomos.[12] Desempenham a função de fornecer estabilidade às terminações dos cromossomos, protegendo-os de degradações, fusões e rearranjos. A manutenção da integridade dos telômeros requer a ação do complexo enzimático da telomerase, que consiste na telomerase transcriptase reversa (TERT) e seu RNA integral (TERC), além de proteínas associadas. Atualmente diversos genes – DKC1, TERC, TERT, NOP10, NHP2, TINF2, TCAB1, CTC1, RTEL1 e ACD – encontram-se envolvidos nas diferentes vias biológicas dos telômeros.[12]

Aspectos clínicos

Clinicamente a DC apresenta-se com uma tríade mucocutânea característica, composta por hiperpigmentação reticular da pele, distrofia ungueal e leucoplasia, entretanto outros achado clínicos podem estar presentes, tais como alterações anormais da pigmentação não restritas à porção superior do tórax e do pescoço, alterações oculares (blefarite, conjuntivite, ectrópio, epífora e entrópio), anomalias dentárias, estenose esofágica, estenose uretral, necrose avascular do fêmur e/ou úmero, hipogonadismo e osteopenia.[6,12] As anormalidades hematológicas secundárias à falência medular são comuns, afetando aproximadamente 80% a 90% dos pacientes na idade adulta. Esses pacientes também podem apresentar fibrose pulmonar, doenças hepáticas e alterações neurológicas com consequente aumento de morbidade.[12] A fibrose pulmonar idiopática (histologicamente, pneumonite intersticial) caracteriza-se por uma fibrose pulmonar progressiva e irreversível que culmina na insuficiência respiratória. Trata-se do padrão clássico da doença pulmonar presente nas telomeropatias, correspondendo a 65% das patologias pulmonares em pacientes com alterações do telômeros.[12] Semelhante ao que ocorre na fibrose pulmonar, o encurtamento telomérico contribui para o desenvolvimento da fibrose hepática. O diagnóstico hepático geralmente requer biópsia, entretanto pode ser sugerido na presença de cirrose, hipertensão portal ou esteatose. A histologia do fígado costuma ser heterogênea com presença de inflamação, acúmulo de ferro na ausência de transfusão ou hemocromatose hereditária, necrose dos hepatócitos, fibrose e hiperplasia nodular regenerativa.[1,12]

A DC apresenta duas variações distintas e graves: a síndrome de Hoyeraal-Hreidarsson (SHH) e a síndrome Revesz (SR). A SR corresponde a 4% dos casos de DC da literatura e o diagnóstico é realizado geralmente antes dos 2 anos de idade. Essas crianças apresentam retinopatia exudativa bilateral, retardo intrauterino com baixo peso ao nascimento, aplasia medular grave precoce e calcificações em sistema nervoso central (SNC). A SHH corresponde a 5% dos casos de DC da literatura. Classicamente os pacientes apresentam microcefalia, hipoplasia cerebelar, atraso no desenvolvimento neurológico, imunodeficiência combinada e aplasia medular precoce e grave.[13]

Diagnóstico

Durante muitos anos, o diagnóstico da DC teve como base apenas a presença dos achados mucocutâneos associados ou não à falência medular. Atualmente a avaliação do comprimento telomérico (Figura 16.3) e/ou pesquisa das principais mutações (DKC1, TERC, TERT, NOP10, NHP2, TINF2, TCAB1, CTC1, RTEL1 e ACD) envolvidas na doença devem sempre ser realizadas para a confirmação diagnóstica da DC em pacientes com alterações mucocutâneas.[12,13] Existem vários métodos laboratoriais para medir o comprimento dos telômeros, incluindo a técnica de *Southern blot*, reação em cadeia da polimerase quantitativa (qPCR) e hibridação *in situ* fluorescente e citometria de fluxo (Flow-FISH). Pacientes que apresentam telômeros muito curtos para a idade ou apresentem alguma mutação em genes relacionados à biologia dos telômeros são considerados portadores de telomeropatias. A Figura 16.3 ilustra a relação entre o comprimento telomérico dos leucócitos e a idade dos indivíduos acometidos pela DC e dos saudáveis.

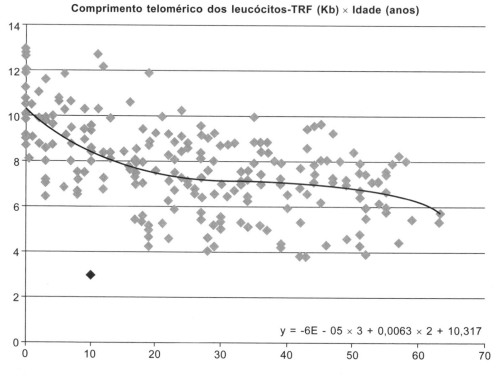

Figura 16.3 – Relação entre o comprimento do telômero e a idade de indivíduos saudáveis (cinza) e do paciente portador de DC (cor).
Fonte: Adaptada de Laboratório de Hematologia FMRP-USP.

Tratamento

Embora o TCTH seja considerado o único tratamento curativo para a DC, ele tem apresentado historicamente resultados insatisfatórios, em especial por causa dos efeitos adversos tardios graves, incluindo a falha de enxertia, doença do enxerto *versus* hospedeiro e sepse, somados a maior probabilidade de desenvolver toxicidade, acentuando o quadro de fibrose pulmonar ou de cirrose hepática.[13] Atualmente, protocolos de condicionamento explorando o uso de drogas mais imunossupressoras e menos mielotóxicas tem obtido resultados promissores.[14] Outras opções terapêuticas, principalmente para os pacientes que evoluem para falência medular, são os andógenos, uma vez que são capazes de estimular a atividade das telomerase, promovendo aumento no comprimento dos telômeros.[15] Danazol, oximetolona e nandrolona são os principais andrógenos usados em pacientes com DC. Entretanto, eventos adversos são esperados. Assim, deve-se orientar o paciente e seus familiares sobre os possíveis efeitos colaterais de virilização, aumento de enzimas hepáticas, edema, entre outros. A resposta geralmente é atingida em 50% a 60% dos pacientes após 3 meses de tratamento com diminuição ou parada da necessidade transfusional.[12,15] Em virtude do potencial de complicações hematológicas malignas, desenvolvimento de tumores sólidos, fibrose pulmonar e doença hepáticas, todos os pacientes com DC devem realizar controle da função hepática e pulmonar, ultrassonografia abdominal e mielograma anualmente.[1,2,12]

Síndrome de Shwachman-Diamond

A síndrome de Shwachman-Diamond (SSD) é um distúrbio hereditário autossômico recessivo da medula óssea caracterizado pela presença de disfunção pancreática exócrina, alterações esqueléticas, citopenias e predisposição para SMD ou leucemia aguda.[16] Trata-se de uma doença rara com uma incidência estimada de 1/76.000 nascidos vivos e predomínio no sexo masculino 1,7:1. A SSD também é considerada um distúrbio da biogênese dos ribossomos, apresentando em 90% dos indivíduos a presença de mutações bialélicas no gene da síndrome de Shwachman-Bodian-Diamond (SBDS) localizado no cromossomo 7q11.[1,16]

Aspectos clínicos

Clinicamente a SSD se caracteriza pela presença de insuficiência pancreática exócrina, displasias esqueléticas e anormalidades da medula óssea, ocasionando citopenias. Entre as alterações hematológicas, destaca-se a neutropenia, geralmente definida como uma contagem de neutrófilos inferior a $1.500 \times 10^9/L$ (17). Assim, infecções bacterianas, virais e fúngicas são recorrentes, ensejando episódios de otite, sinusite, pneumonia, septicemia, osteomielite e infecções cutâneas. Anemia normocrômico-normocítica ou macrocítica, com reticulocitopenia, é descrita em 42% a 82% dos pacientes enquanto trombocitopenia (contagem de plaquetas $< 150 \times 10^9/L$) foi relatada em 24% a 88% dos pacientes.[16] Semelhante a pacientes com outras síndromes de falência medular, cerca de 80% dos pacientes com SSD apresentam níveis elevados de hemoglobina fetal.[1,13] Alterações na função pancreática normalmente são vistas entre 6 e 12 meses de idade e caracterizam-se pela presença de esteatorreia, malabsorção e deficiência de vitaminas lipossolúveis; no entanto, a maioria desses sintomas melhora com a idade.[16] Outras características frequentes são as anormalidades esqueléticas, como a presença de disostose de ossos longos, condrodisplasia das metáfises, distrofia torácica e baixa estatura. Alterações cardíacas e endocrinológicas também são descritas em 10% a 15% dos pacientes.[6,16]

Diagnóstico

O diagnóstico clínico normalmente é realizado no primeiro ano de vida em pacientes que apresentam alterações pancreáticas, esqueléticas, citopenias e infecções recorrentes. A disfunção pancreática exócrina causada pela hipoplasia de células acinares é geralmente diagnosticada em razão da presença de malabsorção intestinal, esteatorreia, deficiência de crescimento e baixos níveis de vitaminas lipossolúveis. O diagnóstico é confirmado pelo aumento da excreção de gordura fecal na ausência de doença hepática colestática e pela redução nos níveis das enzimas pancreáticas (elastase fecal, tripsinogênio sérico, amilase sérica e lipase sérica). O diagnóstico é confirmado pela pesquisa de mutações bialélicas no gene *SBDS* em 90% dos casos.[16]

Outras causas de insuficiência pancreática devem ser descartadas como o diagnóstico de fibrose cística (a causa mais comum de insuficiência pancreática na infância), doença de Pearson (insuficiência pancreática associado a citopenias, sideroblastos na medula e precursores eritroides e mieloides vacuolizados) e hipoplasia da cartilagem-cabelo (diarreia e citopenia associadas à condrodisplasia metafisária).[13,17]

Tratamento

O TCTH alogênico aparentado ou não aparentado compatível é o único tratamento com possibilidade de cura para os pacientes que desenvolvem pancitopenia, SMD ou leucemia. Os melhores resultados são obtidos em pacientes em fase de aplasia de medula e o regime de condicionamento recomendado é o de intensidade reduzida.[18] Pacientes não candidatos ao transplante que apresentam neutropenia com infecções de repetição podem se beneficiar do uso da filgratima.[16,17] Acompanhamento conjunto com gastroenterologista, ortopedistas e nutricionistas é extremamente importante.

Trombocitopenia amegacariocítica congênita

A trombocitopenia amegacariocítica congênita (TAC) é uma doença autossômica recessiva caracterizada por uma trombocitopenia grave desde o nascimento. Pacientes podem evoluir para anemia aplástica ou leucemia com o passar dos anos.[19] A avaliação da medula óssea nos pacientes demostra uma celularidade normal com redução isolada ou mesmo ausência de megacariócitos. Alguns pacientes podem apresentar malformações congênitas, mas não existem alterações características da doença.[19] King et al. propuseram uma classificação para a doença com base na evolução da trombocitopenia.[20] Pacientes com TAC tipo I normalmente apresentam contagem de plaquetas abaixo de 50.000/mm^3 desde o nascimento, enquanto pacientes com o tipo II apresentam melhora transitória dos níveis de plaquetas nos primeiros meses de vida. Importante ressaltar que um pequeno número de pacientes é assintomático ao nascimento e, posteriormente, desenvolve trombocitopenia na infância. Dessa forma, o diagnóstico de TAC deve ser considerado mesmo nos casos de pacientes que desenvolvam trombocitopenia ou anemia aplástica depois do primeiro ano de vida.[19,20]

Aspectos clínicos

Para a maioria dos pacientes, os sintomas de trombocitopenia grave estão presentes já nas primeiras horas após o nascimento. Os sintomas cardinais de trombocitopenia grave, incluindo púrpura, petéquia e epistaxe, podem conduzir ao diagnóstico precoce de TAC na maioria dos casos. Esses pacientes geralmente não apresentam anomalias congênitas, embora malformações cardíacas, oculares e do SNC já tenham sido descritas.[19]

Diagnóstico

O diagnóstico de TAC é de exclusão. Com base nos achados de uma trombocitopenia grave desde o nascimento com megacariócitos reduzidos ou ausentes na medula óssea, o médico deve excluir outras formas adquiridas e hereditárias de trombocitopenia como a anemia de Fanconi, disceratose congênita, síndrome de Wiskott-Aldrich, síndrome da trombocitopenia e agenesia de rádio (TAR). O diagnóstico definitivo pode ser confirmado com estudo molecular para detecção de mutações envolvendo o receptor de trombopoetina *c-Mpl*.[9,19,20]

Tratamento

As opções de tratamento para pacientes com TAC são altamente limitadas. Pacientes normalmente não respondem a imunoglobulinas, corticosteroide, andrógenos ou esplenectomia, embora tenha sido relato na literatura melhora a curto prazo. Desta forma, os pacientes com plaquetopenia sintomática devem receber transfusão de plaquetas enquanto aguardam a realização de um transplante.[19,20] O TCTH aparentado ou não aparentado compatível é indicado para todos os pacientes com plaquetopenia de alto risco e constitui a única forma de tratamento curativo para a doença. O regime de condicionamento sugerido é o mieloablativo.[14]

Conclusão

As SFMH compõem um grupo de doenças genéticas raras associadas à produção inadequada de células sanguíneas. Por conseguinte, os pacientes são normalmente identificados quando desenvolvem complicações hematológicas, sejam elas citopenias isoladas, pancitopenia, SMD ou leucemia aguda. Somado a isso, a grande maioria destes pacientes apresentam defeitos congênitos específicos ou outras anormalidades físicas desde a primeira infância. O adequado reconhecimento dessas alterações e associações possibilitam um diagnóstico precoce e um melhor acompanhamento do paciente. A maioria dos pacientes com SFMH será submetida ao TCTH uma vez que este constitui atualmente a única opção curativa. É importante ressaltar que o transplante é capaz de tratar apenas as complicações hematológicas das distintas falências medulares. Nesse sentido, é essencial que todos os pacientes transplantados ou não sejam acompanhados por toda a vida com o objetivo de se prevenirem ou se detectarem precocemente alterações decorrentes não apenas do TCTH, como também da doença de base.

Referências bibliográficas

1. Dokal I, Vulliamy T. Inherited bone marrow failure syndromes. Haematologica. 2010 Aug;95(8):1236-40.
2. Collins J, Dokal I. Inherited bone marrow failure syndromes. Hematol Amst Neth. 2015 Aug;20(7):433-4.
3. Alter BP. Inherited bone marrow failure syndromes: considerations pre and post-transplant. Blood. 2017 Nov 23;130(21):2257-64.
4. Auerbach AD. Fanconi anemia and its diagnosis. Mutat Res. 2009 Jul 31;668(1-2):4-10.
5. Dufour C. How I manage patients with Fanconi anemia. Br J Haematol. 2017 Jul;178(1):32-47.
6. Alter BP. Bone marrow failure syndromes in children. Pediatr Clin North Am. 2002 Oct;49(5):973-88.
7. Bonfim C, Ribeiro L, Nichele S, Bitencourt M, Loth G, Koliski A et al. Long-term survival, organ function, and malignancy after hematopoietic stem cell transplantation for Fanconi Anemia. Biol Blood Marrow Transplant. 2016 Jul;22(7):1257-63.
8. Bartels M, Bierings M. How I manage children with Diamond-Blackfan anaemia. Br J Haematol. 2019 Jan;184(2):123-33.
9. Da Costa L, Leblanc T, Mohandas N. Diamond-Blackfan anemia. Blood. 2020 Sep 10;136(11):1262-73.
10. Vlachos A, Muir E. How I treat Diamond-Blackfan anemia. Blood. 2010 Nov 11;116(19):3715-23.
11. Darrigo LG, Loth G, Kuwahara C, Vieira A, Colturato V, Rodrigues AL et al. Hematopoietic cell transplantation for Diamond-Blackfan anemia: a report from the Pediatric Group of the Brazilian Bone Marrow Transplantation Society. Eur J Haematol. 2020 Oct;105(4):426-33.
12. Calado RT, Young NS. Telomere diseases. N Engl J Med. 2009 Dec 10;361(24):2353-65.
13. Chirnomas SD, Kupfer GM. The inherited bone marrow failure syndromes. Pediatr Clin North Am. 2013 Dec;60(6):1291-310.
14. Darrigo Junior LG, Bomfim C. Recent advances in hematopoietic stem cell transplantation for inherited bone marrow failure syndromes. JBMTCT. 2020 Oct 14;2(1):69-76.

15. Townsley DM, Dumitriu B, Liu D, Biancotto A, Weinstein B, Chen C et al. Danazol treatment for telomere diseases. N Engl J Med. 2016 May 19;374(20):1922-31.
16. Dror Y, Donadieu J, Koglmeier J, Dodge J, Toiviainen-Salo S, Makitie O et al. Draft consensus guidelines for diagnosis and treatment of Shwachman-Diamond syndrome. Ann NY Acad Sci. 2011 Dec;1242(1):40-55.
17. Nelson AS, Myers KC. Diagnosis, treatment and molecular pathology of Shwachman-Diamond syndrome. Hematol Oncol Clin North Am. 2018 Aug;32(4):687-700.
18. Cesaro S, Pillon M, Sauer M, Smiers F, Faraci M, Heredia CD et al. Long-term outcome after allogeneic hematopoietic stem cell transplantation for Shwachman-Diamond syndrome: a retrospective analysis and a review of the literature by the Severe Aplastic Anemia Working Party of the European Society for Blood and Marrow Transplantation (SAAWP-EBMT). Bone Marrow Transplant. 2020 Sep;55(9):1796-809.
19. Ballmaier M, Germeshausen M. Congenital amegakaryocytic thrombocytopenia: clinical presentation, diagnosis and treatment. Semin Thromb Hemost. 2011 Sep;37(06):673-81.
20. King S, Germeshausen M, Strauss G, Welte K, Ballmaier M. Congenital amegakaryocytic thrombocytopenia: a retrospective clinical analysis of 20 patients. Br J Haematol. 2005 Dec;131(5):636-44.

Capítulo 17

Doenças onco-hematológicas – abordagem pelo pediatra

Izabella Campos Oliveira Hegg
Maria Pizza

Os cânceres infantis são raros, contudo, uma importante causa de morbidade e mortalidade em crianças menores de 15 anos de idade. A incidência do câncer em crianças em todo o mundo é cerca de 88/milhão, sendo maior (145/milhão) em regiões mais desenvolvidas e menor (81/milhão) nas regiões menos desenvolvidas. Ao longo das três últimas décadas, a incidência global cresceu 1% ao ano em crianças e 1,5% em adolescentes.[1]

As neoplasias mais comuns na infância incluem leucemias (30% a 40%), tumores cerebrais (20%) e linfoma (12%), seguidos por neuroblastoma, retinoblastoma e tumores decorrentes de tecidos moles, ossos e gônadas.[2]

Entre as doenças onco-hematológicas, há as leucemias e os linfomas, cujas apresentações clínicas se sobrepõem. Apresentam sinais e sintomas muitas vezes inespecíficos e semelhantes a doenças comuns da infância. Dependendo do tipo de câncer, o tempo do início dos sintomas até o diagnóstico pode variar de poucos dias, semanas ou, mais raramente, alguns meses. Mesmo se tratando de uma doença rara na infância, o pediatra deve estar atento a alguns sinais e sintomas e ter sempre em mente no seu diagnóstico diferencial a possibilidade, mesmo que remota, de se tratar de uma neoplasia. O tratamento correto depende de uma suspeita diagnóstica e encaminhamento rápido para um oncologista pediátrico, reduzindo consideravelmente as complicações agudas e tardias do tratamento, além de contribuir para maior porcentagem de cura.

Leucemias

As leucemias, o câncer infantil mais comum, surgem da proliferação clonal de células hematopoiéticas anormais, levando à interrupção da função normal da medula e a insuficiência medular.[2]

Nos últimos anos, houve um progresso muito importante no entendimento das leucemias, com exames mais complexos e testes genéticos, que permitem uma estratificação de risco mais precisa e um tratamento mais personalizado. Além disso, houve melhoria nos cuidados de suporte, elevando a taxa de cura da leucemia linfoblástica aguda na infância a patamares que hoje se aproximam de 90%.

Epidemiologia

Existem dois subtipos principais – a leucemia linfoblástica aguda (LLA) e a leucemia mieloide aguda (LMA) – e outros subtipos menos comuns, como a leucemia mieloide crônica (LMC) e a leucemia mielomonocítica juvenil (LMMJ). Entretanto, a LLA é cinco vezes mais comum que a LMA. Entre as LLAs, a linhagem B incluiu o maior grupo (85%), seguido pela linhagem T (10% a 15%). A maioria dos pacientes apresenta-se com idades de 2 a 5 anos, leve prevalência por meninos e raça hispânica.[2,3]

Fatores de risco

A grande maioria não tem causa reconhecida, mas alguns fatores têm sido associados ao aumento de incidência,[4,5] como a exposição à radiação ionizante ou à quimioterapia, gêmeo monozigótico de irmãos afetados, idade paterna aumentada,[5] com perda fetal materna, predisposições genéticas (síndrome de Down, neurofibromatose tipo 1, síndrome de Bloom, síndrome de ataxia-telangiectasia, anemia de *Fanconi*, síndrome de *Li-Fraumeni*, síndrome *Shwachman-Diamond*, síndrome de *Klinefelter*).

Quadro clínico

Os sinais e sintomas estão relacionados à falência da medula óssea ou à infiltração dos blastos em outros órgãos, sendo os mais comuns a anorexia, perda de peso, febre baixa (50%), palidez (80%), hepatoesplenomegalia (60%), linfadenopatia (50%), sangramento (petéquias e equimoses) (48%), dor óssea, artralgia, artrite (43%), massa mediastinal: LLA-T (50% a 60%). Outros sintomas mais raros são: aumento ou endurecimento testicular (< 1%); hipertrofia de gengivas (LMA, infiltração na pele (cloroma); CIVD (LMA promielocítica, fratura patológica); sintomas associados à infiltração em SNC (hipertensão intracraniana, convulsão, paralisia de nervos cranianos, compressão espinal, distúrbio de comportamento).

Diagnóstico

Avaliação laboratorial

As alterações mais frequentes encontradas no hemograma são anemia normocítica e normocrômica, leucocitose ou leucopenia e trombocitopenia. Cerca de 10% dos casos podem ter hemograma normal e a presença de blastos em sangue periférico é um indicativo importante, embora não esteja presente em todos os casos. O Quadro 17.1 resume os exames diagnósticos utilizados nas leucemias.

Quadro 17.1 – Exames diagnósticos utilizados na leucemia.	
Alterações hematológicas	Hemograma, citologia
Exames específicos	• **Mielograma:** morfologia das células e a presença de blastos
	• **Imunofenotipagem:** classifica os subtipos de leucemia por meio da citometria de fluxo
	• **Cariótipo de medula óssea:** avalia presença alterações genéticas nas células da medula óssea (blastos)
	• **Biologia molecular:** complementa a citogenética, permitindo a detecção de anormalidades específicas
Coagulação	• TP, TTPA, fibrinogênio
Bioquímica de lise	• Na, K, Cai, Mg, P, ácido úrico, DHL
Função renal	• Ureia, creatinina

(continua)

Quadro 17.1 – Exames diagnósticos utilizados na leucemia. (*Continuação*)

Alterações hematológicas	Hemograma, citologia
Função hepática	• TGO, TGP, BTF
Envolvimento do sistema nervoso central	• (LCR com citologia para células neoplásicas • RM/TC se alterações neurológicas
Triagem infecciosa	• Hemocultura se febre, sorologias: HIV, CMV, EBV, HepB, HepC, parvovírus, HTLV 1-2, Chagas, VDRL
Avaliação cardíaca	• Ecocardiograma
Avaliação de massa mediastinal	• Radiografia de tórax, TC de tórax em (LLA-T)
Avaliação testicular	• Ultrassonografia
Avaliação de doador para TMO	• Tipagem HLA nos pacientes de alto risco

SNC: sistema nervoso central; LCR: líquido cefalorraquidiano; TGP: transaminase glutâmico-pirúvica; TGO: transaminase glutâmico-oxalacética; BTF: bilurribina total e frações; TC: tomografia computadorizada; RM: ressonância magnética; leucemia linfoide aguda em linfócito T (LLA-T); CMV: citomegalovírus; EBV: vírus Epstein-Barr; HepB: hepatite B; HepC: hepatite C; HTLV: vírus T-linfotrópico humano; VDRL: *Venereal Disease Research Laboratory* (Estudo Laboratorial de Doenças Venéreas); HLA: *human leukocyte antigen (*antígeno leucocitário humano); DHL: enzima desidrogenase láctica; TP: tempo de protombina; TTPA: tempo de tromboplastina parcial ativada.
Fonte: Adaptado de Pediatric Hematology-Oncology: A board review guide; St. Jude Children's Research Hospital.

Diagnósticos diferenciais

Os diagnósticos diferenciais das leucemias estão representados no Quadro 17.2.

Quadro 17.2 – Diagnósticos diferenciais das leucemias.

Doenças hematológicas	Doenças reumatológicas	Infiltração medular	Infecções
Púrpura trombocitopênica imunológica	Artrite reumatoide	Neuroblastoma	Vírus respiratórios
Neutropenia congênita ou adquirida	Lúpus eritematoso sistêmico	Sarcoma de Ewing	Leishmaniose
Anemia hemolítica autoimune	Febre reumática	Linfomas	Citomegalovírus
Aplasia de medula óssea		Retinoblastoma	Mononucleose
Síndrome mielodisplásica		Rabdomiossarcoma	HIV
Deficiência de B12 ou ácido fólico			Pertussis (reação leucemoide)
Síndrome hemofagocítica			Osteomielite
			Parvovírus B19

Fonte: Elaborado pela autoria do capítulo.

Classificação e fatores prognósticos

Inicialmente, as leucemias eram classificadas pelo sistema do Grupo Cooperativo FAB (Francês/Americano/Britânico). Em 2001, a Organização Mundial de Saúde (OMS) definiu uma nova classificação incluindo informações genéticas, citoquímicas, imunofenotípicas e clínicas, que sofreu várias atualizações.[6,7] Os fatores prognósticos das leucemias estão representados nos Quadros 17.3 e 17.4.

Quadro 17.3 – Fatores prognósticos LLA.		
	Favorável	Desfavorável
Idade no diagnóstico	> 1 < 10 anos	Entre 1 a 10 anos de idade < 1 ano de idade Para bebês < 6 meses de idade
Leucocitose	< 50.000/mm^3	≥ 50.000/mm^3 < 1 anos, ≥ 300.000 mm^3
Imunofenotipagem	leucemia linfoide aguda em linfócito B (LLA-B)	Leucemia linfoide aguda em linfócito T (LLA-T) ETP *early T precursor* (ETP)
Características genéticas (citogenética e FISH)	Hiperdiploidia (trissomias favoráveis), ETV6-RUNX1	Hipodiploidia BCR-ABL1 Rearranjos MLL (KMT2a) iAMP21 Deleções IKZF1 Ph-like
DRM ao fim da indução	Indetectável ou baixo	Alto

Fonte: Adaptado de Bhojwani D, Yang JJ, Pui CH, 2015; Vrooman LM, Silverman LB, 2016.

Quadro 17.4 – Fatores prognósticos LMA.		
Risco favorável (25%)	Risco intermediário (60%)	Risco desfavorável (15%)
t (8; 21); RUNX1-RUNX1T1	Nem favorável nem risco desfavorável	t (6; 9); DEK-NUP214
inv (16); CBFB-MYH11		NUP98-NSD1
Mutação NPM1		MLL/KMT2A
Mutação CEBPA		CBFA2T3A-GLIS2
t (15; 17); PML-RARA		Anormalidades de 3q
		Monossomia 7
		Monossomia 5 ou del (5q)
		Cariótipo complexo
		FLT3-ITD (alta taxa)

Fonte: Adaptado de Pediatric Hematology-Oncology: A board review guide; St. Jude Children's Research Hospital.

Tratamento

Na suspeita de uma criança com leucemia deve-se ter atenção especial às seguintes considerações:
- Evitar o uso de corticosteroides pelo risco de atrasar o diagnóstico da leucemia.
- Iniciar hiper-hidratação para evitar síndrome de lise tumoral. Se o paciente tolerar bem, realizam-se até 3 litros/m^2 de SG5% sem cloreto de potássio.
- Iniciar alopurinol pelo risco de aumento do ácido úrico (em geral dose de 100 mg/m^2 via oral (VO) a cada 8 horas) ou, dependendo do número muito elevado de leucócitos e da disponibilidade no serviço, o uso da rasburicase, a fim de se evitar insuficiência renal aguda durante a destruição celular.
- Iniciar antiparasitário profilático.

- Realizar transfusão de concentrado de hemácias se valor da hemoglobina < 7 g/dL ou na descompensação clínica; transfusão de plaquetas quando valor < 20.000 mm³ ou sangramento; transfusão de plasma fresco congelado; fibrinogênio se alterações importantes no coagulograma (pelo risco de LMA promielocítica). É muito importante que as transfusões sejam sempre irradiadas e leucodepletadas.

Leucemia linfoblástica aguda (LLA)

Existem diferentes protocolos para LLA pediátrica, mas todos com as mesmas classes de medicamentos. O tratamento é dividido em fases e tem duração de dois anos. As drogas utilizadas são: vincristina; doxorrubicina; daunorrubicina; asparaginase; metotrexate; citarabina; 6-mercaptopurina; tioguanina; prednisona e dexametasona. Como a quimioterapia endovenosa não atravessa a barreira hematoencefálica, é essencial que o paciente receba quimioterapia intratecal para evitar recidivas em sistema nervoso central (SNC).

A radioterapia em SNC é indicada para casos específicos como infiltração em SNC (SNC 3), LLA-T com hiperleucocitose, entre outros. O transplante de medula óssea é reservado aos casos classificados como de muito alto risco, como aqueles com achados citogenéticos adversos (Ph + ALL, rearranjos do gene KMT2A, baixa hipodiploidias), pacientes com baixa resposta ao tratamento ou em casos de recidiva. Os pacientes com síndrome de Down recebem um protocolo com doses reduzidas porque apresentam maior toxicidade à quimioterapia e maior risco de infecções graves.

Abordagens imunoterapêuticas promissoras já estão sendo utilizadas com melhora dos resultados e redução da necessidade de transplante em alguns casos. Um bom exemplo é o blinatumomabe, anticorpo específico que se liga ao CD19 (expresso na maioria das LLA-B) e ao CD3 (presente nas células T), recrutando as células T para combater os linfoblastos B. Além disso, há avanços nos inibidores de tirosina kinases (TKI), inibidor de JAK-Ruxolitinib e inibidores de mTOR como sirolimus e everolimus, além de estudos com bortezomibe e células CAR-T.[10]

Leucemia mieloide aguda (LMA)

A terapia para LMA é diferente daquela para LLA e envolve quimioterapia intensiva por cerca de 6 a 8 meses, com uma combinação de drogas como citarabina, etoposídeo e antraciclinas, mas alguns protocolos não incluem fase de manutenção. Os resultados em LMA têm mostrado considerável melhora nos estudos mais recentes com sobrevida global (SG) em 5 anos de 83% em pacientes de baixo risco. Mas os resultados para pacientes de alto risco ainda permanecem ruins com SG de 46%. Duas subclasses de LMA, leucemia mieloide associada à síndrome de Down e leucemia promielocítica (LMA-M3) têm um prognóstico muito melhor. A introdução de ácido transretinoico trans (ATRA) e de trióxido de arsênico revolucionou o tratamento da LMA-M3.[10]

Ademais, precisamos considerar que há drogas novas em estudo, como bortezomibe, sorafenib, lenalidomida,, gemtuzumab-ozogamicina e CAR-T, direcionadas a antígenos mieloides.

Particularidades da LMA-M3 (leucemia promielocítica)

LPM é um subtipo de LMA previamente classificado como FAB M3. Mais de 90% dos pacientes com APML abrigam a translocação t (15; 17) – PML-RARA. O prognóstico desse tipo de leucemia é muito bom, porém envolve um risco importante de sangramentos graves, coagulação intravascular disseminada (CIVD) na fase inicial do tratamento, exigindo cuidados intensivos durante o primeiro mês.

Leucemia mieloide crônica (LMC)

É uma doença muito rara, com uma incidência em torno de 1,3 por milhão de indivíduos com menos de 20 anos. A incidência é diretamente proporcional à idade e a alteração genética mais comum é t (9; 22) BCR – ABL. Clinicamente, os sintomas de apresentação mais comuns para LMC são astenia e esplenomegalia. Outros sintomas podem incluir febre, sangramento, perda de peso e dor óssea. As crianças tendem a apresentar leucocitose importante e podem manifestar sintomas relacionados à leucostase, como dor de cabeça, tontura ou perturbações visuais. A evolução da LMC ocorre em três fases: a crônica, caracterizada por hematopoese excessiva e anormalidades nas contagens sanguíneas; e as fases acelerada e blástica, distinguidas pelo aumento dos blastos e eventual transformação em leucemia aguda (tanto LLA como LMA). Os inibidores de tirosinaquinase (TKI) imatinibe, dasatinibe ou nilotinibe transformaram completamente o tratamento da LMC. Os TKI suprimem a doença e os pacientes podem ser mantidos em remissão, inclusive alguns podem até sustentar a remissão fora da terapia. O transplante ainda é a única cura definitiva, mas é indicado apenas para aqueles que não respondem à terapia ou tornam-se resistentes a ela.

Linfomas

Linfoma é um tipo de câncer que se forma nas células do sistema linfático (T ou B) quando estas sofrem alterações e espalham-se de forma desordenada pelo organismo. Descritos pela primeira vez pelo médico patologista inglês Thomas Hodgkin, em 1839, os linfomas hoje são classificados em dois grandes grupos: linfoma de Hodgkin (LH); e linfoma não Hodgkin (LNH), que, apesar da apresentação clínica semelhante, variam bastante quanto ao prognóstico e cada um tem suas particularidades, pois, enquanto as células nos linfomas do tipo Hodgkin sofrem muitas alterações e tornam-se muitos diferentes das células normais dos tecidos linfoides; no LNH, as células afetadas sofrem alterações e transformações malignas, mas preservam algumas características iniciais.[10,11]

Como os linfomas impactam as células do sistema linfático e estas circulam por todo o nosso organismo e em todas as faixas etárias, eles podem começar em qualquer parte do corpo, especialmente nos linfonodos (presentes no pescoço, axila e virilha), o que explica o fato de os linfomas constituírem a terceira causa mais comum de neoplasias malignas em crianças e adolescentes.[10]

Os linfomas não Hodgkin apresentam uma grande heterogeneidade no comportamento biológico e na apresentação clínica, de acordo com os subtipos histológicos.[11] Os mais frequentes na infância e adolescência são os de linhagem B, tais como: linfoma de Burkitt (LB); linfoma linfoblástico pré-B/LLA; linfoma difuso de grandes células B; linfoma de grandes células B mediastinal. Os de linhagem T são: linfoma linfoblástico da célula T precursora/LLA; linfoma anaplásico de grandes células e linfoma de células T periférico não – especificado.[11]

O LB é uma neoplasia de células B altamente agressiva, caracterizada pela translocação e desregulação do gene *MYC*. A mais frequente translocação é a t(8; 14) (q24; q32), detectada em 80% dos LB e menos frequentes as t(8; 22) (q24; q11) e t(2;8) (p12;q24).[13,14] De acordo com modelos experimentais, superexpressão do *MYC* sozinho pode não ser suficiente para induzir a transformação celular.[11,12] Os genes da via ID3-TCF3-CCND3 são mutados em mais de 88% dos linfomas não Hodgkin pediátricos de células B rearranjados por MYC e essa via pode representar um segundo golpe altamente relevante da patogênese do linfoma de Burkitt, especialmente em crianças e adolescentes.[16] Como e por que as células B adquirem as translocações cromossômicas e outras alterações genéticas que resultam no aumento da expressão de MYC e o desenvolvimento do LB permanece incompletamente compreendido, mas a instabilidade genômica inerente às células B do centro germinativo é muito provavelmente um fator contribuinte importante. A infecção crônica pelo vírus Epstein-Barr parece desempenhar um papel em quase todos os casos de LB endêmico (africano) e, em menor incidência, no LB esporádico e ao associado à imunodeficiência.

Esse LB se caracteriza por apresentar uma significativa resposta ao tratamento quimioterápico intensivo em crianças e adolescentes. Apresenta uma taxa de cura de 90% a 100% nos pacientes com doença localizada, Estadios I e II e em torno de 78% nos pacientes com doença avançada Estadio III e IV segundo a classificação *Murphy*.[13,14]

Três formas clínicas distintas de LB são reconhecidas: endêmica; esporádica e associada à imunodeficiência humana. A criança com LB não endêmico, assim chamados os linfomas fora do continente africano, apresenta uma relação masculino-feminino de 3, 1:1 e é mais frequente em crianças menores de 10 anos de idade.[15] Em nosso meio, manifesta-se em média na faixa etária de 5 anos e 5 meses. A apresentação abdominal da doença é a mais frequente e manifesta-se por dor abdominal e presença de massa tumoral no abdome. A dor pode simular quadro de apendicite aguda. Nessa apresentação, são frequentes os quadros obstrutivos ou de perfuração de alça intestinal podendo ocorrer em 20% dos casos. O tumor envolve regiões extranodais do abdome (íleo terminal, ceco, transição ileocecal, cólon ascendente, peritônio) e pode comprometer os rins, ovários e testículos.[14,15]

Outros sintomas podem estar presentes febre, anorexia, perda de peso, náuseas, vômitos, obstipação e sangramento intestinal. As regiões mandibulares e maxilares podem estar comprometidas em 7% a 18% dos casos não endêmicos e os linfonodos periféricos podem ter uma incidência de comprometimento em torno de 20%. Apresentam-se clinicamente como massas ganglionares, indolores e de consistência endurecida, fixados em planos profundos, sem sinais flogísticos e de crescimento rápido.

Ademais, outras áreas linfáticas extraganglionares da região da cabeça e pescoço podem estar envolvidas como o anel de Waldeyer (amídala, nasofaringe e base da língua) em 5% a 10% dos casos, apresentando sintomas como epistaxes, obstrução nasal progressiva, voz rouca e dificuldade para abrir a boca.[14,15] A medula óssea no LB não endêmico está comprometida pelas células linfoblásticas em 20% dos casos e essa porcentagem é maior quando comparada ao LB endêmico. Quadro exclusivamente leucêmico pode ocorrer no LB não endêmico, sem a presença de massas tumorais. Já a incidência da infiltração do SNC é menor quando comparada ao LB endêmico.[15,16]

Como sabemos, esse linfoma apresenta crescimento rápido com potencial de tempo médio de duplicação das células do tumor de 25 horas (19 a 70 horas).[16] Com essa proliferação mais rápida, há um elevado índice de morte celular espontânea e logo nos primeiros dias de início do tratamento, causando alterações metabólicas como aumento sérico do ácido úrico, do potássio e do fosfato, que podem ser encontradas nestas crianças quando do diagnóstico ou no início do tratamento, e ainda podemos observar uma hipocalcemia secundária à hipofosfatemia, quadro conhecido como "síndrome de lise tumoral aguda". Nesse contexto, pode ocorrer uma nefropatia urêmica, como o depósito intratubular de oxipurinas e fosfato, quadro pode ser agravado pela infiltração direta do parênquima renal e/ou obstrução ureteral por compressão do tumor do retroperitônio.

Outro linfoma não Hodgkin – o linfoma linfoblástico – incide mais nas crianças maiores de 10 anos de idade e é mais frequente no sexo masculino. O alargamento do mediastino com ou sem derrame pleural é a apresentação mais comum. Sintomas de tosse seca e dispneia progressiva com evolução rápida para a síndrome da veia cava superior constituem uma emergência na oncologia pediátrica. Um número aumentado na contagem de leucócitos também é muito frequente e merece atenção especial. Esse linfoma pode também apresentar-se com aumento de linfonodos periféricos, com crescimento rápido do tamanho, geralmente indolores, coalescentes e em uma ou várias cadeias ganglionares. A medula óssea pode ser rapidamente atingida e, quando apresentar uma infiltração maior que 20% de células linfoblásticas, pode ser considerada uma leucemia linfática aguda.[15,16]

O linfoma de grandes células é mais frequente nos adolescentes e cursa com apresentação abdominal semelhante ao LB ou ganglionar, como no linfoma linfoblástico.[17]

Os linfomas não Hodgkin, por serem uma neoplasia de crescimento rápido, requererem diagnóstico e tratamento imediatos. Na suspeita diagnóstica com a história clínica, os exames de imagens como ultrassonografia abdominal, radiografia de tórax, bem como hemograma, eletrólitos, enzima desidrogenase láctica (DHL), função renal, enzimas hepáticas, ácido úrico, mielograma e punção de líquido cefalorraquidiano devem ser solicitados.

O diagnóstico é realizado por biópsia do tumor ou pela análise citoquímica de líquido de paracentese ou toracocentese ou, ainda, pelo exame de medula óssea, o mielograma.

Um dos fatores prognósticos mais importantes nos LB é a extensão da doença quando do diagnóstico, influenciando diretamente na sobrevida livre de doença. Outro fator, a enzima DHL, também tem sido considerado importante indicador da "quantidade" de doença. Níveis elevados de DHL também estão associados com maior frequência de alterações metabólicas durante o período de indução.[17,18]

A quimioterapia é o tratamento de escolha, ao passo que a cirurgia deve ser indicada somente para o diagnóstico ou nos casos de invaginação ou obstrução intestinal para ressecção segmentar. Nos linfomas derivados de células B maduras, o LB e o linfoma de grandes células B, os pacientes recebem drogas alquilantes e antimetabólicas em altas doses, como a ciclofosfamida, o metotrexate, a citarabina e prednisona em associação com anticorpo monoclonal anti-CD 20, o rituximabe, nos estadios III e IV. Os ciclos são intensivos e repetem-se com a recuperação do hemograma e em um tempo de tratamento mais curto. Já os linfomas derivados de células T recebem antracíclicos, alquilantes e antimetabólicos, tratamento semelhante ao das leucemias e por um tempo mais prolongado.

O linfoma de Hodgkin (LH) é uma neoplasia linfoide caracterizada pela presença de células conhecidas como *Reed-Sternberg*, originárias de células B do centro germinativo dos linfonodos e correspondem a 1% das células do tumor, são circundadas por células inflamatórias não neoplásicas como linfócitos, eosinófilos, macrófagos, células plasmáticas e fibroblastos.

Esse linfoma maligno é responsável por 7% dos cânceres infantis e responde por 1% das mortes por neoplasia nos Estados Unidos,[18] sendo o câncer mais comum na faixa etária de 15 a 19 anos. Crianças e adolescentes com LH têm uma sobrevida de 5 anos em 94%.[19] Mais frequente no sexo masculino, raro em menores de 5 anos de idade e com incidência maior em adolescentes e adultos jovens, com um segundo pico de incidência da patologia após a quinta década da vida.

A classificação histológica, segundo a OMS, compreende linfoma de Hodgkin com predomínio linfocitário nodular e o linfoma de Hodgkin clássico, que se apresenta com quatro subtipos: esclerose nodular; rico em linfócitos; celularidade mista e depleção linfocitária. Na criança e no adolescente, ocorre uma incidência maior do subtipo esclerose nodular e daquele de celularidade mista. A infecção pelo vírus Epstein-Barr pode estar associada à patogênese do LH, encontrado nas células de *Reed-Sternberg*, principalmente nos casos dos países em desenvolvimento.[12,16,18]

Em 80% dos casos, a apresentação clínica se caracteriza por aumento dos linfonodos, que acometem principalmente os gânglios do pescoço, supraclavicular, axilar e, menos frequentemente, linfonodos inguinais e do retroperitônio, geralmente de consistência firme e fibroelástica (borrachudos), de crescimento rápido e raramente são dolorosos à palpação. Gânglios maiores de 6 cm de diâmetros são estratificados como de maior risco no tratamento (*bulk disease*). O comprometimento do mediastino pode ser assintomático e ser um achado nos nas radiografias de tórax ou cursar com quadro de tosse. Nas massas mediastinais volumosas, pode ocorrer uma piora da tosse com dispneia, ortopneia, estridor laríngeo e esses sinais de compressão da traqueia e obstrução da via aérea podem evoluir para um quadro de síndrome da veia cava inferior, constituindo uma das emergências na oncologia pediátrica. Sintomas sistêmicos inespecíficos se apresentam em 30% dos pacientes, como fadiga, anorexia e perda de peso. Os sintomas de febre acima de 38 °C, perda de peso superior a 10% em 6 meses e sudorese noturna são classificados como sintomas B e, no estadiamento desse linfoma, eles se correlacionam com doença mais agressiva. Aumento do fígado e/ou do baço também pode estar presente nos quadros avançados do linfoma. É raro o acometimento da medula óssea.[19,20]

A radiografia do tórax pode mostrar o envolvimento das estruturas dentro do tórax, a avalição da invasão do mediastino e sinais de desvios e/ou compressão da traqueia. Um exame de ultrassom do linfonodo pode também auxiliar na suspeita diagnóstica. A tomografia do tórax pode complementar exames de raios X com melhor avaliação do parênquima pulmonar, parede torácica, pleura e pericárdio. Havendo disponibilidade, um exame de tomografia por emissão de pósitrons (PET-SCAN) também pode ser realizado, o qual é muito importante para avaliação de resposta ao tratamento e no seguimento do paciente.

A biópsia excisional do linfonodo suspeito com exame anatopatológico e imuno-histoquímica é o exame de confirmação da doença. Exames complementares de estadiamento devem ser solicitados, tais com: tomografia do tórax, pescoço, abdômen, pelve e cintilografia do corpo todo – com gálio. Nos casos avançados da doença, a biópsia de medula deve ser realizada e, caso o paciente não tenha realizado o PET-SCAN, o estadiamento preconizado é o de *Ann Arbor*.[18,19,20]

Uma vez estabelecido o diagnóstico e realizados os exames para o estadiamento da doença, o tratamento com drogas quimioterápicas é a terapêutica escolhida, que será mais intensiva nos estadios mais avançados.[18-20]

A radioterapia é reservada para os pacientes que apresentem resposta parcial ao tratamento quimioterápico e aos de grandes massas ao diagnóstico. Hoje esse tratamento é realizado com doses reduzidas e somente nas áreas envolvidas pela neoplasia.[19,20] Nas falhas de resposta ao tratamento e/ou nas recidivas da doença, o uso de anticorpos monoclonais pode estar indicado, assim como a administração de quimioterápicos em altas doses e o resgate com o transplante autólogo de medula óssea.[2]

Referências bibliográficas

1. Feliciano SVM, Santos MO, Oliveira MSP. Incidência e mortalidade por câncer entre crianças e adolescentes: uma revisão narrativa. Rev Bras Cancerol [Internet]. 2018;64(3):45. Disponível em: https://rbc.inca.gov.br/revista/index.php/revista/article/view/45.
2. Seth R, Singh A. Leukemias in children. Indian J Pediatr. 2015;817-824.
3. Ries LG, Smith MA, Gurney JG et al. Cancer incidence and survival among children and adolescents: United States SEER Program 1975-1995. National Cancer Institute. 1999;99:4649.
4. Dores GM, Devesa SS, Curtis RE et al. Acute leukemia incidence and patient survival among children and adults in the United States. 2012;119-34.
5. Petridou ET, Georgakis MK, Erdmann F et al. Advanced parental age as risk factor for childhood acute lymphoblastic leukemia: results from studies of the Childhood Leukemia International Consortium. Eur J Epidemiol. 2018;33:965.
6. Vardiman JW, Thiele J, Arber DA, Brunning RD, Borowitz MJ, Porwit A et al. The 2008 revision of the World Health Organization (WHO) classification of myeloid neoplasms and acute leukemia: rationale and important changes. Blood. 2009;114:937-51.
7. Hwang SM. (2020). Classification of acute myeloid leukemia. Blood Research. 2020;55(Suppl 1):S1-4.
8. Bhojwani D, Yang JJ, Pui CH. Biology of childhood acute lymphoblastic leukemia. Pediatr Clin North Am. 2015;62(1):47-60.
9. Vrooman LM, Silverman LB. Treatment of childhood acute lymphoblastic leukemia: prognostic factors and clinical advances. Curr Hematol Malig Rep. 2016;11:385-94.
10. Madhusoodhan PP, Carroll WL, Bhatla T. Progress and prospects in pediatric leukemia. Current Problems in Pediatric and Adolescent Health Care. 2016;46(Issue 7).
11. Swerdlow SH, Campo E, Harris NL, Jaffe ES, Pileri SA, Stein H et al. WHO classification of tumors of hematopoietic and lymphoid tissues. 2017.
12. Rhode M, Bonn BR, Zimmermann M, Lange J, Möricke A, Klapper W et al. Relevance of ID3-TCF3-CCND3 pathway mutations in pediatric aggressive B-cell lymphoma treated according to the non-Hodgkin lymphoma Berlin-Frankfurt-Münster protocols. Haematol. 2017 Jun;102(6):1091-8 [Epub 2017 Feb 16]. doi: 10.3324/haematol.2016.156885.
13. Reiter A, Schrappe M, Tiemann M, Ludwig WD, Yakisan E, Zimmermann M et al. Improved treatment results in childhood B-cell neoplasms with tailored intensification of therapy: a report of the Berlin-Frankfurt-Munster Group Trial NHL-BFM 90. Blood. 1999;94:3294-306.
14. Exelby PH. Malignant lymphomas in children. World J Surg. 1980;4:49-62.
15. D'Andrea MLM, Camargo B, Alves AC, Machado JC, Franco EL. Factors of prognostic importance in childhood non-Hodgkin's lymphoma treated with two modified LSA2L2 protocols. Cancer. 1988;62:240-50.
16. Non-Hodgkin's lymphomas. Leukemia. 1991;5:615-20.
17. Iversen OH, Iversen U, Ziegler JL, Bluming AZ. Cell kinetics in Burkitt's lymphoma. Eur J Cancer. 1974;10:155-63.
18. Murphy SB, Bowman WP, Abromowitch M, Mirro J, Ochs J, Rivera G et al. Results of treatment of advanced-stage Burkitt's lymphoma and B-cell (SIg+) acute lymphoblastic leukemia with high-dose fractionated cyclophosphamide and coordinated high-dose methotrexate and cytarabine. J Clin Oncol. 1986;4:1732-9.
19. Reiter A, Schrappe M, Tiemann M, Ludwig WD, Yakisan E, Zimmermann M et al. Improved treatment results in childhood B-cell neoplasms with tailored intensification of therapy: a report of the Berlin-Frankfurt-Munster Group Trial NHL-BFM 90. Blood. 1999;94:3294-306.
20. Harker-Murray PD, Drachtman RA, Hodgson DC, Chauvenet AR, Kelly KM, Cole PD. Stratification of treatment intensity in relapsed pediatric Hodgkin lymphoma. Pediatr Blood Cancer. 2014 Apr;61(4):579-86.

Capítulo 18

Síndrome hemofagocítica

Monica dos Santos Cypriano

Introdução

A linfo-histiocitose hemofagocítica (LHH), ou síndrome hemofagocítica, é uma condição grave e potencialmente fatal caracterizada por uma hiperinflamação sistêmica importante, proliferação de macrófagos ativados associada à hemofagocitose generalizada. O quadro clínico característico inclui febre persistente, citopenias, hepatoesplenomegalia e elevação de ferritina.[1] Os pacientes podem desenvolver hepatite, coagulopatia, insuficiência hepática, envolvimento do sistema nervoso central (SNC), falência de múltiplos órgãos e sistemas, entre outras manifestações.[2]

A LHH é classificada em duas formas: primária e secundária.[3] Em crianças abaixo de um ano, geralmente vemos a forma primária que ocorre por defeito genético (mutações em genes responsáveis pela função citotóxica das células NK e linfócitos T citotóxicos). As formas primárias podem ser: familial (herança autossômica recessiva) ou ligada a imunodeficiências (síndromes de Griscelli 2, Chediak Higashi, síndrome linfoproliferativa ligada ao X e Di George). Já em crianças mais velhas, adolescentes e adultos, é mais comum a forma secundária (adquirida, não familial), que pode decorrer de infecção (viral, bacteriana, parasitária), doença autoimune (comumente denominada "síndrome de ativação macrofágica") e neoplasias de células T (leucemias, linfomas).[3] Entretanto, nos últimos anos, têm se descrito cada vez mais pacientes com a forma primária cuja primeira manifestação ocorre mais tarde, inclusive na idade adulta, muitas vezes desencadeada por infecção, o que pode dar a falsa sensação de se tratar de LHH secundária. Sendo assim, recomenda-se a investigação genética para todos os pacientes com LHH.[3]

Caso clínico

Menina, 6 anos, natural e residente de São Paulo, com queixa de febre há 2 semanas. Mãe refere cerca de dois picos febris por dia com duração de 3 dias, melhora espontânea e retorno da febre nas últimas 72 horas. Encaminhada por serviço de emergência pediátrica onde foi coletado hemograma que evidenciou pancitopenia. No interrogatório complementar, a mãe refere queda do estado geral, anorexia e aumento do volume abdominal com dor à palpação. Antecedentes de duas internações pregressas por quadro infeccioso não especificado. Filha de pais consanguíneos, com gestação a termo, sem intercorrências perinatais. O exame físico apresentava regular estado geral; descorada +2/+4; T:38,7 °C; FC 140 bpm; FR 45 ipm; PA 124 × 60 mmHg; mecha de cabelo grisalho na fronte; abdome globoso; fígado a 3 cm RCD; baço a 7 cm RCE.

Exames laboratoriais: hemoglobina 8,3 g/dL, Htc: 23% VCM: 84 CHCM: 36 RDW: 15,7, leucócitos: 2870/mm^3, neutrófilos: 250/mm^3, monócitos: 510/mm^3, linfócitos: 2.110/mm^3, plaquetas: 30.100/mm^3. Coagulograma: TP 16,3 segundos, TTPA 58,6 segundos, INR 2,01; fibrinogênio: 268 mg/dL; TGO: 1055 U/L, TGP: 664 U/L, bilirrubinas totais: 3,97 mg/dL (bilirrubina direta 3,87 mg/dL) fosfatase alcalina: 1.772 U/L, Gama-GT: 622 U/L, VHS: 108, triglicérides: 567 mg/dL, ferritina: > 2.000 ng/mL, eletrólitos e função renal normais.

O aspirado de medula óssea mostrou hiperplasia eritrocítica com acentuada diseritropoiese; série granulocítica com disgranulopoiese acentuada, inclusões citoplasmáticas em todas as fases maturativas e granulação anômala em neutrófilos segmentados. A série linfoplasmocitária apresentava hipoplasia para idade e presença de inclusões citoplasmáticas; a série monocítica macrofágica com aumento de macrófagos e hemofagocitose de eritroblastos; por fim, hiperplasia magacariocítica e a presença de 1,2% de blastos. Os achados medulares foram compatíveis com síndrome de Chediak Higashi (Figura 18.1).

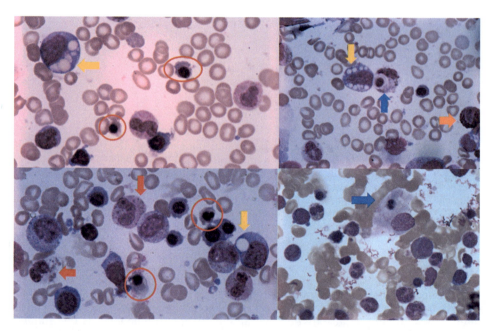

Figura 18.1 – Medula óssea no aumento de 100x. Anormalidade nas membranas de certas organelas intracitoplasmáticas que se fundem, formando inclusões citoplasmáticas gigantes, típicas da doença, e presentes na maioria das células (seta amarela). Diseritropoiese decorrente da mielopoiese anormal, com assincronismo maturativo (círculos vermelhos). Presença de figura de eritrofagocitose (seta azul). Disgranulopoiese com granulação anômala de precursores eosinofílicos (seta laranja). Granulações azurófilas grosseiras em neutrófilos e seus precursores (seta vermelha).
Fonte: Cortesia da Dra. Ana Virgínia Lopes de Sousa (GRAACC/IOP/UNIFESP).

Diagnóstico

Embora as hipóteses de leucemia, sepse e histiocitose de células de Langerhans na forma multissistêmica não possam ser descartadas pela anamnese e no exame físico, a história de consanguinidade juntamente com o aumento da ferritina e de triglicérides e a hipofibrinogenemia favorece o diagnóstico de LHH. Os critérios utilizados para diagnósticos da LHH estão resumidos no Quadro 18.1.[1,2]

Quadro 18.1 – Critérios diagnósticos para LHH.[1,2]

O diagnóstico de LHH pode ser estabelecido por doença familiar/defeito genético conhecido
OU
5/8 dos critérios listados a seguir:
1. Febre: duração > 7 dias, picos > 38,5 °C
2. Esplenomegalia: > 3 cm RCE
3. Citopenias: bi ou pancitopenia, não associada à medula óssea hipocelular ou displásica:
   - Hemoglobina < 9 g/dL (neonatos: < 10 g/dL)
   - Plaquetas < 100 × 10³/mL
   - Neutrófilos < 1 × 10³/mL
4. Hipertrigliceridemia (> 265 mg/dL) e/ou hipofibrinogenemia (< 150 mg/dL)
5. Ferritina > 500 ng/mL
6. Hemofagocitose na medula óssea ou baço ou linfonodos ou fígado
7. Atividade baixa ou ausente de células NK
8. CD25 solúvel elevado (receptor de IL-2 solúvel alfa) > 2.400 U/mL

Fonte: Adaptado de Henter JI et al., 2007; Canna SW, Marsh RA, 2020.

Suportam o diagnóstico: sintomas neurológicos com pleiocitose moderada e/ou proteína elevada no líquido cefalorraquidiano (LCR); e aumento de transaminases, de bilirrubina e de DHL. A presença de hemofagocitose no aspirado ou biópsia de medula óssea pode ser útil, mas **não é suficiente ou indispensável para o diagnóstico de síndrome hemofagocítica**. O diagnóstico e tratamento nunca devem ser adiados pela ausência de hemofagocitose na medula óssea.

Já a presença de mecha grisalha (prateada) no cabelo, o passado de internações pregressas por quadro infeccioso e a presença de granulações anômalas nos neutrófilos favorecem o diagnóstico de síndrome de Chediak-Higashi (SCH). A SCH é um distúrbio imunológico raro, complexo e hereditário (transmissão autossômica recessiva), que geralmente ocorre na infância, caracterizado por pigmentação reduzida na pele e nos olhos (albinismo oculocutâneo), deficiência imunológica com maior suscetibilidade a infecções e tendência a hematomas e sangramentos.[4] Os sintomas da SCH podem ser aparentes durante a primeira infância. O cabelo é tipicamente loiro ou castanho claro com uma tonalidade prateada. As crianças afetadas podem ter nistagmo e fotossensibilidade em virtude da redução do pigmento nos olhos, cabelos e pele. A doença pode ser categorizada em formas clássicas e atípicas (leves). As crianças com a forma clássica da doença correm o risco de desenvolver a fase acelerada. A fase acelerada, que ocorre em até 85% dos pacientes em qualquer idade, é caracterizada por febre, adenomegalia, hepatoesplenomegalia, anemia, leucopenia com linfocitose e plaquetopenia.[4] A SCH é uma das imunodeficiências causadoras de síndrome hemofagocítica. Outras condições associadas à LHH estão resumidas no Quadro 18.2.

Quadro 18.2 – Etiologias da linfo-histiocitose hemofagocítica.[3]

LHH de origem genética	Gene	Proteína	Localização do cromossomo
Familial			
Tipo 1	Desconhecido	Desconhecido	9q21.3–q22
LHF tipo 2	PFR1	Perforina	10q21–22
LHF tipo 3	UNC13D	Munc13–4	17q25
LHF tipo 4	STX11	Sintaxina11	6q24
LHF tipo 5	STXBP2(UNC18B)	Munc18–2	19p13.2–3
Imunodeficiências			
Chediak Higashi	LYST	Lyst	1q42.1-q42.2
Síndrome de Griscelli 2	RAB27A	Rab27a	15q21
XLP 1	SH2D1A	SAP	xq25
XLP 2	BIRC4	XIAP	xq25
Outros defeitos imunes raros, tais como HPS-2, SCID, deficiência de ITK			
LHH adquirida			

- Infecções: virais (EBV), bacterianas, fúngicas e parasitárias (leishmania)
- Doenças autoimunes e inflamatórias (síndrome de ativação macrofágica)
- Neoplasias (especialmente de células T)
- Imunossupressão, transplante de células-tronco hematopoiéticas, transplante de órgãos sólidos, HIV/SIDA

LHH: linfo-histiocitose hemofagocítica; LHF: linfo-histiocitose hemofagocítica familial; XLP: síndrome linfoproliferativa ligada ao cromossomo X; HPS-2: síndrome de Hermansky-Pudlak; SCID: imunodeficiência severa combinada; ITK: interleukin-2-inducible T-cell kinase.
Fonte: Adaptado de Janka GE, 2012.

Fisiopatologia

Nossa compreensão de LHH avançou muito nos últimos 20 anos graças às muitas descobertas genéticas que foram feitas nesse período. Genes que são críticos para a citotoxicidade de linfócitos ou para a atividade do inflamassoma são mais frequentemente comprometidos em pacientes com LHH primária (Quadro 18.2). As células NK e os linfócitos T citotóxicos eliminam os vírus infectados ou células neoplásicas por meio de uma variedade de mecanismos, incluindo aqueles dependentes de morte mediada por grânulos citotóxicos. Essa citotoxicidade é realizada mediante entrega do conteúdo dos grânulos citotóxicos para a sinapse imunológica, extrusão desse conteúdo no espaço compartilhado com a célula-alvo e entrada mediada por perforina na célula-alvo, onde o conteúdo dos grânulos citotóxicos induz a apoptose das células-alvo[2,3] (Figura 18.2).

Em pacientes com linfo-histiocitose hemofagocítica familial (LHF) do tipo 2, LHF-3, LHF-4, LHF-5 e as síndromes com distúrbios de pigmentos (Chediak-Higashi e Griscelli 2) associadas à LHH, a citotoxicidade mediada por grânulos está prejudicada e acredita-se que ocasione a LHH por múltiplos mecanismos. Um tempo de sinapse prolongado ocorre entre linfócitos citotóxicos deficientes em perforina ou granzimas e as células-alvo, o que resulta na superprodução de citocinas inflamatórias.[2] Células apresentadoras de antígeno acumulam-se e continuam a estimular as células T, o que aumenta ainda mais a proliferação das células T

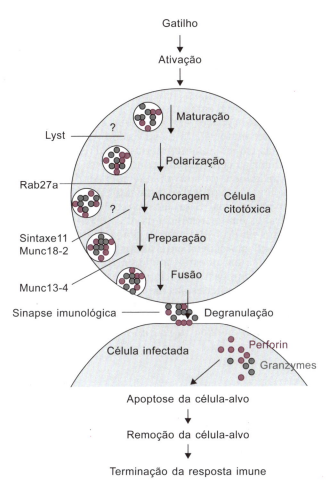

Figura 18.2 – Resposta imune em indivíduos normais. A perforina e as granzimas são secretadas por via grânulos citotóxicos levando à apoptose da célula-alvo. O processamento de grânulos citotóxicos requer várias etapas, incluindo polarização, atracação, preparação e fusão com a membrana celular. Genes que codificam proteínas que são cruciais para esses processos estão mutados na LHF-3, LHF-4, LHF-5, e nas síndromes de Chediak-Higashi e Griscelli.
Fonte: Adaptada de Canna SW, Marsh RA, 2020; Janka GE, 2012.

citotóxicas e a ativação de macrófagos. Instala-se um ciclo vicioso de proliferação linfo-histiocítica e hipercitocinemia contínua o que, em última instância, gera danos teciduais generalizados e grave quadro de hiperinflamação característico da LHH. Alguns mecanismos da homeostase imunológica normal também são prejudicados pela citotoxicidade defeituosa, tais como a eliminação de linfócitos T CD4+ mediada por células NK e a eliminação de células T citotóxicas por linfócitos T reguladores.

Tratamento

A LHH é uma doença grave e rapidamente fatal, se não tratada adequadamente. Todos os casos devem ser internados para investigação e início precoce do tratamento que inclui antibioticoterapia de amplo espectro, terapia de suporte, uso de imunoglobulina (IVIG), correção de coagulopatia, hepatopatias e insuficiência renal. O uso de sulfametoxazol-trimetoprim profilático e de antifúngicos é recomendável e a internação em unidade de terapia intensiva (UTI) é necessária na maioria dos casos.

Os pilares do tratamento da LHH consistem em imunossupressores e drogas quimioterápicas e modificadores de respostas biológicas, que visam reduzir a tempestade de citocinas e eliminar células T ativadas e macrófagos. Uma abordagem de tratamento comumente usada consiste em uma fase de indução de 8 semanas com dexametasona, ciclosporina A e etoposide com base nos protocolos da *Histiocyte Society* HLH-1994 e HLH-2004.[1,5,6] Pacientes com envolvimento do SNC devem receber metotrexato e esteroide intratecal.

O transplante de células-tronco hematopoiéticas (TCTH) está indicado nos pacientes com LHH primária, ou nas secundárias com sintomas recorrentes e/ou acometimento do SNC. Em virtude das altas taxa de toxicidade e de mortalidade com condicionamento totalmente mieloablativo (provavelmente relacionado ao processo inflamatório subjacente), regimes de intensidade reduzida são geralmente recomendados.[7] Estes últimos estão associados a uma melhor sobrevida, embora possam ser complicados em decorrência de altas taxas de quimerismo misto e da falha do enxerto. Para evitar atrasos no procedimento de transplante, a tipagem de HLA e a pesquisa de doadores devem ser realizadas precocemente sempre que houver suspeita de LHH primária.

A paciente do caso clínico em questão iniciou o tratamento conforme o protocolo HLH 2004, apresentando algumas complicações iniciais (colestase, hipertensão, sangramento), que necessitaram de internação em UTI, ajustes nas medicações e transfusões de hemocomponentes. Apresentou normalização progressiva de exames laboratoriais e alta da UTI após 2 semanas. Após o tratamento inicial de 8 semanas com boa resposta, foi encaminhada para transplante de TCTH com doador aparentado e encontra-se fora de tratamento, sem evidência de doença, apesar do quimerismo misto.

Conclusão

LHH é uma síndrome grave e potencialmente fatal, caracterizada por hiperinflamação e comprometimento multissistêmico, difícil de diagnosticar e tratar. Embora a detecção de defeitos genéticos tenha contribuído consideravelmente para o nosso entendimento da fisiopatologia do LHF, os mecanismos que resultam na LHH adquirida ainda necessitam ser mais bem explorados. Outros objetivos importantes para o futuro são o desenvolvimento de regimes de tratamento mais eficazes e a redução da mortalidade associada ao transplante.

Referências bibliográficas

1. Henter JI, Horne A, Aricó M, Egeler RM, Filipovich AH, Imashuku S et al. HLH-2004: diagnostic and therapeutic guidelines for hemophagocytic lymphohistiocytosis. Pediatr Blood Cancer. 2007 Feb;48(2):124-31.
2. Canna SW, Marsh RA. Pediatric hemophagocytic lymphohistiocytosis. Blood. 2020 Apr 16;135(16):1332-43.
3. Janka GE. Familial and acquired hemophagocytic lymphohistiocytosis. Annu Rev Med. 2012;63:233-46.
4. National Organization for Rare Disorders (NORD). Chediak Higashi syndrome. Disponível em: https://rarediseases.org/rare-diseases/chediak-higashi-syndrome.
5. Henter JI, Samuelsson-Horne AC, Arico M, Egeler RM, Filipovich AH et al. Treatment of hemophagocytic lymphohistiocytosis with HLH-94 immunochemo-therapy and bone marrow transplantation. Blood. 2002;100:2367-73.
6. Bergsten E, Horne A, Aricó M, Astigarraga I, Egeler RM, Filipovich AH et al. Confirmed efficacy of etoposide and dexamethasone in HLH treatment: long-term results of the cooperative HLH-2004 study. Blood. 2017 Dec 21;130(25):2728-38.
7. Marsh RA, Jordan MB, Filipovich AH. Reduced-intensity conditioning hematopoietic cell transplantation for haemophagocytic lymphohistiocytosis: an important step forward. British Journal of Haematology. 2011(154):556-63.

Capítulo 19

Tromboses e trombofilias

Priscila Grizante Lopes

Tromboembolismo venoso

Introdução

A trombose é presença de um coágulo anormal na circulação arterial, venosa ou câmaras cardíacas.[1] O tromboembolismo é raro na população pediátrica.[2-4] A incidência do tromboembolismo venoso (TEV) varia de 0,07 a 0,14 eventos a cada 10 mil crianças entre 1 mês e 18 anos.[2] Nas duas últimas décadas, foi observado um incremento na incidência de TEV em crianças hospitalizadas em cerca 100 a 1.000 vezes,[3,4] este aumento se deve principalmente a maior utilização de dispositivos invasivos, maior sobrevivência de crianças com doenças mais graves e maior detecção da trombose pelos profissionais da saúde.[4-8] A mortalidade relacionada ao TEV é cerca de 3% e o risco de recorrência varia entre 10% e 15%.[4]

Em crianças, trombose venosa ocorre com maior frequência nos menores de 1 ano de idade e em adolescentes de acordo com informações extraídas dos principais registros pediátricos.[2,3,9-12] São mais frequentemente secundárias a doenças preexistente como sepse, traumas, cirurgias, cardiopatias congênitas, câncer ou ao tratamento dessas doenças, como o uso de medicamentos, quimioterápicos e a necessidade do cateter venoso central, e, na maioria das vezes, há o envolvimento de múltiplos fatores de risco simultâneos.[4-8,12]

Cerca de 90% das crianças com TEV apresentam um ou mais de um fator de risco para trombose e a presença do cateter venoso central é o principal fator de risco isolado para o TEV.[4-8,12]

Fisiopatologia

Em 1856, Rudolf Virchow determinou três principais fatores que contribuem para o desenvolvimento da trombose: estase; injúria vascular e estado de hipercoagulabilidade. Nas crianças, os principais fatores para trombose são condições adquiridas, patológicas e fatores iatrogênicos conforme descrito na Figura 19.1.[13,14]

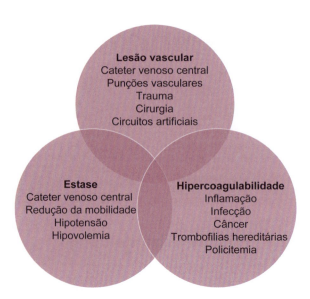

Figura 19.1 – Fatores de risco para trombose venosa em crianças.
Fonte: Adaptada de Rosendaal FR, 1999; Manco-Johnson MJ, 2005.

Além disso, o sistema de coagulação das crianças é imaturo. A concentração plasmática, a função e a estrutura das proteínas hemostáticas; a estrutura do coágulo de fibrina, o mecanismo de geração de trombina e a resposta à fibrinólise são diferentes da dos adultos, consolidando o conceito da "hemostasia em desenvolvimento", tais alterações deixam as crianças mais susceptíveis a desequilíbrios que levam a eventos trombóticos e o sangramento.[15-17]

Diagnóstico

Para o diagnóstico, é necessário realizar um exame físico cuidadoso, avaliação e identificação de potenciais fatores de risco para trombose, pesquisar de forma ativa o histórico familiar e o antecedente pessoal de trombose e realizar exame radiológico pertinente.

O quadro clínico e o exame radiológico para diagnostico da trombose venosa dependem de alguns fatores, como localização anatômica, tipo de vaso acometido e grau de oclusão vascular. Porém, sabemos que a trombose assintomática também é uma complicação comum em crianças internadas em unidades de terapia intensiva (UTI).[18]

O Quadro 19.1 resume os principais sinais e sintomas e os exames radiológicos para pacientes com trombose.[19]

Quadro 19.1 – Quadro clínico da trombose venosa e exame radiológico para diagnóstico.		
Local da trombose	**Quadro clínico**	**Exame radiológico**
Membros superiores ou inferiores	Edema, hiperemia, dor, calor local, empastamento	USG doppler, angio-TC, angio-RM, venografia
VJ e veias intratorácicas	Edema cervical, hiperemia, dor	Angio-TC, angio-RM, venografia, USG doppler (VJ)
Veia cava superior	Edema de polo cefálico, dor, dilatação venosa superficial	Angio-TC, angio-RM, venografia, ecocardiograma
Embolia pulmonar	Taquipneia, dispneia, dor torácica, hemoptise, tosse, taquicardia, hipoxemia	TC helicoidal, cintilografia V/Q, angiografia pulmonar, angio-RM

(continua)

Quadro 19.1 – Quadro clínico da trombose venosa e exame radiológico para diagnóstico. (*Continuação*)

Local da trombose	Quadro clínico	Exame radiológico
Veia hepática, veia porta, veia esplênica, veia mesentérica	Dor abdominal, hepatomegalia, ascite, esplenomegalia	USG doppler, angio-TC, angio-RM, venografia
Átrio direito	Arritmia, taquicardia, dispneia, insuficiência cardíaca, obstrução do CVC	Ecocardiograma
Veia renal	Dor abdominal, hematúria	USG doppler, angio-TC, angio-RM, venografia
Trombose de seio venoso	Cefaleia, convulsão, vômitos, alterações neurológicas	Angio-TC, angio-RM

VJ: veias jugulares; USG: ultrassonografia; RM: ressonância magnética; TC: tomografia computadorizada; V/Q: ventilação/perfusão; CVC: cateter venoso central.
Fonte: Adaptado de Rizzi M, Barnes CA. In: Blanchette VS, Breakey VR, Revel-Vilk S, 2013.

Não há exames laboratoriais que confirmam o diagnóstico de trombose, porém é recomendada a coleta de hemograma, tempo de protrombina (TP), tempo de tromboplastina parcial ativada (TTPA) e fibrinogênio para avaliação dos parâmetros hematológicos do paciente antes do início da terapia anticoagulante para identificar possíveis alterações que propiciem maior risco de sangramento. A avaliação da função renal também é importante, pois a maioria dos medicamentos utilizados no tratamento desta patologia tem excreção renal.[19]

Opções terapêuticas

Sabemos que o tratamento de trombose nas crianças difere do tratamento nos adultos por inúmeros motivos: diferenças epidemiológicas e no sistema hemostático; dificuldade na realização dos exames para diagnóstico e monitoramento do TEV; necessidade de coleta de exames frequente e possibilidade de acesso venoso influenciam muitas vezes a escolha do anticoagulante; formulações de medicamentos anticoagulantes específicas para a população pediátrica indisponíveis no mercado até o momento.[20]

As recomendações para tratamento de trombose publicadas pelo American College of Chest Physicians (CHEST) e pela American Society of Hematology (ASH) têm como base, em sua maioria, estudos realizados em adultos, apesar das consideráveis diferenças citadas entre adultos e crianças, por este motivo são necessários mais estudos clínicos voltados para esta faixa etária para melhor determinação de métodos de diagnóstico e de tratamento.[4,21,22]

Tais diretrizes recomendam o uso de anticoagulantes como heparina de baixo peso molecular, heparina não fracionada (HNF) ou antagonista de vitamina K e têm como objetivos evitar propagação da trombose, promover a recanalização vascular, reduzir os riscos de embolização, de recorrência e de síndrome póstrombótica.[21,22] A trombólise ou a trombectomia são indicadas apenas em casos de risco de morte ou de perda de membros e/ou órgãos.[21-24]

Heparina não fracionada

A HNF é um anticoagulante que age por meio da ligação com a antitrombina (AT), potencializando seu efeito e inibindo especialmente os fatores IIa e Xa. É um anticoagulante frequentemente utilizado em UTI e para a manutenção da permeabilidade de circuitos extracorpóreos, cateteres venosos e arteriais. Tem como vantagens meia-vida curta, rápido início de ação e possibilidade de reversão por intermédio do sulfato de protamina. As desvantagens são a necessidade de acesso venoso exclusivo e monitorização frequente por meio da atividade do anti-Xa com alvo terapêutico entre 0,35 e 0,70 unidades/mL ou TTPA entre

60 e 85 segundos. Os principais efeitos colaterais são sangramento, trombocitopenia induzida pela heparina (HIT, raro em crianças) e osteoporose.[4,20-24] Doses utilizadas são: a de ataque, 75 U/kg IV, em 10 minutos e as de manutenção de 28 U/kg/h por infusão contínua intravenosa até 1 ano de idade, 20 U/kg/h para maiores de 1 ano de idade e 18 U/kg/h para adolescentes e adultos e devem ser ajustadas conforme a Tabela 19.1. Deve-se coletar o TTPA 4 horas após a dose de ataque, ou após cada alteração de dose e, após atingir nível terapêutico, coletar TTPA ou anti-Xa uma vez ao dia. As doses de ataque devem ser evitadas ou reduzidas em neonatos ou em crianças com alto risco de sangramento.[20,25,26]

Tabela 19.1 – Protocolo para uso sistêmico de heparina e ajuste de doses de acordo com TTPA e anti-Xa.

TTPA (seg)	Anti-Xa (UI/mL)	Dose em bolo (U/kg)	Suspender infusão (min)	Taxa de ajuste da dose (%)
< 50	< 0,1	50	0	+10
50 a 59	0,1 a 0,34	0	0	+10
60 a 85	0,35 a 0,70	0	0	0
86 a 95	0,71 a 0,89	0	0	-10
96 a 120	0,9 a 1,2	0	30	-10
> 120	> 1,2	0	60	-15

TTPA: tempo de tromboplastina parcial ativada; seg: segundos; UI: unidades internacionais.
Fonte: Adaptada de Monagle P, Chan AK, Goldenberg NA, Ichord RN, 2012; Monagle P, Cuello CA, Augustine C et al., 2018; Biss T, Monagle P, 2017.

Heparina de baixo peso molecular

A heparina de baixo peso molecular (HBPM) age mediante ligação com a AT e tem maior ação inibidora ao fator Xa que ao fator IIa. Apesar da ausência de estudos robustos com esses medicamentos na pediatria, as HBPM têm sido os anticoagulantes mais utilizados nas últimas décadas em crianças. Apresentam como vantagens menos interações medicamentosas, administração subcutânea, meia-vida mais longa que da HNF e necessidade de monitorização menos frequente por meio da atividade anti-Xa entre 0,5 e 1 unidade/mL coletada cerca de 2 a 6 horas após administração. Tem como desvantagem a falta de formulações adequadas para crianças, além disso, o sulfato de protramina neutraliza o medicamento somente parcialmente. Os principais efeitos colaterais são sangramento, HIT e osteopenia, porém apresentam frequência menor que as HNF. As doses das HBPM são descritas na Tabela 19.2 e ajustadas conforme a Tabela 19.3, nos pacientes com insuficiência renal a dose deve ser reduzida.[20,25,26]

Tabela 19.2 – Doses terapêuticas e profiláticas das heparinas de baixo peso molecular.[26]

HBPM	Doses terapêuticas	Doses profiláticas
Enoxaparina	< 2 meses: 1,5 mg/kg de 12 em 12 horas	< 2 meses: 1,5 mg/kg, 1 vez ao dia
	> 2 meses: 1 mg/kg/dia de 12 em 12 horas	> 2 meses: 1 mg/kg, 1 vez ao dia
Dalteparina	< 2 meses: 150 U/kg de 12 em 12 horas	< 2 meses: 150 U/kg, 1 vez ao dia
	> 2 meses: 100 U/kg de 12 em 12 horas	> 2 meses: 100 U/kg, 1 vez ao dia

Fonte: Adaptada de Monagle P, Chan AK, Goldenberg NA, Ichord RN, 2012; Monagle P, Cuello CA, Augustine C et al., 2018; Biss T, Monagle P, 2017.

Tabela 19.3 – Ajuste de dose das Heparinas de baixo peso molecular de acordo com os níveis de anti-Xa.

Anti-Xa (UI/mL)	Suspender a próxima dose	Taxa de ajuste da dose (%)	Próxima coleta anti-Xa
< 0,35	Não	+25	Após a próxima dose
0,36 a 0,49	Não	+15	Após a próxima dose
0,5 a 1	Não	0	1 semana (internado) / 1 mês (ambulatorial)
1,01 a 1,25	Não	-15	Após a próxima dose
1,26 a 1,5	Não	-25	Após a próxima dose
1,51 a 2	Sim	-30	No horário da próxima dose
2	Sim	-40	No horário da próxima dose

Fonte: Adaptada de Monagle P, Chan AK, Goldenberg NA, Ichord RN, 2012; Monagle P, Cuello CA, Augustine C et al., 2018; Biss T, Monagle P, 2017.

Antagonistas da vitamina K

Os antagonistas da vitamina K (AVK) interferem na gama carboxilação do ácido glutâmico impossibilitando ativação dos fatores de coagulação II, VII, IX e X e dos anticoagulantes naturais proteína C e S, impedindo que ocorra a adesão dessas proteínas aos fosfolípides de membrana e ao cálcio. A principal vantagem do medicamento é a administração via oral, porém apresenta uma serie de limitações principalmente para crianças menores. Não há formulação adequada para esta faixa etária, exige monitorização e a coleta frequente de amostras de sangue para ajustes de dose (em virtude do alvo terapêutico estreito INR 2-3), tem meia-vida longa e lento início de ação. Além disso, apresenta diversas interações medicamentosas e dietéticas, as crianças já apresentam níveis reduzidos de fatores dependentes de vitamina K e as fórmulas infantis têm suplementação de vitamina K, o que pode dificultar ainda mais a manutenção da dose terapêutica.[20,25-27]

Tabela 19.4 – Ajuste de doses da varfarina de acordo com os níveis de INR (International Normalized Ratio).

Dia	INR	Mudança da dose
Se INR basal 1 a 1,3, dose 0,2 mg/kg VO (máximo 5 mg)		
2 a 4	1,1-1,3	Repetir dose de ataque
	1,4-1,9	50% da dose de ataque inicial
	2-3	50% da dose de ataque inicial
	3,1-3,5	25% da dose de ataque inicial
	> 3,5	Suspender até INR < 3,5 e recomeçar com 50% da dose inicial
Manutenção	1,1-1,4	Aumentar 20%
	1,15-1,9	Aumentar 10%
	2-3	0
	3,1-3,5	Reduzir 10%
	> 3,5	Suspender até INR < 3,5 e recomeçar com redução de 20% da dose

Fonte: Adaptada de Monagle P; Chan AK, Goldenberg NA, Ichord RN, 2012; Monagle P, Cuello CA, Augustine C et al., 2018; Biss T, Monagle P, 2017.

Os cumarínicos têm como principais efeitos colaterais o sangramento, a osteopenia e a necrose de pele. A vitamina K pode ser utilizada como reversor por via oral (VO) ou intravenosa (IV). A dose VO deve reduzir a razão normalizada internacional (INR, sigla do inglês *international normalized ratio*) em até 24 horas. Em casos de sangramentos graves ou naqueles em que há indicação de cirurgia de emergência, pode ser utilizada a transfusão de plasma fresco congelado, concentrado de complexo protrombínico ou fator VII ativado.[20,25,26]

Inibidores diretos da trombina (DIT)

Os inibidores diretos da trombina parenterais (DIT), argatroban e bivalirrudina, inibem a trombina circulante e a ligada ao coágulo de fibrina, são muito utilizados como alternativa em casos de trombocitopenia induzida pela heparina (HIT) e de resistência à heparina. No Brasil, esses medicamentos ainda não estão disponíveis.[25,26]

Inibidor indireto do fator Xa

O fondaparinux é um inibidor sintético que age por meio da ligação com a AT fator Xa, que tem como vantagem a posologia uma vez ao dia, com eficácia e segurança similares às da HBPM.[25,26]

Anticoagulantes orais diretos (DOACS)

Os DOAC, inibidores orais diretos, são inibidores diretos dos fatores Xa e IIa, que se tornaram uma alternativa para tratamento anticoagulante em diversas indicações nos adultos entre elas, o tratamento e a prevenção do tromboembolismo venoso, em virtude da eficácia e da segurança ao menos similares às do tratamento padrão. Os DOAC ainda não foram aprovados pelas agências regulatórias na faixa etária pediátrica no Brasil, porém muitos estudos randomizados, bem desenhados, foram desenvolvidos para avaliar tais medicamentos, que têm como vantagem formulações especificas orais ajustadas segundo a idade e o peso para crianças e neonatos. É importante destacar que cada medicamento tem sua particularidade e apresenta propriedades farmacológicas, posologia e esquema terapêutico diferentes conforme descrito na Tabela 19.5.[28]

Tabela 19.5 – Características dos anticoagulantes orais diretos (DOAC).

Características	Rivaroxabana	Dabigatrana	Apixabana	Edoxabana
Fator-alvo	Xa	IIa (Pró-droga)	Xa	Xa
Pico de ação (horas)	2 a 4	2	1 a 3	1 a 2
Meia-vida (horas)	5 a 9	14 a 17	8 a 15	10 a 14
Biodisponibilidade (%)	80 a 100 (com alimento) 66 (sem alimento)	6 a 7	50	62
Excreção renal (%)	35	80	27	50

Fonte: Adaptada de Albissetti M, 2020.

Tempo de tratamento

É recomendada a anticoagulação terapêutica para o tratamento da trombose venosa profunda ou embolia pulmonar, o tempo de tratamento recomendado pelas diretrizes para trombose venosa profunda e embolia pulmonar idiopáticas varia de 6 meses a 12 meses, ponderando-se o risco de sangramento de cada indivíduo.[20,21]

Nas tromboses secundárias ou provocadas, o tempo de tratamento é de 3 meses; porém, se o fator de risco que provocou a trombose persistir (presença de cateter venoso central, imobilização, síndrome nefrótica etc.) após o término do tratamento, é recomendada a manutenção da anticoagulação profilática até resolução do fator de risco. Em neonatos, podemos ponderar o tratamento de 6 semanas e 3 meses para tromboses relacionadas ao cateter venoso central.[20,21]

Nas tromboses relacionadas ao cateter, a necessidade de remoção do cateter deve ser analisada conforme Figura 19.2.[20,21]

Um estudo retrospectivo avaliou pacientes com trombose venosa associada ao cateter venoso central e comparou o tratamento com HBPM por 6 semanas e 3 meses e verificou resultados similares nos dois grupos, mas um estudo randomizado internacional (Kids-Dott), em andamento, foi desenhado para tentar elucidar o tempo de tratamento necessário nas crianças.[29-31]

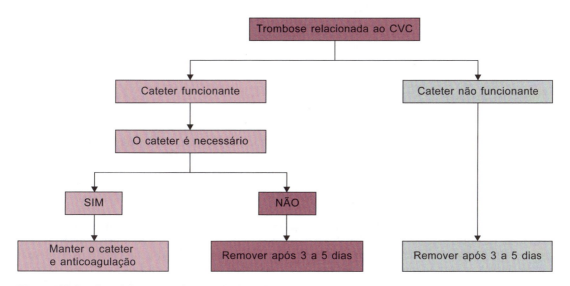

Figura 19.2 – Conduta na trombose relacionada ao cateter.
Fonte: Adaptada de Rowenne S, Jones S, Newall F, 2017; Tarango C, Schulman S, Betensky S, Goldenberg NA, 2018; Goldenberg NA, Abshire T, Blatchford PJ et al., 2015.

Trombolíticos

A trombólise é recomendada em crianças com diagnóstico de trombose venosa ou arterial apenas em casos de risco de morte ou de perda de membros e/ou órgãos, quando há necessidade da restauração rápida do fluxo sanguíneo e quando o risco de sangramento pelo uso do trombolítico é menor do que os riscos decorrentes das complicações, como embolia, progressão da trombose, infecção, recorrência, risco de morte e de síndrome pós trombótica.[20,21,23,24]

Pode ser sistêmica ou endovascular de acordo com a experiência da instituição, a disponibilidade de equipamentos e de profissionais com *expertise* pediátrica,[20,21] porém não há estudos randomizados específicos em crianças que comparem tais metodologias.[20,21,23,24]

Os principais trombolíticos utilizados na faixa etária pediátrica são o rt-PA, estreptoquinase e a uroquinase que agem catalisando a conversão do plasminogênio em plasmina, sendo o rt-PA o medicamento de escolha.

O rt-PA tem a meia-vida curta que varia entre 3 e 24 minutos de acordo com a formulação utilizada, tem baixa afinidade pelo plasminogênio na ausência da fibrina, tornando a fibrinólise um processo localizado e não sistêmico.[20,21,23,24]

A dose para trombólise sistêmica recomendada pelas diretrizes é de 0,1 a 0,6 mg/kg/h em 6 horas, no entanto, alguns estudos demonstraram que os trombolíticos utilizados em doses baixas, de 0,01 a 0,06 mg/kg/h, podem reduzir as complicações hemorrágicas mantendo alta taxa de resolução do trombo; contudo, as doses utilizadas nos protocolos institucionais ainda não são uniformes.[20,21,23,24]

Pacientes menores de 1 ano devem receber suplementação do plasminogênio através da infusão de plasma fresco congelado antes da trombólise em virtude da redução fisiológica do plasminogênio. As principais contraindicações para realização do procedimento são sangramento ativo, cirurgia ou trauma recente, hemorragia intracraniana e ressuscitação cardiopulmonar ou asfixia há menos de 7 dias.[23,26]

Durante a trombólise, o paciente deve ser minimamente manipulado, devem-se evitar punções arteriais e de cateteres venosos, medicamentos intramusculares e vacinas, sondagem vesical, uso de antiagregantes plaquetários e anti-inflamatórios para reduzir o risco de sangramentos.[23,26]

Antes e após o início do tratamento trombolítico, devem ser coletados os seguintes exames laboratoriais: tempo de protrombina (TP); atividade da protrombina (AP); tempo de trombina (TT); tempo de tromboplastina parcial ativada (TTPA); hemograma; fibrinogênio e D-dímero. Durante o tratamento, recomenda-se manter plaquetas > 100.000 mm³, fibrinogênio > 100 mg/dL, RTTPA < 1,5 e AP > 60% por meio da transfusão de plaquetas, de crioprecipitado ou de plasma respectivamente.[23,26]

Trombose arterial

A trombose arterial é mais rara do que a trombose venosa, apresenta altas morbidade e morbidade e tem incidência de cerca de 0,29 a cada 100 mil pessoas por ano.[30] A trombose arterial relacionada ao cateter é mais comum em neonatos e a trombose arterial não relacionada ao cateter é mais comum em crianças maiores tratadas em UTI.[32-36]

É mais frequentemente secundária ao uso de cateteres umbilicais, de arteriais periféricos e de cateterismo cardíaco, secundárias a doenças congênitas como as estruturais e as do metabolismo lipídico e as adquiridas como doença de Kawasaki, arterite de Takayasu e oclusão arterial em órgãos específicos.[33,34]

O quadro clínico depende da localização e grau de oclusão da artéria acometida, sendo ausência de pulso arterial palpável, palidez ou cianose cutânea, diferença de pressão arterial entre os membros, diferença de temperatura, tempo de enchimento capilar prolongado os principais sinais e sintomas e, menos frequentemente, hipertensão, insuficiência cardíaca congestiva.[34]

O diagnóstico precoce e o manejo adequado são muito importantes para diminuição do grau de lesão de órgãos ou membros. A arteriografia é o exame padrão-ouro,[33] porém a ultrassonografia com doppler é o exame mais utilizado por ser à beira do leito e menos invasivo.

As opções para tratamento da trombose arterial são HBPM, HNF, trombólise farmacológica ou trombectomia.

Na trombose arterial relacionada ao cateter, é importante a remoção imediata do cateter arterial[20] e, se o fluxo arterial não for reestabelecido, ponderar início da anticoagulação terapêutica HNF, HBPB, trombólise ou trombectomia de acordo com a gravidade de cada paciente, grau de oclusão e extensão da trombose, porém não há dados suficientes na literatura para recomendação de um tratamento específico.[20] A anticoagulação terapêutica é recomendada por 5 a 7 dias pela diretriz do CHEST[20] e a manutenção por até 3 meses pode ser considerada em casos de persistência da oclusão.[33,35] Alguns autores sugerem a troca do anticoagulante por ácido acetilsalicílico (AAS) após 1 mês de tratamento anticoagulante até se completarem 3 meses como alternativa terapêutica.[33,35]

A trombólise e a trombectomia são recomendadas em crianças com diagnóstico de trombose venosa ou arterial apenas em casos de risco de morte ou de perda de membros e/ou órgãos.[20]

Trombofilias hereditárias

A trombofilia é um estado de hipercoagulabilidade que predispõe à ocorrência do tromboembolismo em virtude de condições hereditárias, adquiridas ou ambas.[13,37]

A trombofilia hereditária é uma alteração genética da hemostasia associada a aumento do risco de trombose. As alterações mais frequentes são: presença do fator V Leiden; mutação do gene da protrombina; além da deficiência da antitrombina; proteína C, proteína S que são mais raras.[37] A síndrome do anticorpo antifosfolípide é uma trombofilia adquirida também muito relevante.

As diretrizes para diagnóstico e manejo da trombofilia em crianças ainda não são bem definidas em razão da etiologia multifatorial da trombose e da heterogeneidade dos estudos;[35] contudo, alguns autores sugerem realizar a pesquisa para trombofilia hereditária em crianças e adolescentes com trombose idiopática, neonatos com trombose não relacionada ao cateter ou acidente vascular cerebral isquêmico (AVCi), principalmente naqueles com história familiar positiva para trombose, pacientes com púrpura fulminans e em pacientes que participam de estudos clínicos.[37-39]

A pesquisa da trombofilia hereditária tem como principal benefício identificar os pacientes com maior risco de recorrência de trombose e selecionar aqueles que podem se beneficiar da anticoagulação prolongada ou da profilaxia em situações de maior risco de trombose.[4,6]

É importante destacar que a positividade da pesquisa da trombofilia não altera o manejo agudo dos pacientes com trombose, exceto nos casos de púrpura fulminans, portanto deve ser realizada preferencialmente após o término do tratamento da trombose.[3,4,6]

Ao diagnóstico da trombose, pode haver consumo e redução transitória dos anticoagulantes naturais PC, PS e AT. A antitrombina pode estar reduzida em pacientes em tratamento com heparinas e a PC e PS em pacientes utilizando antagonistas de vitamina K. O fator VIII da coagulação e a liporpoteina A podem estar elevados em condições inflamatórias e, durante infecções, os anticorpos antifosfolípides podem estar positivos de forma transitória, já os testes moleculares podem ser coletados em qualquer momento.[37-42]

A púrpura fulminans é uma síndrome aguda grave, causada pela deficiência da proteína C e/ou proteína S, caracterizada por necrose cutânea hemorrágica e sinais de coagulação intravascular disseminada (CIVD) durante os primeiros dias de vida neonatal. Por ser uma patologia potencialmente letal, é recomendado início do tratamento imediato com plasma fresco congelado 10 a 20 mL/kg a cada 6 a 12 horas associado à anticoagulação terapêutica com HNF ou HBPM.[27,43]

Os principais exames solicitados para pesquisa de trombofilia são: fator V Leiden; mutação do gene da protrombina; atividade da antitrombina; atividade da proteína C; atividade da proteína S livre e anticorpos antifosfolípides (anticoagulante lúpico, anticorpo anticardiolipina e antibeta-2 glicoproteína I). Alguns painéis de pesquisa de trombofilia incluem também homocisteína, fator VIII e lipoproteína A; no entanto, ainda não é bem definido como deve ser o manejo do paciente perante um resultado alterado desses exames.[37-42]

Referências bibliográficas

1. Monroe, D.M. & Hoffman, M. What does it take to make the perfect clot? Arteriosclerosis, Thrombosis, and Vascular Biology.2006;26:41-48.
2. Andrew M, David M, Adams M, Ali K, Anderson R, Barnard D et al. Venous thromboembolic complications (VTE) in children: first analyses of Canadian Registry of VTE. Blood 1994 Mar 1;83(5):1251-7.
3. Raffini L, Huang YS, Char W, Feudtner C. Dramatic Increase in Venous Thromboembolism in Children's Hospitals in the United States From 2001 to 2007. Pediatrics. 2009;124(4):1001-1008.
4. Monagle P, Newall F. Management of thrombosis in children and neonates: pratical use of anticoagulants in children.Hematology Am Soc Hematol Educ Program. 2018(1):399-404.
5. Young G, Male C, Van Ommen CH. Antiocoagulation in Children: Making the most of little patients and the little evidence. Blood Cells, Mol Dis 2017;67:48-53.
6. Chan AKC, Monagle P. Updates in thrombosis in pediatrics: where are after 20 years? Hematology Am Soc Hematol Educ Program. 2012; 2012:439-43.
7. Goldenberg NA, Bernard TJ. Venous thromboembolism in children. Hematol Oncol Clin North Am 2010; 24:151-166.
8. Chan AK, Deveber G, Monagle P, Brooker LA, Massicote PM. Venous thrombosis in children. J Thromb Haemost. 2003; 1:1443-55.
9. Nowak-Gottl U, Von Kries R, Gobel U. Neonatal symptomatic thromboembolism in Germany: two-year survey. Arch Dis Child Fetal Neonatal Ed.1997;76: F163-F167.
10. Schimidt B, Andrew M. Neonatal thrombosis: report of prospective Canadian and international registry. Pediatrics 1995;96 (5 Pt 1):1251-7.

11. Chalmers EA. Epidemiology of venous thromboembolism in neonates and children. Thromb Res. 2006;118:3-12.
12. Gibson BES, Chalmers EA, Bolton-Maggs P, Henderson DJ, Lynn R. Thromboembolism in childhood: a prospective two-year BPSU study in the United Kingdom. February 2001 – February 2003.Thromb Haemost 2003;1(Suppl. 1):OC422.
13. Rosendaal FR. Venous thrombosis: a multicausal disease. Lancet.1999;353(9159):1167-73.
14. Manco-Johnson MJ. Etiopathogenesis of pediatric thrombosis. Hematology. 2005;10 Suppl 1: 167-70
15. Monagle P, Massicotte P. Developmental haemostasis: secondary haemostasis. Semin Fetal Neonatal Med 2011;16:294-300.
16. Kenet G, Barg AA, Nowak-Gottl U. Hemostasis in very young. Semin Thromb Haemost. 2018;44(7):617-623.
17. Ignjatovic V, Pelkmans L, Kelchtermans H, Al Dieri R, Hemker C, Kremers R. Differences in the mechanism of blood clot formation and nanostructure in infants and children compared with adults. Thromb Res 2015.136(6) 1303-9.
18. Jones S, Monagle P, Newall F. Do asymptomatic clots in children matter? Thromb Res. 2020;189:24-34.
19. Rizzi M, Barnes C. A diagnostic approach to a child with thrombosis. In: Blanchette VS, Breakey VR, Revel-Vilk S. Sick kids Handbook of Pediatric Thrombosis and Hemostasis. Germany:Karger;2013.157-175.
20. Monagle P, Chan, AK, Goldenberg NA, Ichord, RN, Journeycake JM, Nowak-Göttl U et al. Antithrombotic Therapy in Neonates and Children: Antithrombotic Therapy and Prevention of Thrombosis, 9th ed: American College of Chest Physicians Evidence-Based Clinical Practice Guidelines.Chest. 2012;141(2_suppl):e737S-801S.
21. Monagle P, Cuello CA, Augustine C, Bonduel M, Brandão LR, Capman T, Chan AKC. American Society of Hematology 2018 Guidelines for management of venous thromboembolism: treatment of pediatric venous thromboembolism. Blood Adv. 2018 Nov 27;2(22):3292-3316.
22. Manco-Johnson MJ. How I treat venous thrombosis in children. Blood 2006;107(1): 21-29.
23. Tarango C, Manco-Johnson MJ. Pediatric Thrombolysis: A Practical Approach. Front. Pediat 2017;5:260.
24. Albissetti M. Thrombolysis in children. Thromb Res.2006;118(1):95-105
25. Young G, Male C, Van Ommen HC. Anticoagulation in children: Making the most of little patients and little evidence. Blood Cells Mol Dis. 2017;67:48-53.
26. Biss T, Monagle P. Antithrombotic therapy in children. In: Blanchette VS, Brandão LR, Breakey VR, Revel-Vilk S. Sick kids Handbook of Pediatric Thrombosis and Hemostasis ed, rev and ext. Basel, Karger;2017.261-280.
27. Carneiro, JDA. Doença tromboembólica na infância. Carneiro JDA. Hematologia pediátrica 2ed. Barueri, SP, Manole;2013.152-166.
28. Albissetti M. Use of direct oral anticoagulants in children and adolescents. Hämostaseologie 2020;40:64-73.
29. Rowenne S, Jones S, Newall F. Six weeks versus 3 months of anticoagulant treatment for pediatric central venous catheter-related venous thromboembolism. J Pediatr Hematol Oncol.2017;39(7):518-523.
30. Tarango C, Schulman S, Betensky S, Goldenberg NA. Duration of anticoagulant therapy in pediatric venous thromboembolism: Current approaches and updates from randomized controlled trials. Expert Rev Hematol. 2018; 11(1): 37-44.
31. Goldenberg NA, Abshire T, Blatchford PJ, Fenton LZ, Halperin JL, Hiatt WR et al. Multicenter randomized controlled trial on duration of therapy for thrombosis in children and young adults (the Kids-DOTT trial): pilot/feasibility phase findings. J Thromb Haemost. 2015; 13:1597–1605.
32. Tuckuviene R, Christensen AL, Helgestad J, Johnsen SP, Kristensen SR. A Nationwide population-based study. J Pediatr 2011;159:663-9.
33. Rizzi M, Albisetti M. Treatment of arterial thrombosis in children: Methods and mechanisms. Thromb Res 2018; 168:113-119.

34. Price VE, Chan AKC. Arterial thrombosis in children. Expert Rev Cardiovasc Ther.2008;6(3): 419-428.
35. Revel-Volk S, Albisetti M,Massicotte P.Arterial thrombosis. In: Blanchette VS, Brandão LR, Breakey VR, Revel-Vilk S. Sick kids Handbook of Pediatric Thrombosis and Hemostasis ed, rev and ext.Basel,Karger;2017.261-280.
36. Rashish G, Paes BA, Nagel K, Chan AK, Thomas S, the Thrombosis and Hemaostasis in Newborn (THiN) Group. Spontaneus neonatal arterial thromboembolism: infants at risk, diagnosis, treatment, and outcomes. Blood Coagl Fibrinolysis 2013;24:787-797.
37. Van Ommen CH, Nowak-Gottl U. Inherited thrombophilia in pediatric venous thromboembolic disease: Why and who to test. Front Pediatr.2017;5:50.
38. Raffini L. Thrombophilia in children: Who to test, How, When, and Why? Hematology Am Soc Hematol Educ Program.2008;228-35.
39. Yang JY, Chan AK. Pediatric thrombophilia. Pediatr Clin North Am. 2013;60(6):1443-62.
40. Chamers EA. Heritable thrombophilia and childhood thrombosis. Blood Rev.2001;15(4):181-9.
41. Manco-Johnson MJ, Grabowski EF, Hellgreen M, Kemahli AS, Massicotte MP, Muntean W, Peters M, Nowak-Göttl U. Laboratory Testing for Thrombophilia in Pediatric Patients. Thromb Haemost 2002; 88: 155-156.
42. Thrombophilia in childhood: to test or no to test. Semin Thromb Haemost.2011;37(7):794-801.
43. Price VE, Ledingham DL, Krumpel A, Chan AK. Diagnosis and management of neonatal purpura fulminans. Semin Fetal Neontal Med. 2011;16(6):318-322.

Capítulo 20

Anomalias vasculares – abordagem inicial do pediatra

Renata Grizzo Feltrin de Abreu
Heloisa Galvão do Amaral Campos

Introdução

As anomalias vasculares (AV) abrangem um grupo heterogêneo de lesões vasculares, subdivididas em tumores e malformações vasculares. Clinicamente, representam um espectro de alterações que se manifestam ao nascimento ou em qualquer idade. Apresentam evolução clínica diversa, podendo ser assintomáticas ou evoluírem com alta taxa de morbidade e mortalidade.

Mesmo com apresentação clínica, evolução cronológica e sintomas claramente diversos, a terminologia para AV ainda é repleta de erros e os pacientes são frequentemente mal diagnosticados, o que reflete no tratamento e prognóstico destes. O termo "hemangioma" é o mais usado incorretamente para descrever qualquer lesão vascular benigna em pacientes de qualquer idade, independentemente da aparência clínica e do comportamento evolutivo. Um estudo encontrou "imprecisão terminológica" em periódicos médicos pelo uso incorreto da palavra "hemangioma" na maioria dos textos revisados.[1]

A formação médica em AV é deficiente. Este capítulo discorre sobre o tema de maneira prática e estratégica para o pediatra que exerce um papel fundamental na avaliação inicial dessas afecções. Deve orientá-lo, com base na história e exame físico, quanto ao diagnóstico, exames complementares e tratamento das AV mais frequentes na prática clínica. O diagnóstico precoce possibilita o tratamento no tempo ideal e evita as sequelas estéticas e funcionais e, até mesmo, óbito, decorrentes da demora ou do tratamento inadequado. Uma abordagem ampla e multidisciplinar é o ideal. Algumas AV cursam com alterações hematológicas que exigem suporte clínico especializado.

Classificação das anomalias vasculares

A International Society for the Study for Vascular Anomalies (ISSVA) elaborou a classificação das AV, publicada em 2015 (Quadro 20.1).[2] A classificação completa e atualizada pode ser visualizada no site da ISSVA: http://www.issva.org.

Quadro 20.1 – Classificação das anomalias vasculares.			
Anomalias vasculares*			
Tumores vasculares	Malformações vasculares		
	Simples	Combinadas	Associadas
Benignos Hemangioma da infância (HI) Hemangiomas congênitos • RICH, NICH e PICH Granuloma piogênico Angioma em tufos (AT) Localmente agressivos Hemangioendotelioma kaposiforme (HEK) Malignos Angiossarcoma	Capilar (MC) • CMTC Linfática (ML) Venosa (MV) • BRBN • MGV Arteriovenosa (MAV)	MCL MCV MLV MCLV MCAV MCLAV	CLAPO CLOVES Klippel-Trenaunay Maffucci Proteus Sturge-Weber

*BRBN: Blue Rubber Bleb Nevus; CLAPO: malformação capilar de lábio inferior, linfática de face e pescoço, assimetria e hipertrofia; CLOVES: malformação vascular congênita com lipomatose, hipertrofia, nevo epidérmico, malformações esqueléticas de coluna e/ou escoliose; CMTC: cútis marmorata telangectásica congênita; MCAV: malformação capilar e arteriovenosa; MCL: malformação capilar e linfática; MCLAV: malformação capilar, linfática e arteriovenosa; MCLV: malformação capilar, linfática e venosa; MCV: malformação capilar e venosa; MGV: malformação glomicovenosa; MLV: malformação linfática e venosa; RICH: hemangioma congênito rapidamente involutivo; NICH: hemangioma congênito não involutivo; PICH: hemangioma congênito parcialmente involutivo.
Fonte: Adaptado de Wassef M, Blei F, Adams D, Alomari A, Baselga E, Berenstein A et al., 2015.

Tumores vasculares

São lesões que apresentam hiperplasia do endotélio vascular e de células de sustentação adjacentes, com proliferação, independentemente de estímulos externos (Figura 20.1A-H).

Hemangioma da infância (HI)

É o tumor benigno mais frequente da infância e representa 70% dos tumores vasculares.[3] Também é referida como a mais frequente em prematuros e no sexo feminino (3:1). Aparece nos primeiros meses de vida, mas ao nascimento já pode ser vista uma mancha precursora pálida, rosada ou avermelhada, que evolui com a formação de volume de consistência firme. Em cerca de 80% dos casos, atinge o tamanho final aos 3 meses de vida, fase proliferativa rápida.[3] Após, as lesões, tende a se estabilizar, iniciando a fase involutiva a partir de 14 meses de vida, porém lenta e gradual, com resolução completa ou com resquícios até a idade de 10 a 12 anos. O diagnóstico é quase exclusivamente clínico (Figura 20.1A-E). Podem ser utilizados exames de imagem como ultrassonografia com doppler colorido e ressonância magnética para que seja diferenciado de outros tumores e malformações vasculares, ou até biópsia, quando persiste dúvida sobre a etiologia da lesão.

As complicações dos HI ocorrem em cerca de 15% dos casos, sendo as ulcerações as mais frequentes (Figura 20.1E), sempre associadas à dor. Também pode haver sangramento e outras complicações relacionadas aos hemangiomas alarmantes, descritas no Quadro 20.2.

A maior parte dos HI não necessita de intervenção terapêutica e involui espontaneamente. Mas os pacientes devem ser monitorados e reavaliados quando se decide não intervir. Dos casos não tratados, 70% apresentam sequelas residuais, como telangiectasias, flacidez localizada, tecido cicatricial e resíduo fibrogorduroso.[3]

Os recursos terapêuticos para tratamento dos HI são:

a) **Propranolol oral:** primeira opção de tratamento. Atua interrompendo a proliferação das células endoteliais hemangiomatosas, induzindo a apoptose celular (dose de tratamento, ver Quadro 20.2).[4] Os efeitos colaterais incluem hipoglicemia, mãos frias, alteração do

padrão do sono. O atenolol pode ser alternativa ao propranolol para portadores de doenças respiratórias, como broncoespasmo de repetição e na intolerância ao propranolol por efeitos adversos persistentes.
b) **Timolol:** efetivo no componente superficial. Entretanto, em lesões sob risco de ferimento, não deve ser utilizado, pois pode acelerar a formação de úlceras por vasoconstricção local.
c) **Corticosteroide:** na impossibilidade de uso do propranolol, pode ser prescrito por curto período. Recomendado também nas ulcerações, cujo tratamento consistirá em cuidado apropriado da ferida, procedendo-se à limpeza com solução fisiológica, cuidados tópicos e analgesia para controle da dor.
d) ***Dye laser:*** seguro e efetivo para tratamento de telangiectasias residuais.

O diagnóstico e o tratamento dos demais tipos de tumores vasculares benignos estão descritos no Quadro 20.2.

Hemangioendotelioma kaposiforme (HEK)

É um tumor vascular subclassificado como localmente agressivo. Está presente ao nascimento em 60% dos casos, porcentagem que alcança 93% antes de 1 ano de idade.[1] É um tumor pediátrico raro, unifocal, não metastático, mas que evolui com agressividade local; infiltra pele, subcutâneo, estruturas profundas e vísceras. São tumores de tonalidade azul-purpúrea na pele, algumas vezes equimóticas, firmes e dolorosos (Figura 20.1H).

As complicações ocorrem em 70% dos pacientes, relacionadas com distúrbios de coagulação, fenômeno de Kasabach-Merritt (FKM), associado à alta taxa de mortalidade. Atualmente, o protocolo de escolha preconiza sirolimo e suporte hematológico, conforme descrito a seguir.

Mesmo com terapia, essas lesões podem não regredir totalmente e recidivar, em especial na puberdade. As sequelas a longo prazo incluem dor crônica, linfedema e problemas ortopédicos.

Fenômeno de Kasabach-Merritt (FKM)

É a associação de um tumor vascular extenso, como HEK ou AT e coagulopatia de consumo, caracterizada por trombocitopenia grave e consumo de fatores de coagulação.[5,6] O distúrbio hematológico pode acontecer após um período de quiescência, desencadeado ou agravado por trauma, ulceração, infecção e procedimentos invasivos. Observa-se aumento progressivo do volume tumoral, que adquire coloração arroxeada, surgem equimoses e/ou petéquias, dor e compressão de estruturas adjacentes. A análise laboratorial revela trombocitopenia acentuada (plaquetas em torno de 10.000 mm³), anemia (hemoglobina: 5 até 4 g/dL), hipofibrinogenemia e elevação de D-dímero. O FKM pode evoluir para anemia hemolítica microangiopática, uma intercorrência clínica grave, com rápida evolução e risco de morte.

O tratamento do FKM consiste em:
a) **Sirolimo:** droga antiangiogênica que atua como terapia-alvo no receptor (MTOR), inibindo a proliferação celular. Dose recomendada de 0,8 mg/m²/dose, a cada 12 horas. É considerada droga de 1ª linha para o tratamento de HEK e AT.[7] Instituído o tratamento, observam-se desaceleração do crescimento da lesão e normalização da contagem de plaquetas, em poucos dias, enquanto a vincristina e o corticosteroide podem levar semanas para que os parâmetros hematológicos se normalizem.[6]
b) **Corticosteroideterapia:** prednisolona oral ou metilprednisolona intravenosa (2 a 4 mg/kg/dia). Apenas 10% dos pacientes apresentam alguma resposta clínica e somente 30% têm resposta efetiva com esta monoterapia. Observam-se efeitos colaterais imediatos, como alterações no equilíbrio hidroeletrolítico, no sistema imunológico e na curva de crescimento, por uso prolongado;
c) **Vincristina:** considerada alternativa de 2ª linha. Atua reduzindo a expansão endotelial, inibe a angiogênese e induz a apoptose e reversão do consumo de plaquetas. A dose recomendada é de 0,05 mg/kg de peso, uma vez por semana. Necessita de cateter venoso central para a administração, o que pode ser um impedimento no caso da plaquetopenia;

d) **Suporte hematológico complementar:** contraindicada a transfusão de concentrado de hemácias e plaquetas, uma vez que agrava o consumo de elementos sanguíneos e dificulta o controle da coagulopatia. Só deve ser considerada se houver sangramento ativo e, ainda assim, sob supervisão de um hematologista especializado em anomalia vascular. Recursos terapêuticos como ácido tranexâmico, ácido aminocapróico e crioprecipitado podem ser necessários para estabilização clínica.

A resolução do FKM é alcançada quando se restaura a hemostasia normal e as células tumorais são eliminadas. É necessário monitorar a existência de doença residual em virtude do risco de recidiva.

O diagnóstico e o tratamento do tumor vascular maligno mais frequente estão descritos no Quadro 20.2.

Quadro 20.2 – Diagnóstico e conduta dos tumores vasculares mais frequentes.

Tipo	Diagnóstico	Tratamento
Hemangioma da infância (benigno) (Figura 20.1A-E)	• Faixa etária: primeiras semanas de vida • Focal, segmentar* (Figura 20.1C-D) multifocal (hemangiomatose)** ou disseminado (Figura 20.1B) • Superficial (na derme superficial) (Figura 20.1A), profundo (derme e tecido subcutâneo) e misto • Evolução: progressão rápida por meses/regressão lenta ao longo da infância • Complicações: assintomáticos ou alarmantes*** (ferimento (Figura 20.1E), sangramento, obstruções e deformidade) com risco de sequelas • USG doppler, biópsia e IQ (marcador GLUT1+)	• Medicamento oral: propranolol 2 a 3 mg/kg/dia a cada 12 horas; atenolol 1 a 2 mg/kg/dia a cada 12 horas (exceção: síndrome de PHACE 1 mg/kd/dia a cada 12 horas) • Corticosteroide: prednisolona ou prednisona 2 mg/kg/dia, por 5 a 7 dias • Medicamento tópico: timolol, uso tópico em gel • Laserterapia: *Dye laser* • Cirurgia: indicada após a fase de involução para a remoção de resquícios fibrogordurosos e cicatrizes, especialmente em locais onde ocorreram ulcerações prévias
RICH (benigno)	• Faixa etária: congênito • Lesão única ≤ 5 cm • Evolução: regressão espontânea/resolução até 1 ano de vida • Complicações: ferimento, trombocitopenia transitória no período neonatal e, mais raramente, anemia • USG doppler	• Expectante • Cuidados tópicos (ferimento) • Suporte hematológico
NICH (benigno)	• Faixa etária: congênito • Lesão única ≤ 5 cm • Evolução: estabilidade ao longo da vida	• Expectante • *Dye laser* • Cirurgia
PICH (benigno)	• Faixa etária: congênito • Lesão única ≤ 5 cm • Evolução: involução parcial e estabilidade ao longo da vida	• Expectante • *Dye laser* • Cirurgia

(continua)

Quadro 20.2 – Diagnóstico e conduta dos tumores vasculares mais frequentes. (Continuação)

Tipo	Diagnóstico	Tratamento
Granuloma piogênico (benigno) (Figura 20.1F)	• Faixa etária: infância • Lesão única, adquirida ≤ 1 cm • Evolução: progressão rápida • Complicações: hemorragia recorrente	• Remoção por cirurgia, cauterização ou dye laser
Angioma em tufos (benigno) (Figura 20.1G)	• Faixa etária: primeiros meses de vida • Lesão única ≥ 5 cm • Evolução: progressão lenta após período variável de quiescência • Complicações: deformidade, compressão de estruturas, trombocitopenia com FKM • Podem ser confundidos com HEK porque têm o mesmo espectro patológico • Exames de imagem: USG doppler e RM • Biópsia e IQ (marcador D2 40 +)	• Medicamento oral: sirolimo 0,8 mg/m²/dose, a cada 12 horas; Outras drogas: corticosteroide e vincristina • Suporte hematológico • Não transfundir hemoderivados (exceção liberada pré-procedimento invasivo) • Quando pequenos e bem delimitados, indica-se remoção cirúrgica
Hemangioendotelioma kaposiforme (HEK) (borderline) – (Figura 20.1H)	• Faixa etária: primeiros meses de vida • Lesão única ≥ 5 cm • Evolução: progressão rápida após período variável de quiescência, localmente agressivo • Complicações: deformidade, compressão de estruturas, trombocitopenia, linfedema, FKM • Exames de imagem: USG doppler e RM • Biópsia e IQ (marcador D2 40+)	• Medicamentos: sirolimo 0,8 mg/m²/dose, a cada 12 horas, oral; Outras drogas: corticosteroide e vincristina • Suporte hematológico • Não transfundir hemoderivados, pois pode haver piora catastrófica da lesão e parâmetros hematológicos (exceção liberada pré-procedimento invasivo) • Cirurgia contraindicada, podendo ocasionar sequelas irreparáveis em virtude do caráter agressivo e infiltrativo do tumor
Angiossarcoma (maligno)	• Faixa etária: recém-nascidos e crianças • Lesão única a múltiplas em pele e fígado • Evolução: surge em qualquer parte do corpo, hemorrágica, invade planos profundos. Metástases frequentes	• Acompanhamento e tratamento realizados por oncologista pediátrico

* Podem estar associados a: síndrome de PHACE (P: posterior fossa abnormalities; H: hemangioma; A: arterial anomalies of the brain, neck or chest; C: cardiac anomalies; E: eye abnormalities; S: sternal or Other midline anomalies and/or spinal axis involvement); síndrome LUMBAR (sacral) (L: lower body hemangioma; U: urogenital anomalies, ulceration; M: myelopathy; B: bony deformities; A: anorectal malformations; arterial anomalies; R: renal anomalies).
** Composta por lesões cutâneas esparsas, podendo apresentar acometimento hepático. ***Associam-se à situação clínica crítica (risco de sangramento, ulceração e obstruções de vias aéreas e obstrução da órbita, parcial ou total, sendo esta ocorrência associada à ambliopia e até à cegueira). IQ: imunoistoquímica; USG doppler: ultrassonografia doppler; RM: ressonância magnética.

Fonte: Elaborada pela autoria do capítulo.

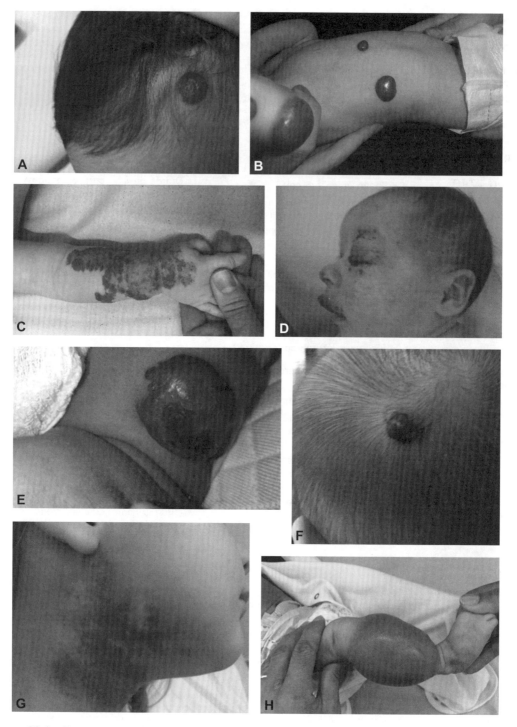

Figura 20.1 – Tumores vasculares: A) hemangioma infantil superficial; B) hemangioma infantil múltiplo; C) hemangioma infantil segmentar; D) hemangioma infantil segmentar – síndrome de PHACE; E) hemangioma infantil alarmante com ferimento; F) granuloma piogênico; G) angioma em tufos; H) hemangioendotelioma Kaposiforme.

Fonte: Acervo pessoal, com autorização de uso da imagem.

Malformações vasculares

As malformações vasculares são alterações da formação e do desenvolvimento dos vasos capilares, linfáticos, venosos, arteriais ou combinações entre todos eles. O crescimento e a evolução das malformações vasculares são proporcionais ao desenvolvimento do indivíduo e estímulos podem acelerar a sua proliferação, sejam externos (como trauma, infecção, cirurgia ou ingesta de hormônios), sejam internos (hormônio de crescimento ou hormônios testosterona e estrógeno, este na puberdade e gestação). Pode haver a ocorrência de coagulação intravascular localizada (CIL), caracterizada pela formação de microtrombos, aumento do D-dímero e consumo leve de fibrinogênio. Tais pacientes apresentam dor e risco aumentado de tromboembolismo (trombose venosa profunda (TVP) e tromboembolismo pulmonar (TEP)). As malformações vasculares não desaparecem espontaneamente, persistindo ao longo de toda a vida. Detalhes de diagnóstico e tratamento das MV podem ser visualizados no Quadro 20.3.

Malformação capilar (MC)

Também conhecida como "mancha vinho do porto" (do inglês, *port wine stain*). Ocorre em 0,3% de todos os recém-nascidos e está presente ao nascimento, muitas vezes confundida e diagnosticada como hematoma por trauma de parto ou HI, antes de sua proliferação.

O diagnóstico é clínico. As MC são planas, bem demarcadas, de coloração vermelha ou cor-de-vinho (Figura 20.2A). Geralmente se localizam em um lado do corpo, respeitando a linha média, sendo a maioria das lesões em face e crescem em proporção à criança. Pode ocorrer hipertrofia dos tecidos próximos que proliferam, engrossam, desenvolvem nódulos, além de supercrescimento ósseo durante a infância e idade adulta, determinando assimetrias e afetando a função das estruturas envolvidas.

O diagnóstico diferencial é com *nevus simplex*, popularmente conhecido como "mordida de cegonha", "beijo de anjo", "mancha salmão", que são as mais frequentes MC congênitas da linha média, comuns na glabela, pálpebras e nuca, de coloração pálida a rosa. Estão presentes em 30% a 40% dos recém-nascidos e desaparecem até os primeiros 2 anos de vida, porém, quando permanecem, não evoluem com alterações funcionais ou progressão da doença.

Malformações linfáticas (ML)

As malformações linfáticas são mais frequentes nos segmentos cefálico e cervical, mas podem acometer qualquer região do organismo. Conhecidas também como "linfangiomas", apesar da inadequação do sufixo "oma" que remete a tumor; portanto, o termo não deve ser mais adotado. São classificadas como macrocísticas (Figura 20.2B), localizadas no tecido celular subcutâneo ou em tecidos profundos, podendo causar abaulamento da pele sem alterações de coloração subjacente ou microcísticas (Figura 20.2C), presentes na pele ou mucosas, na forma de vesículas com conteúdo claro ou com sangue, isoladas ou associadas às malformações capilares. Apresentam consistência fibroelástica e podem frequentemente evoluir com sinais flogísticos decorrentes de processo inflamatório ou infeccioso. Também podem ter formas generalizadas, a exemplo da anomalia linfática generalizada (GLA), quando há acometimento de cavidades, órgãos parenquimatosos e ósseo.

Malformações venosas (MV)

As MV têm espectro clínico muito variado. Podem ser únicas, múltiplas e acometer vários sistemas. Apresentam consistência amolecida, são depressíveis à palpação e podem ter aumento do volume ou endurecimento, quando há formação de trombos e flebólitos. Quando superficiais, são de coloração arroxeada e ainda há a presença de telangiectasias ou pequenas ectasias venosas (Figura 20.2D).

Podem causar coagulação intravascular localizada (CIL),[9] com formação de trombos no interior das lesões, frequentemente associadas à dor, detectadas por aumento do D-dímero, redução do fibrinogênio e das plaquetas. Nessa situação, é essencial avaliação pelo hematologista e, às vezes, prescrição de anticoagulantes. Esses pacientes apresentam risco de aumento de tromboembolismo venoso (TEV). Além disso, para os pacientes com lesões disseminadas, como na síndrome de *Blue Rubber Bleb Nevus* ou CIL refratária ao uso de anticoagulantes, há indicação de terapia com sirolimo.

Malformações arteriovenosas (MAV)

Quando superficiais, causam aumento de temperatura da pele, intensificação da transpiração local, hiperemia e frêmito à palpação. As lesões apresentam consistência mais firme, não são compressíveis e não se esvaziam à elevação do membro. É achado frequente a presença de veias superficiais alongadas, calibrosas e pulsáteis. As MAV podem evoluir com complicações locais como dor, ulceração, infecção e hemorragia, além das complicações sistêmicas como insuficiência cardíaca congestiva (ICC) de alto débito.[10] As lesões de localização profunda, atingindo tórax, abdome, pelve, ou mesmo o compartimento muscular, estão associadas à perda da arquitetura dos tecidos circunjacentes e ao aumento desproporcional do volume da região afetada. O tratamento deve ser individualizado, uma vez que as lesões podem evoluir com dor intensa, úlceras, neuropatias e complicações graves como perda da função e até mesmo do membro afetado. Indica-se embolização das MAV com adesivos teciduais ou copolímeros.

O Quadro 20.3 sintetiza o diagnóstico e a conduta em malformações vasculares.

Quadro 20.3 – Malformações vasculares – diagnóstico e conduta.

Tipo	Diagnóstico	Tratamento
Capilar	• Faixa etária: congênita • Localizada ou difusa • Evolução: hipertrofia a partir da segunda década de vida	• *Dye laser* • Cirurgia para correção de deformidades tardias • Sirolimo para alterações associadas
Linfática	• Faixa etária: congênita • Localizada, multicompartimental ou difusa/generalizada • Complicações: infecção, dor, deformidade, comprometimento de funções fisiológicas • Evolução: piora progressiva • USG doppler e RM • Baixo fluxo	• Lesões macrocísticas: aplicação intralesional de bleomicina ou OK432 • Lesões microcísticas: eletrocauterização e sirolimo* • Cirurgia • *Dye laser* (vesículas superficiais) • Suporte hematológico (alteração hematológica leve ou moderada)
Venosa	• Faixa etária: congênita, incipiente ao nascimento • Localizada ou segmentar • Complicações: dor, deformidade e fenômenos tromboembólicos • Evolução: piora lenta e progressiva • Alteração hematológica: coagulopatia intravascular localizada (CIL) ou disseminada (CID) • USG Doppler e RM • Baixo fluxo	• Escleroterapia (agentes esclerosantes como álcool absoluto, bleomicina ou polidocanol) • Cirurgia • *Dye laser* (localizada e superficial) • Compressão • Suporte hematológico • Sirolimo para lesões associadas
Arteriovenosa	• Faixa etária: congênita, pode ser incipiente ao nascimento • Localizada ou segmentar • Complicações: deformidade, ferimento, hemorragia • USG doppler, RM e angio-RM, TC e angio-TC, arteriografia • Alto fluxo	• Embolização arterial • Cirurgia

*Em casos de lesões microcísticas extensas, disseminadas/generalizados (GLA) e combinadas que prejudicam funções (como envolvimento de vias aéreas superiores, uso de traqueostomia, deformidade grave de face ou de um segmento ou envolvimento de cavidade oral com infiltração de língua, gerando dificuldade respiratória por compressão das estruturas) e associadas a distúrbio de coagulação. Sirolimo minimiza ou até mesmo elimina o risco de trombose e alterações de coagulação. USG doppler: ultrassonografia dopler; RM: ressonância magnética; angio-RM: angioressonância magnética, TC: tomografia computadorizada; angio-TC: angiotomografia computadorizada.

Fonte: Elaborado pela autoria do capítulo.

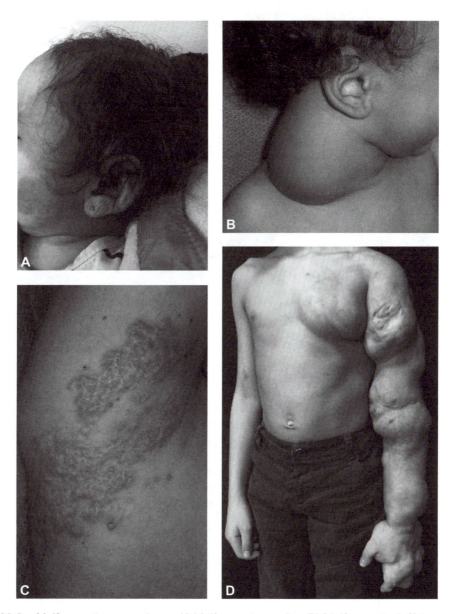

Figura 20.2 – Malformações vasculares: A) Malformação capilar; B) Malformação linfática macrocística; C) Malformação linfática microcística; D) Malformação venosa.
Fonte: Acervo pessoal, com autorização de uso da imagem.

Malformações vasculares associadas

Os portadores de síndromes associadas às malformações vasculares têm espectro clínico muito variável, mas, para que sejam corretamente diagnosticados, devem apresentar os elementos característicos de cada síndrome. Foram descritas mutações genéticas responsáveis por algumas das malformações complexas. Um espectro de síndromes foi agrupado com a denominação de **PROS,** acrônimo de *PIK3CA Related Overgrowth Spectrum*, conforme descrição a seguir:

1. **Síndrome de Klippel-Trenaunay (SKT) (Figura 20.3A):** caracterizada por malformação capilar cutânea (extensão, coloração e localização variáveis) e malformação venosa, associadas ao aumento do volume e à extensão do membro, comprometendo uma ou mais extremidades. Pode haver malformações linfáticas superficiais ou profundas associadas.
2. **Síndrome de CLOVES (Figura 20.3B):** acrônimo de *Congenital Lipomatous Overgrowth, Vascular malformations, Epidermal nevi e Scoliosis/Spinal deformities*. Identificam-se malformações linfáticas e capilares no tronco e extremidades, malformações venosas, de baixo fluxo, arteriovenosas, de alto fluxo, além de assimetrias esqueléticas que podem se acentuar ao longo do tempo. O principal diagnóstico diferencial é com a síndrome de Proteus.
3. **Síndrome de CLAPO:** acrônimo de *Capillary vascular malformation of the lower lip, Lymphatic malformations of the head and neck, Asymmetry and Partial or generalized Overgrowth*. Identificam-se malformação capilar de lábio inferior, malformação linfática de face e pescoço, assimetria e supercrescimento parcial/generalizado.
4. **Macrocefalia associada a malformações capilares:** MC com macrocefalia e MC com megalencefalia/polimicrogiria.

São descritas a seguir as síndromes relacionadas com outras mutações genéticas.
1. **Síndrome de Proteus, gene AKT1 (Figura 20.3C):** podem estar presentes malformações capilares, venosas e/ou linfáticas associadas ao crescimento somático desproporcional e alterações esqueléticas. Algumas características clínicas são marcantes, porém nem sempre presentes, como nevo cerebriforme (achado patognomônico), nevo epidérmico neonatal com acantose e hiperqueratose, desregulação da distribuição do tecido adiposo, malformações pulmonares e cerebrais. Apresentam maior risco de TEV.[11]
2. **Síndrome de Sturge-Weber (STW), gene GNAQ:** caracteriza-se pela presença de malformação capilar na face associada com alterações vasculares na leptomeninge e oculares, hipertrofia de partes moles e óssea. O comprometimento do SNC pode cursar com epilepsia precocemente. O glaucoma é a complicação oftalmológica mais frequente. É importante salientar que apenas 8% dos pacientes com malformação capilar da face são portadores STW, portanto nem toda MC da face é classificada como STW, sendo a localização na região frontal/periorbitária a de maior probabilidade para diagnóstico da síndrome.[12]
3. **Síndrome de *Blue Rubber Bleb Nevus* (BRBN), gene TEK/TIE2 (Figura. 20.3D-E):** também conhecida como *Bean Syndrome*. É uma malformação vascular rara, caracterizada por lesões venosas múltiplas e disseminadas, mais frequentemente localizadas na pele e no trato digestivo. As lesões superficiais geralmente são pequenas (1 a 2 cm) e de coloração escurecida (nevos azulados a arroxeados), numerosas (dezenas a centenas), que podem ficar maiores e se multiplicar durante a vida. Pode haver lesões volumosas e sem alteração da coloração da pele. As lesões viscerais cursam com episódios de hemorragia, podendo resultar em anemia crônica. Hemorragias de grande intensidade não são frequentes.

A intervenção terapêutica é indicada para casos complexos, sintomáticos ou com doença em progressão. Modalidades terapêuticas como embolização, escleroterapia, *laser* e cirurgia são indicados para cada componente vascular envolvido. Na última década, diversas publicações demonstraram a efetividade do sirolimo no tratamento dos portadores de mutações no gene PIK3CA. Atualmente, a partir do advento do sirolimo, a terapia-alvo foi incluída no protocolo de tratamento das malformações vasculares, com medicamentos que atuam na via de sinalização do gene envolvido, evitando a proliferação celular, controlando as alterações hematológicas e a coagulação vascular localizada, minimizando o risco de trombose e de outras complicações.

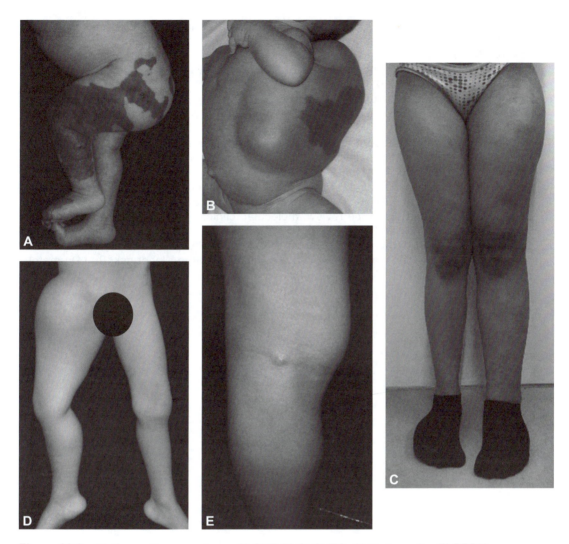

Figura 20.3 – Malformações vasculares: A) SKT; B) CLOVES; C) Proteus; D e E) BRBN.
Fonte: Acervo pessoal, com autorização de uso da imagem.

Referências bibliográficas

1. Hassanein AH, Mulliken JB, Fishman SJ, Greene AK. Evaluation of terminology for vascular anomalies in current literature. Plast Reconstr Surg. 2011 Jan;127(1):347-351.
2. Wassef M, Blei F, Adams D, Alomari A, Baselga E, Berenstein A, et al; ISSVA Board and Scientific Committee. Vascular Anomalies Classification: Recommendations From the International Society for the Study of Vascular Anomalies. Pediatrics. 2015 Jul;136(1):e203-14.
3. North PE, Waner M, Mizeracki A, Mihm MC Jr. GLUT1: a newly discovered immunohistochemical marker for juvenile hemangiomas. Hum Pathol. 2000 Jan;31(1):11-22.
4. Solman L, Glover M, Beattie PE, Buckley H, Clark S, Gach JE, et al. Oral propranolol in the treatment of proliferating infantile haemangiomas: British Society for Paediatric Dermatology consensus guidelines. Br J Dermatol. 2018 Sep;179(3):582-589.
5. Lewis D, Vaidya R. Kasabach Merritt Syndrome. 2020 Jul 19. In: StatPearls [Internet]. Treasure Island (FL): StatPearls Publishing; 2021 Jan.

6. Wang H, Guo X, Duan Y, Zheng B, Gao Y. Sirolimus as initial therapy for kaposiform hemangioendothelioma and tufted angioma. Pediatr Dermatol. 2018 Sep;35(5):635-638.
7. Adams DM, Trenor CC 3rd, Hammill AM, Vinks AA, Patel MN, Chaudry G, et al. Efficacy and Safety of Sirolimus in the Treatment of Complicated Vascular Anomalies. Pediatrics. 2016 Feb;137(2):e20153257.
8. Hammill AM, Wentzel M, Gupta A, Nelson S, Lucky A, Elluru R, et al. Sirolimus for the treatment of complicated vascular anomalies in children. Pediatr Blood Cancer. 2011 Dec 1;57(6):1018-24.
9. Mazoyer E, Enjolras O, Bisdorff A, Perdu J, Wassef M, Drouet L. Coagulation disorders in patients with venous malformation of the limbs and trunk: a case series of 118 patients. Arch Dermatol. 2008 Jul;144(7):861-7.
10. Kohout MP, Hansen M, Pribaz JJ, Mulliken JB. Arteriovenous malformations of the head and neck: natural history and management. Plast Reconstr Surg. 1998 Sep;102(3):643-54.
11. Cohen MM Jr. Proteus syndrome review: molecular, clinical, and pathologic features. Clin Genet. 2014 Feb;85(2):111-9.
12. Waelchli R, Aylett SE, Robinson K, Chong WK, Martinez AE, Kinsler VA. New vascular classification of port-wine stains: improving prediction of Sturge-Weber risk. Br J Dermatol. 2014 Oct;171(4):861-7.

Capítulo 21

Doenças hematológicas no paciente crítico

**Marina Foltran Cela
Miriam Verônica Flor Park**

Introdução

A avaliação médica de praticamente todos os pacientes que necessitem de atendimento médico e, particularmente, daqueles atendidos em hospital ou na emergência, inclui o pedido de um hemograma e eventualmente de um coagulograma. A maioria deles não apresenta nenhuma doença hematológica primária. Entretanto, existem mecanismos fisiopatológicos que se expressam com efeitos secundários na hematopoiese ou no sistema de coagulação.[1]

Por isso, é importante conhecer as principais situações que apresentam alterações hematológicas significativas que podem mudar o tratamento do doente e impactar o prognóstico. Neste capítulo, daremos ênfase às alterações hematológicas do paciente crítico, mas, em outros capítulos deste livro, o leitor também pode encontrar informações importantes que auxiliem a compreender os fenômenos que ocorrem nas doenças não hematológicas que comprometem a homeostase da coagulação e a hematopoiese.

Alterações da coagulação
Coagulação intravascular disseminada (CIVD)

O paciente crítico apresenta comprometimento de diversos sistemas orgânicos e a coagulação intravascular disseminada (CIVD) é uma resposta tromboinflamatória adquirida deste paciente.[2]

A Sociedade Internacional de Trombose e Hemostasia (ISTH) define CIVD como uma síndrome adquirida caracterizada por ativação da coagulação intravascular, sem localização definida, que surge por diferentes causas.[3] É reconhecida clinicamente pela presença de trombos disseminados em microvasculatura concomitantemente ao aumento do risco de sangramentos. A CIVD como fator independente tem um valor preditivo alto para falência múltipla de órgãos e mortalidade do paciente.[4]

Trata-se de uma síndrome secundária a uma doença preexistente. Na faixa etária pediátrica, as principais comorbidades que cursam com CIVD são sepse – que corresponde a 95% dos casos – seguida por traumas graves, malignidades, intoxicação por substâncias exógenas, doenças hepáticas e doenças autoimunes.[3,4]

O processo fisiopatológico da CIVD se inicia com a liberação de fatores inflamatórios, principalmente fator de necrose tumoral alfa (TNF-alfa), interleucina 1 (IL-1) e interleucina 6 (IL-6) e "armadilhas extracelulares de neutrófilos" (*neutrophil extracellular traps* – NET). Esta última é responsável direta pela formação do trombo na microvasculatura, uma vez que envolve ativação plaquetária, ativação neutrofílica e formação de fibrina local. Esse processo inflamatório promove a liberação de fator tecidual (FT), que, por sua vez, iniciará o processo de formação de trombina pela ativação do fator VII ativado (FVIIa).[4] A formação inicial de trombina estimula a cascata hemostática por ativação e agregação plaquetária, ativação dos fatores VIII, V, XI e XIII e promove o efeito inflamatório de leucócitos.[3]

O inibidor do complexo FT-FVIIa, o inibidor da via do fator tecidual (TFPI), tem sua função reduzida durante esse processo inflamatório, assim como há uma deficiência na função da proteína C por redução da trombomodulina expressa no endotélio e por aumento da degradação desta proteína, impedindo o adequado controle sobre a formação de trombina. Os neutrófilos ativados, por sua vez, produzem elastase que degradará a antitrombina, principal inibidor da trombina; além disso, a fibrinólise está inativa em virtude do aumento da função do inibidor do ativador do plasminogênio 1 (PAI1).[4] Todas essas alterações contribuem para manter um estado pró-trombótico da síndrome.

Se por um lado há estímulo à formação de trombina causando trombos em microvasculatura; por outro lado, o consumo de plaquetas e de fatores de coagulação causa um esgotamento deste sistema que, somado à diminuição de sua síntese por comprometimento de múltiplos órgãos (fígado, medula óssea) pela inflamação e pela trombose, aumenta o risco de hemorragias espontâneas em diversos sítios, completando, assim, as características clínicas desta síndrome.[2-4]

O diagnóstico de CIVD é clinicolaboratorial. As alterações laboratoriais que auxiliam no diagnóstico são a contagem plaquetária, os tempos de coagulação, fibrinogênio sérico e valor de produtos de degradação de fibrina, entre eles, o principal, o D-dímero. Esses exames não devem ser interpretados individualmente e fora do contexto clínico.[3,4] Espera-se encontrar trombocitopenia, tempos de coagulação alargados, aumento dos produtos de degradação da fibrina. No caso do fibrinogênio, pelo processo inflamatório, pode haver aumento desse marcador inicialmente; porém, em casos graves, ele está diminuído.[4] A tromboelastografia é um exame ainda pouco utilizado sem sensibilidade específica para diagnóstico de CIVD, mas pode ser utilizado para avaliação precoce de alteração de estados da coagulação do paciente em choque séptico.[5]

A ISTH desenvolveu um escore diagnóstico para CIVD no qual se consideram doença de base do paciente e alterações laboratoriais. Esse score apresenta sensibilidade de 91% e especificidade de 97%, porém foi desenvolvido para adultos e não há validação de seu uso para pacientes pediátricos.[3] Além disso, não é capaz de identificar estágios iniciais de CIVD.[5]

O tratamento da coagulação intravascular disseminada é o da patologia desencadeante do processo inflamatório. Há, no entanto, medidas específicas que podem ser adotadas. A transfusão de hemocomponentes não é indicada de maneira geral, pois pode piorar o processo de desregulação do sistema hemostático.[6] Deve-se considerar a transfusão apenas em caso de hemorragias graves e de repercussão hemodinâmica ou em pacientes que serão submetidos a procedimentos invasivos.[4,6,7] Pacientes que apresentam sangramento ativo devem receber plasma fresco congelado (PFC) quando relação normalizada internacional (INR, do inglês *International Naturalized Ratio*) > 1,5; concentrado de plaquetas quando trombocitopenia < 50.000 mm^3; crioprecipitado para fibrinogênio < 100 mg/dL e concentrado de hemácias para hematócrito < 21%.[6]

O uso de heparina para tratamento da doença ainda é controverso, porém há indícios de diminuição de mortalidade com o uso da medicação em baixas doses.[4,7]

A CIVD é uma síndrome relacionada à mortalidade e à falência de múltiplos órgãos e deve sempre ser considerada e rastreada no paciente crítico pediátrico independentemente de sua faixa etária.

Trombocitopenia induzida pela heparina (TIH)[8]

A TIH é uma reação adversa à droga, que ocorre precocemente durante a utilização tanto da heparina não fracionada (HNF) como da heparina de baixo peso molecular (HBPM).

É causada por anticorpos (Ac) contra o complexo heparina-fator plaquetário 4 (PF4), resultando em ativação plaquetária, que acelera a formação de trombina e o consumo de plaquetas, com plaquetopenia e risco trombótico. Os anticorpos podem ainda ativar monócitos e o endotélio, aumentando o estado pró-trombótico. Isso pode ocorrer tanto em território venoso como arterial e pode resultar em recorrência da trombose nos pacientes que estavam em tratamento de trombose.

O maior risco de ocorrência está relacionado ao sexo feminino, à obesidade, ao pós-operatório e ao uso de HNF, mais frequentemente do que a HBPM. Desenvolve-se de 5 a 10 dias depois da exposição à heparina e as complicações hemorrágicas são incomuns, no entanto episódios de trombose podem ocorrer em 50% dos casos.

Após a suspeita clínica, deve-se investigar a presença de anticorpos antiplaquetas dependentes de heparina, no soro do paciente. Além disso, o escore 4T, ilustrado na Tabela 21.1, é útil para identificar os casos mais prováveis.

Os autores sugerem que escores baixos (< 3) revelam a baixa probabilidade de ser TIH e permitem avaliar outras causas e continuar administração de heparina. Escores maiores (4 a 5 ou > 5) sugerem TIH. Assim, deve-se pausar a heparina, tentar alternativas de anticoagulação, evitar a transfusão profilática de plaquetas e pedir exame de imagem para pesquisa de trombose (doppler de MMII), além da pesquisa de Ac anti-PF4/heparina. Se for confirmada, deve-se continuar com a anticoagulação alternativa e se não for confirmada, exclui-se a TIH, e pode-se reiniciar a heparina, sob vigilância. Muitas vezes, os medicamentos alternativos não estão disponíveis e a decisão de não utilizar a heparina é desafiadora. Argatroban e bivalirudin são inibidores diretos da trombina e aprovados nos Estados Unidos. Danaparoid e fondaparinux (inibidor do fator Xa) também são alternativas, e, nos casos de TIH refratária, é descrito o uso da plasmaférese terapêutica ou o uso de imunoglobulina EV.[8]

Tabela 21.1 – Escore 4Ts para suspeita de trombocitopenia induzida pela heparina (TIH).

Critério		Pontos
Grau de plaquetopenia		
	Redução de > 50% da contagem plaquetária (nadir > 20.000 mm³)	2
	Redução de 30% a 50% da contagem plaquetária (nadir 10.000 a 19.000 mm³)	1
	Redução de < 30% da contagem plaquetária (nadir < 10.000 mm³)	0
Início da plaquetopenia		
	Entre 5 e 10 dias do início da heparina ou < 1 dia se exposição recente	2
	Queda da contagem consistente com 5 a 10 dias, mas não nítido, ou início após o 10º dia	1
	Queda da contagem plaquetária com < 4 dias, sem exposição recente à heparina	0
Presença de trombose	Nova trombose (confirmada)/necrose de pele/reação sistêmica	2
	Trombose progressiva/recorrente/suspeita	1
	Não	0
Outras causas de plaquetopenia	Não	2
	Possível	1
	Confirmada	0

Escore < 3: baixa probabilidade de TIH; escore 4 a 5: probabilidade intermediária; escore > 5: alta probabilidade.
Fonte: Adaptada de Kalpatthi R, Kiss JE, 2020.

Purpura fulminans (ou púrpura fulminante, PF)

Definição

A PF é uma emergência hematológica, com necrose de pele e CIVD, e deve ser prontamente diagnosticada e tratada, pois pode progredir com isquemia e falência múltipla de órgãos em razão de trombose de vasos de pequeno e médio calibres e pode levar ao óbito. Recomenda-se o acompanhamento de um hematologista para auxiliar no diagnóstico e manejo da PF.[9]

A PF é o resultado da disfunção do mecanismo anticoagulante natural do organismo, particularmente da proteína C da coagulação e suas proteínas relacionadas. Em quase todos os pacientes com PF, encontramos níveis baixos de proteínas C e S e antitrombina III.[10] A PF pode ter diversas etiologias, como infecciosas, pós-infecciosas, ou a deficiência congênita das proteínas C ou S, decorrentes das mutações dos genes PROC e PROS1, respectivamente. A sepse grave pode se manifestar com quadro de CIVD e PF. O Quadro 21.1 ilustra uma classificação adaptada dos autores.[9,10]

Quadro 21.1 – Classificação etiológica da *púrpura fulminans*.

Infecciosa	Bactérias	*Neisseria meningitidis, Streptococcus pneumoniae, Haemophilus influenzae, Staphylococcus aureus, Capnocytophaga canimorsus, Streptoccocus pyogenes,* Leptospira sp, *Enterococcus faecalis, Klebsiella pneumoniae, Escherichia coli, Pseudomonas aeruginosa, Rickettsia rickettsii, Vibrio parahaemolyticus, Haemophilius aegyptius, Proteus mirabilis* *Varicella zoster,* Rubéola
	Vírus protozoários	*Plasmodium falciparum*
Pós-infecciosa		*Varicella zoster,* rubéola, Steptococcus sp Deficiência de proteína C autoimune Deficiência de proteína S autoimune
Congênita		Deficiência congênita grave da proteína C (mutação do gene PROC) Deficiência congênita grave da proteína S (mutação do gene PROS1)
Outros		Necrose cutânea induzida por cumarina

Fonte: Adaptado de Kalpatthi R, Kiss JE, 2020; Chalmers E, Cooper P, Forman K et al., 2011.

Quadro clínico

Especificamente, a PF se caracteriza pelo aparecimento de máculas eritematosas na pele, nas regiões de tronco e extremidades, que progridem rapidamente para lesões endurecidas, escuras, com bordas nítidas. Desenvolvem-se áreas de necrose com bolhas e eventualmente hemorragia. A deficiência congênita da proteína C manifesta-se no recém-nascido (RN) com lesões que aparecem dentro de poucas horas ou poucos dias de vida e espalham-se, progredindo para necrose de pele dos dedos e membros. Além disso, no RN, são comuns sintomas neurológicos refletindo eventos trombóticos intraútero de sistema nervoso central (SNC), assim como amaurose e outras manifestações oculares.

Diagnóstico

O diagnóstico das lesões é clínico, e a confirmação da causa se faz com exames complementares. Devem-se pesquisar na história infecções recentes, do paciente ou contactuantes, uso de medicamentos, antecedentes familiares de trombose ou abortamentos. Encontramos tempos de coagulação alargados: tempo de trombina (TT), tempo de tromboplastina parcial ativada (TTPA), tempo de protrombina/atividade de protrombina (TP/AP), fibrinogênio baixo, dímero-D aumentado, plaquetopenia e, às vezes, também hemólise microangiopática. Devem ser colhidas à apresentação as proteínas C e S e, no caso da deficiência congênita, encontram-se em níveis muito baixos ou até indetectáveis, em geral < 5 UI/dL. No recém-nascido, os níveis normais variam de 15 a 55 UI/dL, então os valores encontrados devem ser comparados aos valores de referência para a idade. A dosagem de proteínas C e S nos pais pode ser feita para ajudar no diagnóstico, pois se estiver baixa em um deles ou em ambos, é sugestiva de deficiência congênita da proteína. O diagnóstico da deficiência congênita das proteínas C ou S é confirmado pela pesquisa da mutação dos genes PROC ou PROS1.[9]

Tratamento

Na sepse, as medidas de suporte e antibioticoterapia são essenciais no tratamento, e, no caso de CIVD, com consumo dos fatores de coagulação, há a necessidade de reposição de hemocomponentes (plasma fresco congelado (PFC), crioprecipitado e concentrado de plaquetas) em situações de sangramento significativo e alterações de coagulação descritas (ver CIVD neste capítulo).

A reposição empírica de PFC está indicada na PF pós-infecciosa e para o RN com suspeita de deficiência congênita de proteínas C ou S, logo após a suspeita, mesmo antes de ter o diagnóstico estabelecido. A frequência das infusões deve ser avaliada tendo-se como objetivo o não aparecimento de novas lesões, o desaparecimento das lesões existentes e a melhora dos exames de coagulação. Na PF pós-infecciosa, mesmo após a infusão de PFC, os exames podem não se normalizarem por causa da natureza autoimune da doença. No caso das deficiências congênitas, a frequência da infusão periódica de PFC associada à anticoagulação deve ser avaliada conforme a resposta do paciente e é o tratamento preconizado quando o concentrado da proteína não estiver disponível.[9]

Vários estudos foram feitos em adultos e crianças com sepse utilizando-se a proteína C recombinante (rhAPC, Drotregogin-alfa, ou Xigris®, Eli Lilly). Eles não mostraram benefício claro em reduzir a mortalidade e os pacientes apresentaram mais complicações hemorrágicas. Em decorrência da falha no benefício desse tratamento vista nesses estudos, essa droga foi retirada do mercado.[10]

O concentrado de proteína C zimógeno (PC *zymogen*, Ceprotin®, Baxter AG) é um concentrado de proteína C ativada, derivado de plasma humano. Ele também não mostrou benefícios claros em estudos com pacientes adultos e crianças com sepse, e o seu uso não é recomendado nesses casos, mas está indicado como terapia de reposição em PF por deficiência congênita de proteína C homozigótica, na PF induzida pela cumarina, e na profilaxia antes de procedimentos ou em eventos agudos no curso clínico da deficiência congênita de proteína C homozigótica.[10,11]

A anticoagulação na PF com heparina não fracionada (HNF) ou heparina de baixo peso molecular (HBPM) deve ser monitorada com cuidado, especialmente nos casos de CIVD, pelo risco hemorrágico decorrente da depleção dos fatores pró-coagulantes. Nos casos de trombose de grandes vasos, deve ser acompanhada com a reposição de PFC.[9]

Os pacientes com deficiência de proteína C homozigótica necessitam de terapia antitrombótica a longo prazo. Essa terapia é feita em geral com anticoagulantes associados ou não à reposição da proteína C, por meio do concentrado de proteína C ou infusão de plasma fresco regularmente.[9]

Covid-19 (*coronavirus disease* 2019)

A difusão do vírus da síndrome respiratória aguda grave coronavírus 2 (SARS-CoV-2) levou a Organização Mundial da Saúde (OMS) a decretar estado de pandemia em 2020. Assim como outros vírus SARS, seus sintomas são majoritariamente respiratórios; porém, em casos graves, é possível a evolução para disfunção de múltiplos órgãos secundários a um processo inflamatório grave e, eventualmente, trombose intravascular. Em crianças, esse processo é conhecido como "síndrome inflamatória multissistêmica".[12,13] Alterações hematológicas e hemostáticas estão presentes nos casos leves, porém principalmente nos casos mais graves da doença.

Anemia não é uma complicação comumente encontrada nos pacientes com covid-19.[12,14,15] Quando presente, está relacionada à perda aguda por lesão direta do vírus no trato gastrointestinal[15] ou à anemia da inflamação no paciente crítico (ver "Anemia da inflamação", a seguir). As necessidades transfusionais devem ser individualizadas e seguir as orientações discutidas no Capítulo 26 – Reações transfusionais mais frequentes – prevenção e conduta.

Há uma leucocitose marcada por neutrofilia e linfopenia. A interação do SARS-CoV-2 com o receptor da enzima conversora de angiotensina II (ECA2), presente no endotélio vascular, causa sua ativação e liberação de quimiocitocinas como CCL2, CCL7 e uma resposta tardia de interferom que causam uma quimiotaxia sustentada de neutrófilos – principalmente no endotélio pulmonar – e monócitos que se diferenciarão em macrófagos proinflamatórios responsáveis pela tempestade de citocinas característica do quadro grave da doença.[12,15]

A linfopenia pode ocorrer por apoptose de linfócitos CD4+ e CD8+ após ligação do SARS-CoV-2 ao ECA2 presente na membrana do linfócito ou por apoptose e atrofia de órgãos linfoides após a liberação intensa de citocinas inflamatórias.[12,15] Trata-se de um marcador de gravidade de doença, sendo observado em diversos estudos como preditor de mortalidade em pacientes admitidos em unidade de terapia intensiva (UTI), juntamente com a relação neutrófilo/linfócito.[12]

Outro parâmetro importante que pode predizer mortalidade é a trombocitopenia. Pacientes admitidos em UTI, que evoluíram com doença grave e óbito, apresentavam valores plaquetários menores quando comparados a pacientes internados em enfermaria.[12,14,15] Essa alteração está presente em 5% a 53,6% dos pacientes com covid-19 e atribui-se sua causa à ação direta do vírus em precursores hematopoiéticos na medula óssea, afetando a produção de plaquetas, formação de autoanticorpos e sua destruição por imunocomplexos, além de consumo no epitélio pulmonar em virtude de coagulação intravascular disseminada (CIVD).[15] Sangramentos secundários à plaquetopenia, nesses casos, não são comumente relatados e há o consenso de transfusão plaquetária nos casos de contagem plaquetária menor que 50.000 mm^3 em vigência de sangramento, ou menor que 20.000 mm^3 sem sinais de sangramento ativo.[12,15]

A covid-19 implica alterações de macro e microvasculatura por lesão endotelial semelhantes à microangiopatia trombótica, no entanto sua fisiopatologia não é definitivamente explicada até o momento com diferenças significativas em comparação a outras doenças trombóticas. Há um estado de hipercoagulabilidade que se assemelha à CIVD, porém, diferentemente desta, os eventos hemorrágicos são menos comuns do que os eventos trombóticos.[12,15]

O endotélio vascular ativado pela ação direta do vírus expressa fator tecidual ativando a via extrínseca da cascata de coagulação. Os neutrófilos recrutados liberam "armadilhas extracelulares de neutrófilos" (*neutrophil extracelular traps* – NETs), ativando a via intrínseca da cascata de coagulação e o sistema complemento. Há ainda vasoconstrição por diminuição de óxido nítrico intravascular, maior liberação de fator de von Willebrand e maior agregação plaquetária. Mecanismos antitrombóticos como proteína C, antitrombina e inibidor da via do fator tecidual (TFTI) estão inibidos pela liberação do inibidor do ativador plasminogênio 1 (PAI 1) – estimulado pelo aumento da angiotensina II.[12]

Marcadores dessas alterações são as principais alterações observadas na infecção pelo SARS-CoV-2: elevação importante do D-dímero e hiperfibrinogenemia.[16,17] Para pacientes internados por covid-19 que apresentavam aumento de D-dímero foram admitidos em UTI 2,5 vezes a mais do que outros pacientes e a média de aumento do valor do marcador era de 4,8 vezes maior.[16]

Quanto aos tempos de coagulação, os pacientes apresentam TP e TTPA normais ou discretamente alargados em doenças moderadas. Em doença grave, apresentam tempos altamente alargados secundariamente ao processo inflamatório.[12,16,18]

Diversos centros médicos pelo mundo estabeleceram protocolos próprios de anticoagulação, inicialmente apenas para pacientes críticos com uso de HNF e de HBPM admitidos em UTI e, depois, para qualquer paciente admitido em hospital por covid-19 (exceto aqueles que apresentavam contraindicação ao uso da profilaxia). Os estudos iniciais demonstraram redução da mortalidade em pacientes críticos adultos tratados com HNF de 10 mil a 15 mil U/dia ou HBPM (enoxaparina, 40 a 60 mg/dia).[15] Atualmente há dados que não sustentam o uso de dose terapêutica de anticoagulação para pacientes com covid-19, sendo indicada a profilaxia habitual para trombose venosa em pacientes adultos internados.[18]

O sistema hemostático da criança é menos propenso à formação de trombina, fato que determina menor probabilidade de eventos trombóticos em comparação a adultos. Com o crescimento, o sistema de hemostasia se desenvolve, e essa característica se perde. No entanto, fatores de risco como uso de cateteres, infecções, traumas, câncer, doenças renais, obesidade, diabetes e cirurgias podem desencadear tromboembolismo no paciente pediátrico.[13] Para crianças, há menos estudos específicos de anticoagulação e trombose relacionada à covid-19; no entanto, as alterações inflamatórias secundárias à síndrome inflamatória multissistêmica pediátrica (SIM-P) também geram as mesmas alterações encontradas no paciente adulto e os mesmos questionamentos quanto ao tratamento.

Carneiro et al. (2020) propõem um esquema de anticoagulação profilática para pacientes menores de 18 anos internados com covid-19 que apresentam duas ou mais das seguintes alterações: admissão em UTI; diagnóstico de SIM-P ou fator de risco (cateter, imobilidade, uso de estrogênio, malignidade, doença autoimune, doença falciforme, obesidade, síndrome nefrótica, doença cardíaca, história pessoal ou familiar de trombose, trombofilia hereditária ou diabetes).[13]

A dose proposta de enoxaparina em pacientes clinicamente estáveis é de 1 mg/kg/dose por via subcutânea (SC), uma vez ao dia para pacientes com peso menor ou igual a 40 kg, e 40 mg/dia para pacientes entre 40 e 80 kg de peso. Para pacientes com diagnóstico de trombose, a posologia recomendada é de 1 mg/kg/dose, SC, dividido em duas doses diárias. Para pacientes instáveis clinicamente ou em falência renal, deve-se indicar HNF contínua na dose 10 U/kg/hora (com TTPA-alvo entre 40 e 70 segundos). São de extrema importância a individualização da profilaxia e o seguimento com especialista em hematologia pediátrica. As contraindicações à anticoagulação podem ser vistas no Quadro 21.2.[13]

Quadro 21.2 – Contraindicações para a profilaxia medicamentosa antitrombótica na covid-19.

- Plaquetopenia < 25.000 mm^3
- Uso atual de anticoagulantes
- Acidente vascular encefálico agudo
- Sangramento ativo
- Disfunção hemorrágica adquirida
- Disfunção hemorrágica congênita não tratada
- Hipertensão arterial sistêmica não tratada
- Punção lombar para líquido cefalorraquidiano (LCR) ou anestesia nas 12 horas seguintes
- Punção lombar para LCR ou anestesia nas últimas 4 horas

Fonte: Adaptado de Carneiro JDA, Ramos GF, Carvalho WB et al., 2020.

Anemias

As anemias frequentemente acompanham as doenças crônicas e também as doenças e emergências agudas. As anemias têm diversas causas e, de maneira geral, ocorrem por três mecanismos básicos: perda de sangue; redução da sobrevida dos eritrócitos e impacto na hematopoiese. Neste capítulo, daremos ênfase aos quadros de anemia que acometem o paciente crítico.

No paciente crítico, as perdas podem decorrer de vários tipos de hemorragias, sejam elas secundárias a trauma, cirurgia, hemorragias do trato digestório, geniturinário e outros, por iatrogenia, ou por espoliação consequente a repetidas coletas de sangue para exames laboratoriais. As anemias hemolíticas, sejam elas por mecanismos autoimunes, por trauma mecânico dos eritrócitos ou injúria vascular, também estão representadas nas emergências clínicas. Além disso, várias doenças hematológicas propriamente ditas se manifestam agudamente com anemia significativa. Esses e outros mecanismos devem ser considerados causadores de anemia no doente agudamente doente.

Um evento que merece destaque por sua alta frequência no paciente crítico é a anemia da inflamação (AI), também conhecida por "anemia de doença crônica", assim, neste capítulo, descreveremos esta entidade com mais detalhes.

Anemia da inflamação

A AI é a segunda causa de anemia no mundo e a primeira causa de anemia nos pacientes hospitalizados ou com doença crítica crônica. A AI é comum em doenças como o câncer, doenças hematológicas malignas, infecções, doenças imunomediadas, doenças inflamatórias, doença renal crônica, doença hepática crônica, insuficiência cardíaca congestiva, doença pulmonar crônica, obesidade, aterosclerose avançada, anemia no idoso e "anemia da doença crítica".[19]

Em resposta a diferentes antígenos (infecciosos, tumorais, anticorpos etc.), a inflamação sistêmica resulta na ativação de células do sistema imunológico e liberação de citocinas que atuam em três principais mecanismos: restrição da utilização do Fe; supressão da atividade eritropoiética e sobrevida reduzida dos eritrócitos. É importante destacar que esses mecanismos são influenciados por diversos fatores como: doença de base; fatores genéticos; estoques prévios de ferro do paciente; além da capacidade produtiva da medula óssea; a resposta à produção de eritropoetina (Epo) e a resistência dos eritrócitos aos danos mecânicos e à destruição pelo complemento.[19]

A interleucina 6 (IL-6), IL-1-beta e o lipopolissacarídeo (LPS) estimulam o fígado à produção da hepcidina, que é uma proteína reguladora da homeostase do Fe, e esta degrada e internaliza a ferroportina (FP1), o transportador transmembrana do Fe, que se localiza nos enterócitos do duoden, e nos macrófagos. Com isso, a absorção intestinal do Fe fica diminuída, assim como a liberação de Fe estocado nos macrófagos. Citocinas como a Il-6, IL-10, IL-1-beta e interferon-gama (IFN-gama) promovem um aumento da captação de Fe pelos macrófagos e degradação dos eritrócitos e fagocitose deles pelos macrófagos, resultando em um eficiente estoque de Fe, com o aumento da ferritina e o bloqueio da liberação do Fe para utilização. Esses eventos culminam numa eritropoiese deficiente em ferro, mesmo com estoques elevados, e, dessa forma, a AI se manifesta como hipoferremia e hiperferritinemia.[19]

Nos estados inflamatórios ocorre também uma redução da produção e da atividade da Epo causada por diversas citocinas, o que contribui para um impacto significativo na redução da atividade eritropoiética. Além disso, alguns mediadores inflamatórios agem diretamente nos precursores vermelhos causando sua destruição e apoptose.[19]

Um terceiro mecanismo de produção de AI, que explica a maior intensidade e a velocidade de instalação da anemia, principalmente no doente crítico com infecção aguda ou sepse grave, em que há uma liberação maciça de citocinas, é a sobrevida encurtada das hemácias. Isso ocorre por ativação dos macrófagos e eritrofagocitose, hemólise (por anticorpos ou complemento), ou dano mecânico por deposição de fibrina na microvasculatura.[19]

Hemoglobina, saturação de O_2 e pressão parcial de O_2 influenciam o transporte de O_2 para os tecidos, e estes sofrem alterações e adaptações fisiológicas no paciente com anemia, entretanto a relação entre o transporte e o consumo de O_2 parece ser crucial no paciente criticamente doente, e alguns estudos mostram que a anemia não é bem tolerada, inclusive com risco de óbito relacionado a níveis mais baixos de hemoglobina (Hb).[20]

Diagnóstico

Os sinais e sintomas são comuns aos casos de anemia em geral: fadiga; fraqueza; adinamia; sonolência; baixo desempenho cardiovascular; taquicardia e taquipneia. Entretanto, em virtude da instalação aguda e grave nesta situação, muitas vezes o paciente não apresenta sintomas de anemia, e o mais importante são seu pronto reconhecimento e tratamento. Na AI, podemos ter: Hb baixo; volume corpuscular médio (VCM) normal; contagem de reticulócitos normal; hipocromia leve ou ausente; transferrina baixa, receptor de transferrina sérica baixo; ferritina alta e hepcidina alta. Alguns desses parâmetros não estão disponíveis na prática, e os resultados podem ser duvidosos e refletir a coexistência com deficiência de ferro preexistente.[21]

Tratamento

O tratamento da AI é primariamente o controle da doença de base. No paciente crítico, várias medidas de suporte são também necessárias para a manutenção da vida.

Frente à anemia no paciente crítico, diferentes estudos buscaram estabelecer estratégias terapêuticas para melhorar a condição clínica e o prognóstico do paciente, pois a anemia intensa acompanha risco aumentado de óbito.

A administração de ferro, tanto por via enteral como parenteral, não mostrou benefícios claros. Os trabalhos com Epo apresentaram resultados conflitantes, alguns possivelmente sugerindo uma redução do requerimento transfusional, porém não isentos de riscos. Hemodiluição normovolêmica aguda e substitutos sintéticos do sangue podem ser potenciais tratamentos, porém não foram adequadamente estudados no contexto do doente crítico.[20]

As transfusões de concentrado de hemácias são a escolha para o tratamento das anemias no doente crítico, mas devem-se considerar as particularidades de cada caso. Algumas complicações transfusionais podem ser graves e até fatais: reações transfusionais agudas; doenças infecciosas transmitidas por transfusão; alterações imunológicas como a TRALI (*transfusion related acute lung injury*, ou dano pulmonar agudo relacionado à transfusão); TACO (*transfusion-associated circulatory overload*, ou sobrecarga circulatória associada à transfusão), TRIM (*transfusion-related immunomodulation*, ou imunomodulação relacionada à transfusão); doença do enxerto contra hospedeiro (DECH) associada à transfusão; lesões pelo estoque do sangue (*storage lesions*). Elas necessitam de pronto reconhecimento, assim como medidas assertivas para prevenção e tratamento.[20]

Em 2007, Lacroix et al. mostraram que, em crianças criticamente doentes, utilizar um nível de Hb de 7 g/dL, abaixo do qual se indicam transfusões de concentrado de hemácias, pode reduzir os requerimentos transfusionais, sem piorar o prognóstico dos pacientes.[22]

Em 2018, Valentine et al. publicaram um consenso de especialistas em anemias e terapia intensiva pediátrica, reunindo recomendações para a prática transfusional de concentrado de hemácias para crianças criticamente doentes. As recomendações desse consenso estão ilustradas na Figura 21.1.[23]

Capítulo 21 – Doenças hematológicas no paciente crítico

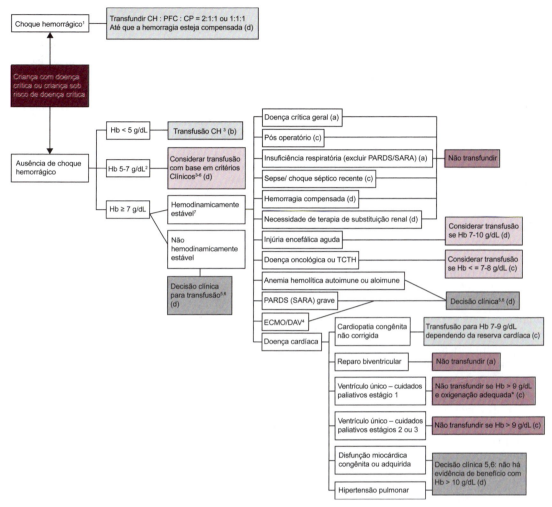

Figura 21.1 – Fluxograma para decisão quanto às indicações de transfusão de concentrado de hemácias, segundo Pediatric Critical Care Transfusion and Anemia Expertise Initiative (TAXI).

CH: concentrado de hemácias; PFC: plasma fresco congelado; CP: concentrado de plaquetas; PARDS: *pediatric acute respiratory stress syndrome*; SARA: síndrome da angústia respiratória aguda; TCTH: transplante de células-tronco hematopoiéticas; ECMO: *extracorporeal membrane oxygenation*/membrana de oxigenação extracorpórea; DAV: dispositivo de assistência ventricular.
*(Para a sua condição cardíaca) e função orgânica final normal.
Graus de recomendação:
(a) Recomendação forte, evidência de moderada qualidade em pediatria, 1B
(b) Recomendação forte, evidência de baixa qualidade em pediatria, 1C
(c) Recomendação fraca, evidência de baixa qualidade em pediatria, 2C
(d) Consenso do painel de especialistas
[1] Sangramento grave, risco de exsanguinar.
[2] Doença falciforme (DF) com Hb ≥ 5 g/dL e síndrome torácica aguda (STA) devem receber transfusão (tx). Se deterioração clínica, realizar exsanguinotransfusão; sem deterioração clínica, realizar tx simples. DF que serão submetidos à anestesia geral, transfundir com alvo de Hb = 10 d/dL, e não HbS < 30%.
[3] O objetivo da tx é eliminar a indicação da tx, e não necessariamente atingir um valor normal de Hb para idade. Um valor razoável de Hb pós tx é um valor entre 7 e 9,5 g/dL.
[4] Transfusão de CH deve se basear na evidência de suporte cardiorrespiratório inadequado ou transporte de oxigênio diminuído (regional ou sistêmico).
[5] Consultar o guia do especialista, que está no suplemento do TAXI.
[6] Evidência insuficiente para indicar a tx com um determinado corte de Hb.
[7] Hemodinamicamente estável = PAm não < 2 desvios-padrão abaixo do normal para média para idade E sem aumento do suporte cardiovascular (líquidos, inotrópicos e vasopressores) por pelo menos 2 horas.

Fonte: Adaptada de Valentine SL; Bembea MM; Muszynski JA et al., 2018.

Linfo-histiocitose hemofagocítica (HLH)

A linfo-histiocitose hemofagocítica (HLH) é uma síndrome clínica rara e complexa causada por uma resposta inflamatória intensa e ineficaz do sistema imunológico, com alto risco de óbito. É caracterizada por intensa e aberrante ativação de macrófagos e células T que invadem os tecidos e secretam grande quantidade de citocinas. HLH pode afetar todas as faixas etárias e pode ocorrer como uma doença hereditária ou adquirida. As imunodeficiências primárias que afetam a citotoxicidade dos linfócitos são chamadas de HLH primária ou HLH familiar (FHL2-5). Outras imunodeficiências que predispõem à HLH incluem a síndrome de Chediak-Higashi (CHS), síndrome de Griscelli 2 (GS II), síndrome de Hermansky-Pudlak 2 (HPS2), síndromes linfoproliferativas ligadas ao X tipo I e II, deficiência de ITK (*interleukin-2-inducible T-Cell kinase* (ITK) *deficiency*) e deficiência de CD27.[24]

As manifestações secundárias ou adquiridas de HLH são mais frequentes do que as formas genéticas e são causadas por uma variedade de condições subjacentes, como infecções graves, doenças neoplásicas, metabólicas e reumatológicas. Nesse último caso, é denominada de "síndrome de ativação macrofágica" (SAM) e é mais prevalente na artrite idiopática juvenil sistêmica (AIJs). Em ambas as formas, HLH primária e secundária, a ativação do sistema imunológico geralmente é causada sobretudo por um gatilho infeccioso, como vírus Epstein-Barr (EBV), HIV, citomegalovírus ou influenza, e também protozoários, bactérias e fungos.[24-26] É importante destacar que a identificação de um agente infeccioso não exclui a HLH familiar, que também pode ser desencadeada por uma infecção na maioria dos casos.

Neste capítulo, daremos destaque à HLH secundária, presente no paciente crítico. O capítulo 18 apresenta maior detalhamento sobre HLH. Na UTI, a sepse, a síndrome de disfunção orgânica múltipla e outras tempestades inflamatórias podem mimetizar a HLH, ou mesmo ser o seu desencadeante. A suspeita ocorre na falha de resposta ou refratariedade aos tratamentos instituídos, e o diagnóstico é feito pelos critérios HLH-2004, com a avaliação da medula óssea, e a terapia dirigida para HLH deve ser cuidadosamente examinada, considerando-se cada caso em particular.[27]

O desencadeante infeccioso, juntamente ou não com o estado em heterozigose da FHL, provoca a ativação desregulada de linfócitos, células NK e macrófagos. A citotoxicidade é comprometida e a infecção intracelular persiste, com a manutenção dos estímulos antigênicos, que resultam na ativação de macrófagos e na maciça liberação de citocinas pró-inflamatórias, que, por sua vez, ocasionam um quadro clínico e laboratorial variado, descrito no Quadro 21.3.[28]

Quadro 21.3 – Quadro clínico da linfo-histiocitose hemofagocítica (HLH).

Sinais e sintomas
- Febre prolongada, *rash* cutâneo, adinamia, palidez, icterícia, dispneia, hepatoesplenomegalia, sintomas neurológicos (alteração do nível de consciência, meningismo, convulsões, coma), linfonodomegalia

Alterações laboratoriais
- Hemograma com citopenias (anemia, neutropenia, plaquetopenia), hiperferritinemia, hipertrigliceridemia, hipofibrinogenemia, hiperbilirrubinemia, transaminases elevadas, alargamento do coagulograma, mielograma com hemofagocitose, ou fagocitose em linfonodos ou no baço, hipoproteinemia, hiponatremia e VLDL elevada/HDL baixa

Fonte: Adaptado de Janka GE, Lehmberg K, 2014; Esteban YM, Jong JLO, Tesher MS, 2017; La Rosée P, Horne A et al., 2019.

Frente à suspeita de HLH, o diagnóstico deve ser prontamente estabelecido assim como o seu tratamento, em virtude do risco de doença fulminante e óbito. Os fatores desencadeantes devem ser procurados.

A Sociedade de Histiocitose definiu que a presença de cinco dos oito critérios descritos no Quadro 21.4 fecha o diagnóstico de HLH (*HLH-2004 criteria*).[29]

Quadro 21.4 – Critérios diagnósticos para linfo-histiocitose hemofagocítica (HLH-2004).

- Diagnóstico molecular de HLH
OU
- Presença de 5 dos 8 critérios seguintes:
    1. Febre
    2. Esplenomegalia
    3. Citopenias (afetando 2 ou 3 linhagens):
        - Hb < 9 g/dL (< 10 g/dL em lactentes < 4 semanas)
        - Plaquetas < 100.000 mm³
        - Neutrófilos < 1.000 mm³
    4. Hipertrigliceridemia (TG ≥ 265 mg/dL) e/ou hipofibrinogenemia (fibrinogênio ≤ 1,5 g/L)
    5. Hemofagocitose na medula óssea ou no baço ou linfonodos (sem evidência de malignidade)
    6. Atividade de células NK baixa ou ausente
    7. Ferritina ≥ 500 mcg/L
    8. Nível de CD25 solúvel ≥ 2.400 U/mL (de acordo com a referência do laboratório local)
- Outras características que podem estar presentes na HLH:
    9. Transaminases e/ou bilirrubinas elevadas
    10. Desidrogenase láctica (DHL) elevada
    11. D-Dímero elevado
    12. Aumento de celularidade e de proteínas no líquido cefalorraquidiano (LCR)

Fonte: Adaptado de Henter JI, Horne A, Aricó M et al., 2007; Janka GE, Lehmberg K, 2014; Esteban YM, Jong JLO, Tesher MS, 2017.

Com respeito ao tratamento da HLH, os autores ressaltam que este deva ser administrado por especialistas que tenham familiaridade com a doença e seu manejo.[26] O tratamento pode ser dividido em:[27,28,30]

- **Específico, dirigido à HLH (protocolo HLH-94):** indução com etoposide e dexametasona, com methotrexate (MTX) intratecal (se houver progressão neurológica), seguida de manutenção com dexametasona, etoposide e ciclosporina.
- **Tratamento do desencadeante infeccioso:** rituximab para infecção por EBV; antivirais, antimicrobianos e antifúngicos quando indicados.
- Tratamento dos subtipos de HLH (SAM; HLH relacionada à malignidade; relacionada a drogas).
- Transplante de células-tronco hematopoiéticas (TCTH) para HLH familiar é realizado na maioria dos casos e também para HLH persistente ou recorrente.

Como é de responsabilidade do especialista que o conduzirá, o Protocolo HLH-94 não está descrito neste capítulo, mas pode ser encontrado com detalhes na publicação de La Rosée et al. (2019). Da mesma forma, pode ser consultada uma proposta de algoritmo de tratamento para adultos, incluindo a SAM.[27]

Microangiopatia trombótica (MAT)

As microangiopatias trombóticas (MAT) são um grupo heterogêneo de doenças caracterizadas por trombocitopenia, anemia hemolítica microangiopática, formação de trombos na microcirculação, com isquemia e consequente disfunção aguda de vários órgãos.[8,31]

As MAT podem ter diferentes etiologias. Ocorrem predominantemente em adultos e, mais raramente, nas crianças. Em virtude de sua gravidade extrema e de seu desfecho potencialmente fatal, o diagnóstico deve ser prontamente estabelecido para início precoce do tratamento.

As causas das MAT estão ilustradas na Figura 21.2.[32,33]

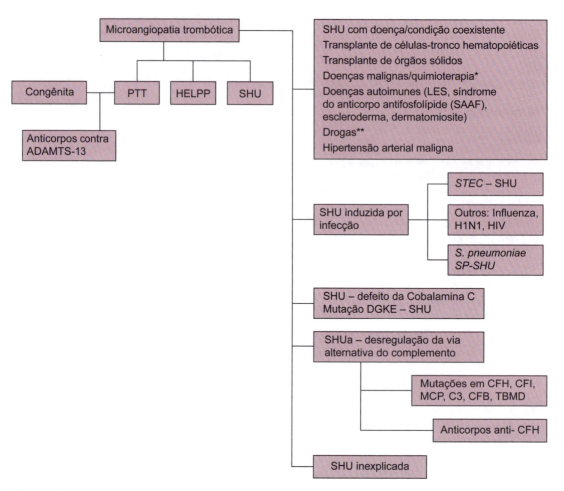

Figura 21.2 – Causas de mircoangiopatias trombóticas.

PTT: púrpura trombocitopênica trombótica; HELLP: síndrome HELLP (*hemolysis, elevated liver enzymes and low platelet count syndrome*); SHU: síndrome hemolítico-urêmica; ADAMTS-13: a *disintegrin and metalloproteinase with a thrombospondin type 1 motif, member 13*; *Quimioterapias que causam SHU: mitomicina, cisplatina, bleomicina, gemcitabina; LES: lúpus eritematoso sistêmico; **Drogas: imunoterápicos: ciclosporina, tacrolimus, muromonab-CD3, interferon, quinina; anti-agregantes plaquetários: ticlopidina, clopidogrel; outros: inibidores da calcineurina, sirolimus, agentes anti-FCEV (fator de crescimento do endotélio vascular); STEC-SHU = *Escherichia coli* produtora de shiga toxina; HIV: vírus da imunodeficiência humana; DGKE: diacilglicerol kinase ε; CFH: fator H do complemento; CFI: fator I do complemento; MCP: proteína cofator de membrana (CD46); CFB: fator B do complemento; TBMD: trombomodulina.

Fonte: Adaptada de Loirat C, Fakhouri F, Ariceta G, Besbas N, Bitzan M, Bjerre A et al., 2016; Manrique-Caballero CL, Peerapornratana S, Formeck C, Del Rio-Pertuz G, Danies HG, Kellum JA, 2020.

No paciente crítico pediátrico, a púrpura trombocitopênica trombótica (PTT) e a síndrome hemolítico-urêmica (SHU) se destacam, e, então, descreveremos essas situações, os critérios diagnósticos e seus tratamentos.

Púrpura trombocitopênica trombótica (PTT)

Fisiopatologia

A PTT é causada pela deficiência grave da atividade da ADAMTS-13 (*a disintegrin and metalloprotease with thrombospondin type 1 repeats, member 13*) em menos de 10%. Esta é uma proteína importante para a clivagem do fator de von Willebrand (FvW), o que é crucial para a atividade desse fator, e sua deficiência causa um acúmulo de grandes multímeros do FvW, o que resulta na formação de microtrombos ricos em plaquetas em pequenas arteríolas, produzindo isquemia e disfunção dos órgãos acometidos. A maioria dos casos de PTT se deve a anticorpos contra a ADAMTS-13 e, em cerca de 2% dos casos, a causa é uma deficiência congênita grave da proteína, que caracteriza a PTT congênita, ou síndrome de Upshaw-Schulman (SUS) [OMIM 604.134]. A deficiência da ADAMTS-13 se distingue como a causa da PTT, porém são reconhecidos fatores de risco: sexo feminino; afrodescendência; obesidade; HLA-DRB1*11. Também são fatores precipitantes: as situações em que há um aumento do nível de FvW no sangue, como inflamação, infecções e gestação. Estão em estudo ainda outros possíveis fatores envolvidos na patogênese da PTT, ainda não confirmados.[34]

Quadro clínico e diagnóstico diferencial

O quadro clínico e laboratorial da PTT está descrito no Quadro 21.5.

Quadro 21.5 – Características clínicas e laboratoriais da PTT.

Sinais e sintomas
- **Gerais:** febre
- **Anemia hemolítica:** fraqueza, adinamia, icterícia, dispneia
- **Sintomas neurológicos:** cefaleia, déficit focal, confusão mental, convulsão, alteração do nível de consciência, coma
- **Cardiovasculares:** angina, infarto agudo do miocárdio, insuficiência cardíaca
- **Renais:** hipertensão arterial, hemoglobinúria, oligúria, proteinúria
- **Digestivos:** dor abdominal, diarreia com sangue

Alterações laboratoriais
- **Anemia hemolítica:** aumento de Hb, Ret, BI; haptoglobina baixa, presença de esquizócitos no sangue, TAD negativo (exceto em autoimunidades)
- **Tempos de coagulação (TT, TTPA, TP):** em geral são normais
- **Alterações renais:** hemoglobinúria, proteinúria; pode haver leve aumento de U, Cr Troponina > 0,1 mcg/L (60% dos casos)

Hb: hemoglobina; Ret: reticulócitos; BI: bilirrubina indireta; TAD: teste de antiglobulina direto (teste de Coombs); TT: tempo de trombina; TTPA: tempo de tromboplastina parcial ativada; TP: tempo de protrombina; U: ureia; Cr: creatinina.
Fonte: Adaptado de Mariotte E, Veyradier A, 2015.

A maioria dos casos de PTT não tem etiologia definida (forma idiopática), mas pode estar associada com gravidez, infecção pelo HIV, doenças autoimunes, câncer, transplante de órgãos sólidos, TCTH, drogas e outros. É muito importante estabelecer o diagnóstico etiológico, pois modifica a estratégia terapêutica. A investigação das causas secundárias inclui pesquisa de agentes infecciosos com hemocultura, sorologias (HIV), painéis virais, pesquisa de autoanticorpos, ecocardiograma, teste de gravidez, pesquisa de doenças neoplásicas, entre outros.[8,34]

Diagnóstico

A investigação diagnóstica com testes para medir a atividade do ADAMTS-13 e dos autoanticorpos é crucial, mas seus resultados não estarão disponíveis no tempo necessário para confirmação antes da necessidade de se iniciar o tratamento. Esses exames, em geral, são realizados em laboratórios especializados de referência, têm alto custo, e muitos testes comerciais ainda não têm sua reprodutibilidade e confiabilidade estabelecidas.[31,34] Mas isso não deve atrasar a abordagem terapêutica e por isso recomenda-se que, logo após a coleta do sangue para investigação da atividade da ADAMTS-13, o tratamento deva ser instituído prontamente com base em critérios clínicos e laboratoriais para benefício do paciente.[34] Bendapudi et al. (2017) desenvolveram e validaram um escore para adultos (PLASMIC) de altas sensibilidade e especificidade em determinar a deficiência grave da ADAMTS-13 com sete variáveis e está resumido na Tabela 21.2.[35] Esse escore ajuda a distinguir os pacientes de baixo risco, de alto e de risco intermediário de terem deficiência grave de ADAMTS-13 e identificar os que não serão beneficiados pela plasmaférese, para receberem outras medidas terapêuticas.

Tabela 21.2 – Escore PLASMIC para predizer PTT associada com deficiência grave de ADAMTS-13.

Variável	Pontos
Plaquetas < 30.000 mm³	1
Presença de hemólise*	1
Sem história de câncer ativo	1
Sem história de transplante de órgão sólido ou TCTH	1
VCM < 90 fL	1
INR < 1,5	1
Creatinina < 2 mg/dL	1
Escore de 0-4: baixo risco para deficiência grave de ADAMTS-13; escore de 5: risco intermediário; escore de 6 ou 7: alto risco.	

*reticulócitos > 2,5% ou haptoglobina indetectável, ou bilirrubina indireta > 2 mg/dL; TCTH: = transplante de células-tronco hematopoiéticas; INR: relação normalizada internacional; VCM: volume corpuscular médio.
Fonte: Adaptada de Bendapudi PK, Hurwitz S, Fry A, Marques MB et al., 2017.

Com respeito à PTT congênita (SUS), o episódio inicial em geral ocorre no período neonatal ou antes dos 10 anos de idade e tem gravidade variável, dependendo da mutação envolvida.[34] Mas em todas as idades a PTT adquirida (por autoanticorpos contra ADAMTS-13) deve ser considerada. A investigação descrita neste capítulo deve ser feita também para a SUS, e pode ser feito o sequenciamento do gene alterado, mas não é disponível em muitos centros.

Tratamento

PTT adquirida

- A PTT adquirida requer pronto diagnóstico e tratamento em UTI. A plasmaférese terapêutica (PFT) deve ser instituída com urgência na suspeita de PTT após a coleta da ADAMTS-13 em virtude da alta mortalidade da doença na ausência de tratamento. A PFT se mostrou superior à infusão de plasma com relação à menor mortalidade.[8] A PFT diária deverá ser administrada por uma equipe de hemoterapia especializada e familiarizada com este procedimento. A remissão ocorre quando a contagem plaquetária estiver > 150.000 mm³ por 2 dias consecutivos, houver queda do DHL e recuperação clínica do paciente.[8,34]
- Corticosteroides são frequentemente utilizados concomitantes à PFT, pela imunossupressão contra os autoanticorpos. Parece haver melhor resposta em doses maiores de metilprednisolona (10 a 15 mg/kg/dia, por 3 dias) em comparação com prednisona em dose *standard* (1 mg/kg/dia).[8]
- Deve-se oferecer o tratamento de suporte, com controle pressórico, profilaxia antitrombótica se indicada, transfusões de CH e controle de manifestações hemorrágicas, que, *a priori*, são raras. A administração de plaquetas deve ser reservada para sangramentos graves porque pode causar exacerbação da PTT.[8]
- Rituximab tem sido utilizado como terapia de 2ª linha para PTT não responsiva à PFT inicial, ou na exacerbação.[34]
- **Outras drogas:** vincristina foi utilizada no passado, mas após rituximab teve sua utilização restrita; ciclosporina A é usada em casos refratários e há novas drogas em estudos clínicos – N-acetilcisteína, bortezomib, ADAMTS-13 recombinante (BAX930) e caplacizumab (CABLIVI, Ablynx NV, um inibidor da interação da GpIb do FvW).[34]

A PTT devidamente tratada tem sobrevida de 80% a 90%, mas pode cursar com recuperação parcial ou recaídas, além de refratariedade em alguns casos, e, ainda, alguns pacientes podem apresentar sequelas após o tratamento (alterações cognitivas, depressão, hipertensão).[34]

A apresentação da PTT associada à gestação pode ser a primeira manifestação da SUS e é tratada com PFT. O manejo da gestação depende da resposta ao tratamento e foi descrito por Scully et al. (2014).[36] A PTT associada ao HIV ou a doenças autoimunes responde à PFT, porém a associação com câncer, TCTH e transplante de órgãos sólidos apresenta resposta pobre à terapia com plasmaférese.

PTT congênita

Para o tratamento da PTT congênita (SUS), a infusão simples de plasma diária está indicada até a remissão do quadro, e a manutenção pode ser necessária a cada 2 ou 3 semanas. A profilaxia com plasma fresco congelado (PFC) deve ser feita na gestação e nos eventos desencadeantes das exacerbações como infecções, cirurgias e vacinações.[34]

Síndrome hemolítico-urêmica (SHU)

Definição

A SHU é caracterizada por anemia hemolítica microangiopática, plaquetopenia e injúria renal aguda. É uma forma de MAT, mas não tem alteração da ADAMTS-13, e sim uma microangiopatia decorrente de causas diretas sobre o endotélio vascular, ou por meio da desregulação da via alternativa do complemento. Em razão de sua gravidade e apresentação aguda, requer pronto diagnóstico e tratamento. Se houver disfunções orgânicas, requer um ambiente de cuidados intensivos.

Na STEC-SHU, o paciente tem história prévia de diarreia, e a shiga toxina da *E. coli* entra na circulação, liga-se aos neutrófilos, monócitos, eritrócitos e plaquetas, que a transportam até a microcirculação, onde se liga a substâncias das células do endotélio glomerular, epitélio dos túbulos renais, e endotélio de outros órgãos, como do cérebro. A toxina é internalizada por essas células, danificando-as. O dano vascular ocasiona a produção de trombina e a formação aumentada de fibrina. Há aumento do inibidor do ativador do plasminogênio-1, que bloqueia a fibrinólise e potencializa o ciclo pró-trombótico. O estresse de cisalhamento dos vasos acometidos dificulta o processamento dos multímeros do FvW, com ativação e agregação das plaquetas (e plaquetopenia), formação de trombos ricos em plaquetas, o que causa também a destruição dos eritrócitos por trauma mecânico na microcirculação. Além desse efeito direto, a shiga toxina também induz uma resposta inflamatória que inibe a síntese proteica, aumento da adesão de leucócitos ao endotélio, o que piora o estado pró-trombótico. A toxina ainda causa lesão celular por intermédio da produção de outras citocinas inflamatórias, como a IL-8, fractalina entre outras. Finalmente, há a ativação da via alternativa do complemento (fator Bb e SC5b-9), mas estes normalizam após 4 a 7 dias do início da doença. A trombose da microcirculação impede o adequado transporte de O_2, culminando em isquemia tecidual e dano dos órgãos acometidos.[33,37]

A SHU atípica (SHUa) tem sido definida como SHU sem nenhuma doença coexistente, como infecções ou doenças sistêmicas, ou seja, defeitos intrínsecos da via alternativa do complemento secundários a mutações do genes reguladores do complemento, ou então por anticorpos anti-CHF (fator H do complemento).[32] A alteração do complemento ocasiona dano endotelial, formação de microtrombos, anemia, plaquetopenia, isquemia tecidual e dano de órgãos.

Uma classificação etiológica das MAT proposta por Loirat et al. (2014), incluindo todos os tipos de SHU, está ilustrada na Figura 21.2. Essa classificação tem como base a etiologia e os mecanismos envolvidos e demonstra a distinção entre a PTT e a SHU, bem como os diferentes tipos de SHU.

Em virtude da semelhança da apresentação de algumas formas de sepse, PTT, SHU e CIVD, é importante considerar o conjunto dos achados de história, exame físico, exames laboratoriais e evolução. E um episódio inicial de SHUa pode ser desencadeado por evento infeccioso ou vacinação.

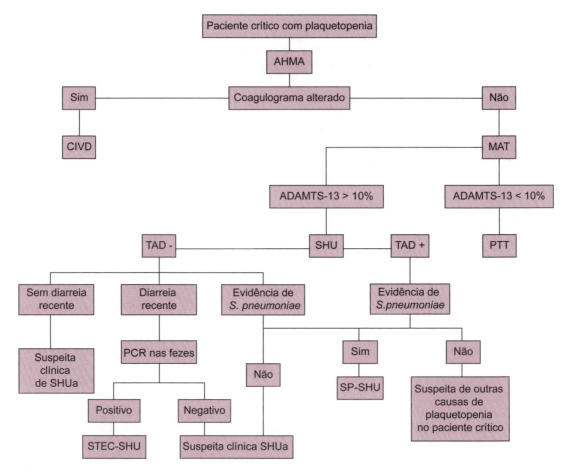

Figura 21.3 – Algoritmo diagnóstico para paciente crítico com suspeita da MAT.

AHMA: anemia hemolítica microangiopática; MAT: microangiopatia trombótica; TAD: teste de antiglobulina direto; SHU: síndrome hemolítico-urêmica; PTT: púrpura trombocitopênica trombótica; SHUa: síndrome hemolítico-urêmica atípica; STEC-SHU: SHU secundária à *Escherichia coli* produtora de shiga toxina.

Fonte: Adaptada de Manrique-Caballero CL, Peerapornratana S, Formeck C et al., 2020.

Diagnóstico

Um algoritmo de raciocínio clínico para o diagnóstico das MAT foi proposto por Manrique-Caballero et al. (2019) e está ilustrado na Figura 21.3. Devem-se considerar todos os dados de história, com respeito a morbidades associadas, cirurgias e tratamentos prévios, gestação, sintomas agudos, como diarreia prévia, febre, uso de medicamentos, história familiar.

Os sintomas encontrados podem ser de palidez, fadiga, adinamia, icterícia, dispneia, edema e oligúria. A maioria não tem febre na fase inicial. Pode haver sintomas neurológicos como alteração do nível de consciência, diplopia, disfasia, paralisia facial, coma, convulsões, sintomas piramidais e extrapiramidais.[33]

O passo mais crítico e urgente é diferenciar PTT de SHU, pois, com a terapêutica específica da SHU, há maior chance de recuperar a função renal. Nas crianças, o diagnóstico clínico tem como base a tríade – anemia, plaquetopenia, evidência de disfunção renal –, que pode ser hematúria, proteinúria e aumento de U e Cr.[33]

Exames laboratoriais: hemograma; análise do esfregaço de sangue com a pesquisa de esquizócitos; reticulócitos; BTF; DHL; haptoglobina; TAD; U; Cr; coagulograma; D-Dímero; FAN; anti-DNA; sorologia para HIV; hepatites; EBV; CMV; Influenza. Exames de imagem se indicados:

coprocultura; pesquisa de shiga toxina nas fezes; cultura de sangue e de outros líquidos. Os esquizócitos estão presentes em 58% dos indivíduos saudáveis, porém são encontrados em 100% dos pacientes com PTT. Na ausência de outras condições associadas, se há hemólise e plaquetopenia, a contagem de mais de 1% de esquizócitos no esfregaço de sangue periférico é aceita para o diagnóstico de PTT (% em relação ao número de eritrócitos). Na PTT, a quantidade varia de 1% a 18% (média de 8,35% ± 2,74), porém é significativamente superior a pacientes com doença renal crônica, pré-eclâmpsia e prótese valvar cardíaca em bom estado de funcionamento (máximo de 0,6% de esquizócitos).[38] Os níveis plasmáticos dos fatores do complemento podem ser dosados (C3, C4, CHF, CHI), mas podem estar normais em muitos casos.[32] É preciso colher amostra para atividade da ADAMTS-13 antes de qualquer tratamento. Usa-se o escore PLASMIC (Tabela 21.2) para predizer a presença de PTT.

Se excluída PTT, deve-se considerar, então, o diagnóstico de SHU, para a qual não há escores estabelecidos nem testes específicos para o diagnóstico. Os testes genéticos somente são identificados em 30% a 50% dos indivíduos, e a obtenção dos resultados podem demorar algumas semanas. Loirat et al. (2016) propõem uma investigação genética para os casos suspeitos de SHUa.[32] Para diagnóstico genético de SHUa, são pesquisados os genes: proteína cofator de membrana (MCP ou CD46); fator H do complemento (CHF); fator I do complemento (CFI); C3; fator B do complemento (CFB); CFHR1; THBD (que codifica a trombomodulina); CFHR5.[33]

Tratamento

- **STEC-SHU:** o tratamento de suporte é baseado na expansão de volume, anti-hipertensivos, terapia de substituição renal e monitorização, evitando-se sobrecarga hídrica. O uso de antibióticos para diarreia por *E. coli* ou STEC-SHU não é consenso. Transfusões de plaquetas parecem não piorar as complicações orgânicas, mas também não reduzem as complicações hemorrágicas, então sua utilização deve ser avaliada com cuidado. Não há evidências do benefício da utilização da plasmaférese na STEC-SHU, nem do inibidor do complemento, o eculizumab.[33]
- **SHUa:** o inibidor do complemento (eculizumab) se mostrou efetivo no tratamento da SHUa, com redução da morbidade e da mortalidade. É preconizado um esquema de indução, seguido de manutenção por aproximadamente 6 a 12 meses.[32,33] Em virtude do risco de infecção pelo meningogoco, são indicadas vacinação e profilaxia com penicilina. Se o eculizumab não estiver disponível, alguns autores sugerem usar plasmaférese, porém não há evidência do benefício desse tratamento. A transfusão de plaquetas deve ser evitada, e a terapia de suporte com diálise pode ser necessária. O transplante renal deve ser considerado com base na presença de certas anormalidades genéticas em virtude do risco de recorrência da doença, e essas decisões de tratamento são feitas pela equipe de nefrologia, com *expertise* nessa doença.[32,33]
- **SHU secundária:** o tratamento consiste no manejo da doença de base e suporte, e o eculizumab pode ser considerado nos casos de piora da função renal e persistência de MAT com o uso de PFT, como 2ª linha de tratamento.[33]

Referências bibliográficas

1. Heeney M, Ware R. Sickle cell disease. In: Orkin SH (ed.). Nathan and Oski's hematology and oncology of infancy and childhood. Phyladelphia (PA): Elsevier; 2015.
2. Iba T, Levy JH, Warkentin TE, Thachil J, Poll T, Levi M et al. Diagnosis and management of sepsis-induced coagulopathy and disseminated intravascular coagulation. J Thromb Haemost. 2019;17(11):1989-94.
3. Rajagopal R, Thachil J, Monagle P. Disseminated intravascular coagulation in paediatrics. Arch Dis Child. 2017;102(2):187-93.
4. Levi M. Pathogenesis and diagnosis of disseminated intravascular coagulation. Int J Lab Hematol. 2018;40(Suppl 1):15-20.
5. Kim SM, Kim SI, Yu G, Kim JS, Hong SI, Chae B et al. Role of thromboelastography as an early predictor of disseminated intravascular coagulation in patients with septic shock. J Clin Med. 2020;9(12).

6. Boral BM, Williams DJ, Boral LI. Disseminated intravascular coagulation. Am J Clin Pathol. 2016;146(6):670-80.
7. Levi M, Poll T. Disseminated intravascular coagulation: a review for the internist. Intern Emerg Med. 2013;8(1):23-32.
8. Kalpatthi R, Kiss JE. Thrombotic thrombocytopenic purpura, heparin-induced thrombocytopenia and disseminated intravascular coagulation. Crit Care Clin. 2020;36(2):357-77.
9. Chalmers E, Cooper P, Forman K, Grimley C, Khair K, Minford A et al. Purpura fulminans: recognition, diagnosis and management. Arch Dis Child. 2011;96(11):1066-71.
10. Colling ME, Bendapudi PK. Purpura fulminans: mechanism and management of dysregulated hemostasis. Transfus Med Rev. 2018;32(2):69-76.
11. European Medicines Agency (EMEA). Relatório público de avaliação do Ceprotin, INN- human protein C. 2007.
12. Rahi MS, Jindal V, Reyes SP, Gunasekaran K, Gupta R, Jaiyesimi I. Hematologic disorders associated with covid-19: a review. Ann Hematol. 2021;100(2):309-20.
13. Carneiro JDA, Ramos GF, Carvalho WB, Johnston C, Delgado AF. Proposed recommendations for antithrombotic prophylaxis for children and adolescents with severe infection and/ or multisystem inflammatory syndrome caused by SARS-CoV-2. Clinics (São Paulo). 2020;75:e2252.
14. Liu X, Zhang R, He G. Hematological findings in coronavirus disease 2019: indications of progression of disease. Ann Hematol. 2020;99(7):1421-8.
15. Cheung CKM, Law MF, Lui GCY, Wong SH, Wong RSM. Coronavirus disease 2019 (covid-19): a haematologist's perspective. Acta Haematol. 2021;144(1):10-23.
16. Christensen B, Favaloro EJ, Lippi G, Cott EM. Hematology laboratory abnormalities in patients with coronavirus disease 2019 (covid-19). Semin Thromb Hemost. 2020;46(7):845-9.
17. Henry BM, Oliveira MHS, Benoit S, Plebani M, Lippi G. Hematologic, biochemical and immune biomarker abnormalities associated with severe illness and mortality in coronavirus disease 2019 (covid-19): a meta-analysis. Clin Chem Lab Med. 2020;58(7):1021-8.
18. Connors JM, Levy JH. Covid-19 and its implications for thrombosis and anticoagulation. Blood. 2020;135(23):2033-40.
19. Weiss G, Ganz T, Goodnough LT. Anemia of inflammation. Blood. 2019;133(1):40-50.
20. Sloniewsky D. Anemia and transfusion in critically ill pediatric patients: a review of etiology, management and outcomes. Crit Care Clin. 2013;29(2):301-17.
21. Ganz T. Anemia of inflammation. N Engl J Med. 2019;381(12):1148-57.
22. Lacroix J, Hébert PC, Hutchison JS, Hume HA, Tucci M, Ducruet T et al. Transfusion strategies for patients in pediatric intensive care units. N Engl J Med. 2007;356(16):1609-19.
23. Valentine SL, Bembea MM, Muszynski JA, Cholette JM, Doctor A, Spinella PC et al. Consensus recommendations for RBC transfusion practice in critically ill children from the Pediatric Critical Care Transfusion and Anemia Expertise Initiative. Pediatr Crit Care Med. 2018;19(9):884-98.
24. Society HS. Registry for hemophagocytic lymphohistiocytosis: a cooperative project of the Histiocyte Society (HS) and the European Society of Immunodeficiencies (ESID). Disponível em: https://www.histiocytesociety.org/HLH-Registry.
25. Henderson LA, Cron RQ. Macrophage activation syndrome and secondary hemophagocytic lymphohistiocytosis in childhood inflammatory disorders: diagnosis and management. Paediatr Drugs. 2020;22(1):29-44.
26. Janka GE, Lehmberg K. Hemophagocytic syndromes: an update. Blood Rev. 2014;28(4):135-42.
27. La Rosée P, Horne A, Hines M, Greenwood TB, Machowicz R, Berliner N et al. Recommendations for the management of hemophagocytic lymphohistiocytosis in adults. Blood. 2019;133(23):2465-77.
28. Esteban YM, Jong JLO, Tesher MS. An overview of hemophagocytic lymphohistiocytosis. Pediatr Ann. 2017;46(8):e309-13.
29. Henter JI, Horne A, Aricó M, Egeler RM, Filipovich AH, Imashuku S et al. HLH-2004: diagnostic and therapeutic guidelines for hemophagocytic lymphohistiocytosis. Pediatr Blood Cancer. 2007;48(2):124-31.

30. Ishii E. Hemophagocytic lymphohistiocytosis in children: pathogenesis and treatment. Front Pediatr. 2016;4:47.
31. Mariotte E, Veyradier A. Thrombotic thrombocytopenic purpura: from diagnosis to therapy. Curr Opin Crit Care. 2015;21(6):593-601.
32. Loirat C, Fakhouri F, Ariceta G, Besbas N, Bitzan M, Bjerre A et al. An international consensus approach to the management of atypical hemolytic uremic syndrome in children. Pediatr Nephrol. 2016;31(1):15-39.
33. Manrique-Caballero CL, Peerapornratana S, Formeck C, Del Rio-Pertuz G, Danies HG, Kellum JA. Typical and atypical hemolytic uremic syndrome in the critically ill. Crit Care Clin. 2020;36(2):333-56.
34. Joly BS, Coppo P, Veyradier A. Thrombotic thrombocytopenic purpura. Blood. 2017;129(21):2836-46.
35. Bendapudi PK, Hurwitz S, Fry A, Marques MB, Waldo SW, Li A et al. Derivation and external validation of the PLASMIC score for rapid assessment of adults with thrombotic microangiopathies: a cohort study. Lancet Haematol. 2017;4(4):e157-64.
36. Scully M, Thomas M, Underwood M, Watson H, Langley K, Camilleri RS et al. Thrombotic thrombocytopenic purpura and pregnancy: presentation, management and subsequent pregnancy outcomes. Blood. 2014;124(2):211-9.
37. Trachtman H. HUS and TTP in children. Pediatr Clin North Am. 2013;60(6):1513-26.
38. Burns ER, Lou Y, Pathak A. Morphologic diagnosis of thrombotic thrombocytopenic purpura. Am J Hematol. 2004;75(1):18-21.

Capítulo 22

Doenças hematológicas no período neonatal

Gabriela de Toledo Passos Candelária
Alexandre de Albuquerque Antunes

Introdução

Diferentes distúrbios hematológicos podem acometer o neonato, apresentando especificidades inerentes ao período. Seguem as características de alguns dos distúrbios mais frequentes e atualizações em relação ao manejo.

Anemia no período neonatal

Anemia da prematuridade

A anemia fisiológica da infância consiste em um processo que ocorre em todos os recém-nascidos (RN). É consequência da mudança da hemoglobina (Hb) fetal, com alta afinidade por oxigênio pela hemoglobina madura do adulto e da redução transitória da eritropoietina, que ocorre pela transição de um ambiente intrauterino hipóxico para um ambiente rico em oxigênio. No RN de termo, a associação deste processo a fatores não fisiológicos, como sepse, nutrição inadequada, doenças cardiorrespiratórias e coletas frequentes de sangue, resulta em uma queda mais pronunciada da Hb. A passagem transplacentária de ferro ocorre principalmente no terceiro trimestre de gestação; dessa forma, a eritropoiese ineficaz por uma reduzida reserva de ferro consiste em outra causa importante de anemia no RN de termo.[1]

Para o diagnóstico de anemia no período neonatal deve-se considerar os valores normais de hemoglobina (Hb) e hematócrito (Ht) para a idade, idade gestacional e adequação do peso ao nascimento. A suspeita para diagnósticos diferenciais deve ocorrer em casos de anemia ao nascimento, de evolução aguda e da necessidade transfusional desproporcional à idade gestacional. A história materna e do parto, o exame físico (sinais de cefalo-hematoma ou hemorragia subgaleal, características dismórficas, icterícia ou *rash* cutâneo), exames radiológicos e laboratoriais (hemograma completo, contagem de reticulócitos, avaliação da lâmina de sangue periférico, eletroforese de Hb, testes genéticos) podem auxiliar na investigação.[1] Os principais diagnósticos diferenciais estão sumarizados no Quadro 22.1.

Quadro 22.1 – Diagnósticos diferenciais de anemia no período neonatal.

Perda sanguínea	Distúrbios da medula óssea	Destruição das hemácias
Hemorragia feto-materna/feto-placentária	Anemia de Blackfan-Diamond	Anemia hemolítica do RN
Descolamento de placenta	Anemia de Fanconi	Defeitos de membrana da hemácia
Ruptura de cordão umbilical	Anemia diseritropoiética congênita	Defeitos enzimáticos da hemácia
Síndrome da transfusão feto-fetal	Infecções congênitas (TORCHES)	Hemoglobinopatias
Hemorragia intracraniana e extracraniana	Deficiências nutricionais (Vitamina B12, folato)	Distúrbios metabólicos

TORCHES: toxoplasmose, rubeola, citomegalovírus, herpes e sífilis.
Fonte: Adaptado de Saito-Benz M, Flanagan P, Berry MJ, 2020.

A prevenção para anemia da prematuridade consiste no clampeamento tardio do cordão umbilical, na coleta racional de exames laboratoriais a fim de reduzir a espoliação de sangue e na suplementação de ferro assim que o paciente tolerar dieta enteral ou a partir de 30 dias de vida.[1] A transfusão de concentrado de hemácias (10 a 20 mL/kg) está indicada em pacientes sintomáticos (apneia, bradicardia, aumento da necessidade de oxigênio) ou de acordo com valores de Hb, idade e necessidade de suporte respiratório.[1,2] Algumas recomendações quanto à transfusão estão sumarizadas na Tabela 22.1.

Tabela 22.1 – Orientações para transfusão de concentrado de hemácias no período neonatal de acordo com valor de Hb.

Idade pós-natal	British Comittee for Standards in Haematology, 2016 – Suporte respiratório	British Comittee for Standards in Haematology, 2016 – Sem suporte respiratório	Canadian Blood Services, 2017 – Suporte respiratório	Canadian Blood Services, 2017 – Sem suporte respiratório
Semana 1	10 a 12 g/dL	< 10 g/dL	< 11,5 g/dL	< 10 g/dL
Semana 2	9,5 a 10 g/dL	< 7,5 g/dL	< 10 g/dL	< 8,5 g/dL
Semana ≥ 3	8,5 a 10 g/dL	< 7,5 g/dL	< 8,5 g/dL	< 7,5 g/dL

Fonte: Adaptada de Ree IMC, Lopriore E, 2019.

Doença hemolítica do recém-nascido (DHRN)

A DHRN é uma condição potencialmente fatal que decorre da hemólise de hemácias do feto ou do neonato por anticorpos maternos da classe IgG que atravessam a barreira placentária. São anticorpos dirigidos contra antígenos eritrocitários herdados do pai e que podem ensejar hemólise maciça e supressão medular. A DHRN pode ocorrer por meio de iso-hemaglutininas naturalmente presentes no sangue de mães do grupo O (anti-A ou anti-B) gestando crianças do grupo A ou B. Entretanto, a DHRN por incompatibilidade ABO é geralmente mais leve. A forma mais grave da doença ocorre quando há incompatibilidade de outros antíg®a de DHRN por aloanticorpos anti Rh (D) se reduziu de forma significativa em decorrência do emprego da imunoprofilaxia com imunoglobulina Rh (Rhogan®).

O diagnóstico da incompatibilidade pode ser feito durante o pré-natal quando há sinais de alteração da ecogenicidade placentária, de hidropsia fetal ou alteração do pico de velocidade sistólica da artéria cerebral média via exame por doppler, permitindo determinar o grau de anemia do feto. No RN, há quadro de icterícia precoce (nas primeiras 24 horas de vida) associada à anemia com reticulocitose e ao teste de antiglobulina direto (Coombs direto) positivo. Presença de esferócitos no esfregaço de sangue periférico pode indicar a hemólise extravascular. Nos casos de incompatibilidade ABO, encontram-se anti-A e anti-B no teste do eluato. Nos demais casos, a pesquisa de anticorpos irregulares da mãe é positiva.[8]

O diagnóstico diferencial no período neonatal se faz com outras anemias hemolíticas, como anemia secundária à doença imunológica materna (p. ex., lúpus eritematoso sistêmico); deficiência de G6PD ou piruvatoquinase; ou hemólise associada a infecções do recém-nascido, sendo de manifestação geralmente mais tardia. O Coombs direto e eluato auxiliam neste momento.

O tratamento implica a realização de fototerapia de alta intensidade para redução dos níveis de bilirrubina e do risco de *kernicterus*, com monitoramento frequente de Hb objetivando valores superiores a 10 g/dL. Quando a taxa de aumento de bilirrubina indireta ou níveis de hemólise se elevam, pode-se administrar imunoglobulina intravenosa (IVIG) 0,5 a 1 g/kg. Em casos não responsivos à terapêutica supracitada e com alto risco de encefalopatia bilirrubínica, pode ser necessária a exsanguinotransfusão.[2,6]

Policitemia no período neonatal

A policitemia no período neonatal, de forma geral, pode ser definida como valores de hematócrito a partir de 65% e ocorre em cerca de 2% a 5% dos RN a termo. Os principais fatores de risco para policitemia neste período são: hipoxia fetal; alterações do crescimento intrauterino e o diabetes materno mal controlado. Esses fatores de risco estão relacionados, de uma forma ou de outra, a um estado de hipoxia, que ocasiona aumento da produção de eritropoietina e, por consequência, aumento da massa eritrocitária. O atraso excessivo para o clampeamento do cordão umbilical, assim como a prática de ordenhá-lo, também podem resultar em policitemia. Outras causas menos comuns para policitemia no período neonatal são a síndrome de transfusão feto-fetal, alterações cromossômicas como a trissomia do 21 e a síndrome de Beckwith Wiedemann.[3,4]

As manifestações clínicas são resultado do aumento da viscosidade sanguínea e da diminuição do fluxo sanguíneo em determinados órgãos. O quadro clínico pode variar de leve a grave e é muitas vezes inespecífico. Pletora, cianose, irritabilidade, letargia, convulsão, dispneia, hipoglicemia, hipocalcemia, insuficiência renal e enterocolite necrosante são algumas das manifestações descritas associadas à policitemia no período neonatal.[3,4] A trombocitopenia também está associada à policitemia e as explicações para esta manifestação incluem predominância de precursores eritroides na medula óssea, baixo fluxo esplênico ocasionando consumo plaquetário e uma fração plasmática diminuída com concentrações normais de plaqueta.[3]

O tratamento está indicado em pacientes sintomáticos, sendo necessário excluir que os sintomas sejam secundários a outras causas. Alguns autores advogam que pacientes assintomáticos com hematócrito acima de 70% também tenham indicação de tratamento. A exsanguinotransfusão parcial é a modalidade de tratamento de escolha.[3] Plasma, albumina, salina isotônica e Ringer-lactato são opções de solução utilizadas para troca com semelhante eficácia; no entanto, em virtude de maior disponibilidade e menores riscos em termos de efeitos adversos, a salina isotônica deve ser a opção de escolha.[4] A determinação do volume de troca pode seguir a seguinte fórmula: (hematócrito observado – hematócrito desejado) × volume sanguíneo/hematócrito observado.[3]

Hemorragia no período neonatal

A hemostasia do RN apresenta especificidades a serem consideradas durante a avaliação do RN com sangramento: maior fragilidade vascular; reduzida capacidade de agregação plaquetária; redução de fatores de coagulação e de seus inibidores. Informações de anamnese (idade do RN, história familiar de sangramentos, condições maternas etc.) e exame físico (fenótipo do sangramento, sinais de sepse etc.) são essenciais para o correto diagnóstico e manejo de forma a garantir o melhor prognóstico e qualidade de vida desde o período neonatal.

Trombocitopenia no RN

A trombocitopenia no período neonatal é definida quando há contagem plaquetária inferior a 150.000 mm³, sendo considerada grave quando os valores atingem níveis inferiores a 50.000 mm³. É uma dos principais distúrbios hematológicos do período neonatal, acometendo até 30% dos recém-nascidos admitidos em unidades de terapia intensiva (UTI). Em RN pré-termos com trombocitopenia precoce (< 72 horas), a causa costuma estar ligada ao período pré-natal e tem rápida resolução, enquanto a trombocitopenia tardia (> 72 horas) está associada a fator pós-natal, com necessidade de intervenção. Nas crianças de termo, a principal causa é a trombocitopenia aloimune neonatal (TAN), altamente associada a risco hemorrágico.[2,5,6] No Quadro 22.2, encontram-se listadas as principais causas de trombocitopenia nesse período e nas Figuras 22.1 e 22.2 algoritmos diagnósticos.

Quadro 22.2 – Causas de trombocitopenia neonatal.

Trombocitopenia precoce	Trombocitopenia tardia
Sofrimento fetal crônico (hipoxia, p. ex., preeclampsia, diabetes)	Sepse tardia
Asfixia perinatal	Enterocolite necrosante
Infecção perinatal (p. ex., estreptococo do grupo B) ou infecção congênita (p. ex., citomelovírus)	Infecção congênita
Coagulação intravascular disseminada (CIVD)	Causa metabólica (p. ex., acidemiametilmalônica e propiônica)
TAN, PTI materna	Síndrome de Kasabach-Merritt
Trombose (p. ex., veia renal)	Autoimune
Causas hereditárias (p. ex., trombocitopenia amegacariocítica congênita, síndrome TAR)	Causas hereditárias (p. ex., trombocitopenia amegacariocítica congênita, síndrome TAR)
Causa metabólica (p. ex., acidemiametilmalônica e propiônica)	
Síndrome de Kasabach-Merritt	
Infiltração medular	

PTI: trombocitopenia imune; TAR: trombocitopenia com ausência do rádio.
Fonte: Adaptado de Chakravorty S, Roberts I, 2012.

Em RN de termo clinicamente bem, a hipótese de TAN deve ser considerada se não houver história materna sugestiva de trombocitopenia imune (nestes casos, pode ocorrer transferência passiva para a criança de autoanticorpos maternos, o que acarretará trombocitopenia, porém é um quadro menos grave quando comparado à TAN).

Na TAN, os neonatos podem ser assintomáticos, apresentar sangramentos leves (petéquias) ou até hemorragia intracraniana (HIC), o que pode ocorrer a partir da 20ª semana de gestação. Como pode ocorrer desde a 1ª gestação, não há necessariamente história familiar. A TAN resulta da passagem transplacentária de anticorpos maternos contra antígenos plaquetários humanos (HPA) paternos, expressos nas plaquetas do feto. Esses antígenos são carreados pelas glicoproteínas plaquetárias.[7] O diagnóstico pode ser feito ao demonstrar a incompatibilidade antigênica plaquetária entre a mãe o neonato, por intermédio de ensaios sorológicos para detecção de anticorpos anti-HPA maternos (p. ex., o MAIPA – *monoclonal antibody immobilization of platelet antigens*), sendo 95% deles dirigidos contra HPA-1a ou HPA-5b. Há casos descritos com incompatibilidade HLA, porém anticorpos anti-HPA são mais frequentes.

Nos casos suspeitos, realizar ultrassonografia transfontanela para investigação de HIC. Se contagem plaquetária inferior a 30.000 mm³, há necessidade de tratamento imediato com transfusão plaquetária, principalmente se sinais de sangramento evidentes. Realizar transfusão

Capítulo 22 – Doenças hematológicas no período neonatal

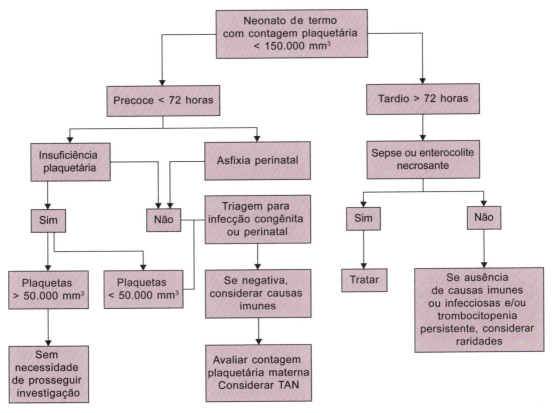

Figura 22.1 – Diagnóstico diferencial de trombocitopenia em neonatos de termo.
Fonte: Adaptada de Chakravorty S, Roberts I, 2012.

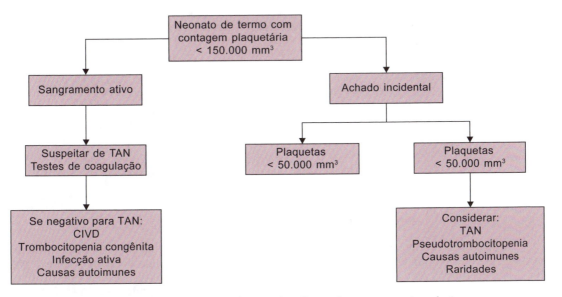

Figura 22.2 – Diagnóstico diferencial de trombocitopenia em neonatos de termo.
CIVD: coagulação intravascular disseminada; TAN: trombocitopenia aloimune neonatal.
Fonte: Adaptada de Chakravorty S, Roberts I, 2012.

de plaquetas randômicas em caso de não haver plaquetas HPA compatíveis. Pode ser realizada plaquetaférese da mãe para obter material HPA compatível, lembrando-se de retirar o plasma excedente para remover os anticorpos. Adicionalmente, a administração de imunoglobina humana intravenosa (IVIG), na dose de 0,4 a 1 g/kg/dia, por 2 a 5 dias, pode ser benéfica. Em casos de contagem entre 30 e 50.000 mm³ e sem sinais de sangramento, pode-se realizar isoladamente IVIG, na dose total de 2 g/kg.[7]

Nas próximas gestações de mulheres com história de neonatos com TAN, há necessidade de acompanhamento próximo e especializado do feto, o que pode envolver genotipagem e coleta de contagem plaquetária fetal.

Deficiência de vitamina K

A vitamina K é lipofílica e é um cofator necessário para a síntese e ativação dos fatores de coagulação II, VII, IX e X (fatores vitamina K-dependentes), assim como para as proteínas C e S. Este processo ocorre no fígado e envolve a γ-carboxilação destas proteínas. Há três formas de vitamina K descritas: vitamina K1 (fitomenadiona); vitamina K2 (menaquinona) e a vitamina K3 (menadiona). A vitamina K1 é a principal forma circulante e obtida principalmente por fontes alimentares como folhas verdes escuras. A vitamina K2 é proveniente de fontes proteicas e sintetizada pela flora intestinal. A vitamina K3 é uma forma sintética não mais utilizada pelo risco de anemia hemolítica em pacientes com deficiência de G6PD.[9-10]

Logo após o nascimento, os níveis de vitamina K são muito baixos e, mesmo com a suplementação com leite materno, os níveis recomendados de 5 µg/dia podem não ser atingidos, havendo o risco de um quadro hemorrágico secundário à deficiência dessa vitamina. A recomendação atual é de suplementação de vitamina K logo após o nascimento em todos os RN para evitar esta condição. Em populações não suplementadas, a incidência de hemorragia por deficiência de vitamina K em recém-nascidos varia de 0,25% a 1,7%.[9]

O diagnóstico da hemorragia por deficiência de vitamina K deve preencher o critério de tempo de protrombina (TP) ≥ 4 vezes o controle e pelo menos um dos seguintes: (1) contagem normal de plaquetas, de fibrinogênio e ausência de produtos de degradação de fibrina; (2) normalização do TP 20 a 30 minutos após vitamina K endovenosa (3) aumento de PIVKAS (*proteins induced by vitamin K absence or antagonists*). A hemorragia por deficiência de vitamina K pode ser classificada de acordo com a idade de aparecimento e etiologia (Quadro 22.3).[9]

Quadro 22.3 – Classificação de hemorragia por deficiência de K no recém-nascido.

Classificação	Idade de apresentação	Etiologia	Locais comuns de sangramento
Precoce	0 a 24 horas	Medicamentos maternos (p. ex., varfarina, anticonvulsivantes)	Subperiosteal, intracraniana, intratorácica ou intra-abdominal
Clássica	2 a 7 dias	Idiopática, medicamentos maternos e amamentação	Trato gastrointestinal, nariz, coto umbilical, pele ou após circuncisão
Tardia	2 a 12 semanas	Doenças como atresia biliar, fibrose cística ou doenças hepáticas com colestase, diarreia crônica e uso de antibióticos	Intracraniana, pele e trato gastrointestinal

Fonte: Adaptado de Araki S, Shirahata A, 2020.

A profilaxia envolve o uso de vitamina K1 logo após o nascimento por via intramuscular na dose de 1 mg ou por via oral na dose de 2 mg ao nascimento e uma dose mensal de 1 mg por 3 meses. Ambas as estratégias parecem ter resultados semelhantes. A forma de profilaxia e a dose devem ser documentadas. Quadros hemorrágicos leves podem ser tratados com vitamina K1 endovenosa, dose única de 250 a 300 µg/kg ou uma dose de 1 a 2 mg. Em casos graves, pode ser necessário o uso de plasma fresco congelado (10 a 15 mL/kg) ou complexo protrombínico ativado (50 a 100 µ/kg).[9-10]

Conclusão

Foram contextualizados alguns dos principais distúrbios hematológicos que acometem o período neonatal, devendo o pediatra estar atento à anamnese e exame físico detalhados (incluindo informações do período pré-natal, parto e antecedentes em demais gestações) e as peculiaridades da eritropoiese e da hemostasia inerentes a esse período.

Referências bibliográficas

1. Saito-Benz M, Flanagan P, Berry MJ. Management of anemia in pre-term infants. Br J Haematol. 2020;188(3):354-66.
2. Ree IMC, Lopriore E. Updates in neonatal hematology: causes, risk factors and management of anemia and thrombocytopenia. Hematol Oncol Clin N Am. 2019;33:521-32.
3. Rosenkrantz TS. Polycythemia and hyperviscosity in the newborn. Semin Thromb Hemost. 2003 Oct;29(5):515-27.
4. Waal KA, Baerts W, Offringa M. Systematic review of the optimal fluid for dilutional exchange transfusion in neonatal polycythemia. Arch Dis Child Fetal Neonatal Ed. 2006 Jan;91(1):F7-10.
5. Chakravorty S, Roberts I. How I manage neonatal thrombocytopenia. Br J Haematol. 2012;156(2):155-62.
6. New HV, Berryman J, Bolton-Maggs PHB et al. Guidelines on transfusion for fetuses, neonates and older children. Br J Haematol. 2016;175:784-828.
7. Peterson JA, McFarland JG, Curtis BR, Aster RH. Neonatal alloimmune thrombocytopenia: pathogenesis, diagnosis and management. Br J Haematol. 2013;161(1):3-14.
8. Gupta GK, Balbuena-Merle R, Hendrickson JE, Tormey CA. Immunohematologic aspects of alloimmunization and alloantibody detection: a focus on pregnancy and hemolytic disease of the fetus and newborn. Transfus Apher Sci. 2020;59(5):102946 [Epub].
9. Mihatsch WA, Braegger C, Bronsky J, Campoy C, Domellof M, Fewtrell M et al. Prevention of vitamin K deficiency bleeding in newborn infants: a position paper by the ESPGHAN Committee on Nutrition. J Pediatr Gastroenterol Nutr. 2016 Jul;63(1):123-9.
10. Araki S, Shirahata A. Vitamin K deficiency bleeding in infancy. Nutrients. 2020 Mar;12(3):780.

Capítulo 23

Emergências onco-hematológicas

Roberto Augusto Plaza Teixeira

Introdução

Embora o diagnóstico de câncer pediátrico seja bastante raro, com uma incidência anual de 160 casos por milhão de crianças menores de 15 anos de idade, ele ainda é a principal causa de mortalidade por doenças em crianças, com uma mudança drástica na chance de cura chegando a alvissareiros níveis superiores a 80%.[1]

Os pacientes com câncer infantil podem se apresentar ao diagnóstico com uma variedade de situações clínicas emergenciais de risco para a vida e que vão desde alterações estruturais ou funcionais do sistema cardiorrespiratório e neurológico, anormalidades hematológicas e aquelas decorrentes do comprometimento do sistema imunitário que podem decorrer da doença ou ser secundárias ao início do tratamento.[2]

Nesse capítulo, abordaremos as principais emergências onco-hematológicas que, embora raras, devem ser de conhecimento dos pediatras generalistas que são os primeiros a atender o paciente e cuja detecção precoce e intervenção rápida podem prevenir danos permanentes ou mesmo fatais.

Hiperleucocitose

A hiperleucocitose é definida como uma contagem de leucócitos acima de 100.000 mm^3.[2,3]

A hiperleucocitose está presente em aproximadamente 15% das crianças diagnosticadas com leucemia linfoide aguda (LLA), principalmente naqueles com LLA-T (LLA linfócito T) derivada, LLA do lactente, LLA com rearranjo BCR/ABL e com blastos portadores de hipodiploidia.[4] Nos pacientes com leucemia mieloide aguda (LMA), a hiperleucocitose se manifesta em 22% principalmente nas leucemias mieloides monocíticas (FAB M5) e mielomonocíticas (FAB M4), nas com rearranjo MLL ou FLT3-TD positivo e nos raros casos de leucemia mieloide crônica (LMC) nas crianças cuja maioria é diagnosticada com alta contagem de leucócitos.[5,6]

A hiperleucocitose acarreta hiperviscosidade e leucoestase, também conhecida como hiperleucocitose sintomática, uma emergência caracterizada pela lentificação da circulação e agregação de blastos leucêmicos na microvasculatura, o que se verifica com maior intensidade nas LMA, pelo fato de os blastos serem maiores e com maior adesividade, provocando também hipóxia tecidual e liberação de citocinas inflamatórias que resultam em uma disfunção gravíssima em diferentes órgãos, principalmente resultando em insuficiência respiratória e alterações neurológicas. Pode acontecer também na LMC quando ocorrem a crise blástica e a transformação para leucemia aguda.[3]

Pacientes com LLA raramente têm sintomas de leucostase, porém, nas grandes contagens leucocitárias, apresentam outras complicações como coagulação intravascular disseminada (CIVD) e síndrome de lise tumoral (SLT).[4]

A SLT é resultado de uma rápida destruição celular, que pode ocasionar febre e alterações metabólicas, como hiperuricemia, hiperfosfatemia, hipercalemia e hipocalcemia, que podem culminar em insuficiência renal e serão explicadas adiante.[1,2]

A CIVD pode ocorrer em até 40% dos casos, caracteriza-se pela geração de trombina (diminuição do fibrinogênio) e pelo aumento da fibrinólise (aumento do D-dímero), o que provoca interrupção da coagulação normal e tendência a sangramentos severos.[3,5,6]

A hiperleucocitose é mais grave se a contagem ultrapassar 200.000 mm^3 e colocar a criança em risco de vida quando a taxa ficar superior a 300.000 mm^3.[3,4,6] Embora ocorra em toda a microvasculatura, o quadro mais grave se manifesta no sistema nervoso central (SNC), onde, além da trombose, podem ocorrer hemorragias, e nos alvéolos pulmonares. Esses fenômenos trombóticos e sangramentos promovem um quadro de hipoxemia e de insuficiência respiratória grave.[3] As manifestações decorrentes da leucoestase provocada pela hiperleucocitose estão resumidas no Quadro 23.1.

Quadro 23.1 – Principais manifestações da leucoestase decorrente da hiperleucocitose.

Sistema acometido	Manifestação
Sistema nervoso central	Cefaleia, sonolência, confusão mental, borramento da visão, agitação, convulsões e até coma
Sistema respiratório	Taquidispneia, cianose, insuficiência respiratória, até síndrome do desconforto respiratório agudo
Sistema cardiocirculatório	Isquemia cardíaca e insuficiência cardíaca congestiva
Renais	Oligúria/anuria/hematúria, hipertensão arterial, sinais/sintomas uremia
Outros	Priapismo, clitorismo e mais raramente dor e inflamação das falanges distais

Fonte: Elaborado pela autoria do capítulo.

Exames complementares como fundoscopia, tomografia computadorizada (TC) ou ressonância nuclear magnética (RNM) de crânio, podem revelar hemorragias, e TC ou radiografia de tórax podem mostrar infiltrados alveolares intersticiais. Por ser uma emergência, a leucoestase deve ter tratamento prontamente instituído, com o paciente internado de preferência em uma unidade de terapia intensiva (UTI).[1,2]

O objetivo principal é o de reduzir a contagem de blastos, o que poderá ser alcançado por meio da quimioterapia (QT), hidroxiureia e a leucaférese. A quimioterapia é a abordagem que definitivamente resolve o problema. Seu início faz a contagem leucocitária regredir rapidamente, em especial nas LLA, porém outros cuidados como hiper-hidratação e uso de rasburicase são necessários para evitar as complicações decorrentes da síndrome de lise tumoral.[3]

Três cuidados importantíssimos no manejo dessas crianças são:
1. Evitar a transfusão de concentrado de hemácias pelo aumento da viscosidade sanguínea e, se houver instabilidade hemodinâmica, transfundir pequenas alíquotas (3 mL/kg de peso) e de preferência após a leucaférese.

2. Procurar deixar a contagem plaquetária superior a 30.000 mm³ por meio de transfusão de concentrado de plaquetas, pois esses pacientes têm uma tendência a sangramentos graves pela leucostase, com maior risco para hemorragias de SNC e pulmonar. Além de ajudar a prevenir essas complicações, as plaquetas não aumentam a viscosidade sanguínea.
3. Corrigir anormalidades metabólicas e distúrbios de coagulação preventivamente, que podem agravar o quadro.

Intervenções para diminuição da contagem leucocitária (citorredução)

A leucoaférese é usada para reduzir o número de leucócitos, principalmente para pacientes que apresentam leucostase ou para os com LMA e contagem leucocitária acima de 100.000/10⁹/L ou LLA e contagem leucocitária acima de 400 × 10⁹/L. Uma única sessão pode reduzir de 20% a 50% a contagem de glóbulos brancos.[7,8] Porém, os pacientes devem ser seguidos logo após o início do tratamento quimioterápico, caso contrário essa contagem volta a crescer rapidamente.[3,7]

Importante lembrar que não é recomendado o uso de leucoaférese em pacientes com leucemia promielocítica aguda, pois pode piorar a coagulopatia intrínseca desse subtipo de leucemia. Exsanguinotransfusão parcial pode ser raramente considerada uma medida temporária eficaz para redução da contagem leucocitária em crianças com peso inferior a 10 kg ou nos locais onde não há a possibilidade de leucaférese.[3,7,8]

Outro método que pode ser empregado para diminuir leucócitos de forma rápida e transitória é a hidroxiureia, na dose de 50 a 100 mg/kg/dia, a cada 48 horas, pois pode reduzir 50% a 80% dessas células.[9]

O prognóstico dessas crianças varia de acordo com o tipo de leucemia, contagem leucocitária e emprego o mais precoce da terapia indicada.

Os estudos demonstram uma chance de fatalidade com morte precoce em aproximadamente 10% a 20% para os pacientes portadores de LMA com contagem leucocitária acima de 200.000 mm³ e 5% nos portadores de LLA com contagem superior a 400.000 mm³.[7,8]

Lembrar que contagem leucocitária superior a 100.000 mm³ é um fator desfavorável de prognóstico nas leucemias.

Síndrome da lise tumoral

A síndrome de lise tumoral (SLT) é uma emergência oncológica potencialmente fatal, caracterizada pela presença de uma tríade clássica de alterações metabólicas: hiperuricemia, hiperpotassemia e hiperfosfatemia que resultam da rápida destruição e degradação das células tumorais na corrente sanguínea, assoberbando a capacidade de depuração renal, podendo evoluir para insuficiência renal secundária ao acúmulo de ácido úrico e fosfato e também pela hipocalcemia sintomática.[10]

Essa lise e morte de células tumorais produz grande liberação desses componentes celulares, se iniciam imediatamente após o início do tratamento quimioterápico, perdurando por 5 a 7 dias, ou em determinadas situações, de forma espontânea, em até 3 dias antes do início do tratamento quimioterápico. Isso ocorre principalmente naqueles tumores com alta taxa de divisão celular e, consequentemente, lise espontânea das células neoplásicas, como os linfomas não Hodgkin primários de abdome.[11]

A SLT ocorre mais comumente nas neoplasias de origem hematopoiética, principalmente nas LLA de fenótipo T e hiperleucocitose, nos linfomas não Hodgkin linfoblásticos com grandes massas mediastinais, nos linfomas não Hodgkin de Burkitt que se apresentam com grandes massas abdominais na região ileocecal ou nas LLA de fenótipo B maduro. Porém, apesar de ocorrer mais raramente em tumores sólidos, pode acontecer em neoplasias malignas como neuroblastoma, rabdomiossarcoma e tumor de Wilms quando os pacientes acometidos se apresentem com grande volume tumoral.[12]

Fisiopatologia

Com a lise das células tumorais, o conteúdo intracelular é lançado na corrente sanguínea, sobrecarregando os sistemas de eliminação de vários íons e metabólitos através dos rins. A morte celular resulta em acúmulo de ácido úrico na corrente sanguínea. Essa hiperuricemia é consequência do catabolismo dos ácidos nucleicos, os quais, sob a ação da xantinaoxidase, formam sequencialmente hipoxantina, xantina e ácido úrico. Esse excesso de produção de ácido úrico ultrapassa a capacidade renal de excretá-lo, culminando na deposição de cristais de ácido úrico nos túbulos renais e em insuficiência renal aguda (IRA) decorrente da nefropatia obstrutiva. Outro complicador é a hiperfosfatemia decorrente da liberação desse íon que se encontra em taxas quatro vezes maiores nas células tumorais e a consequente hipocalcemia secundária. Cristais de fosfato de cálcio podem também se depositar nos túbulos renais, piorando a insuficiência renal. A hipocalcemia pode se associar à tetania e arritmia cardíaca.[10,11] A Figura 23.1 demonstra os eventos fisiopatológicos na gênese da insuficiência renal decorrente da SLT.

A hipercalemia resulta na incapacidade dos rins de depurar todo o excesso de potássio sérico provocado pela liberação das células tumorais destruídas e sua rápida elevação pode também resultar em arritmias e morte celular.[11]

Finalmente, todo esse quadro pode ser agravado por desidratação e vômitos que estão frequentemente associados ao diagnóstico, provocando a piora da insuficiência renal.

A Figura 23.1 demonstra os eventos fisiopatológicos na gênese da insuficiência renal decorrente da SLT.

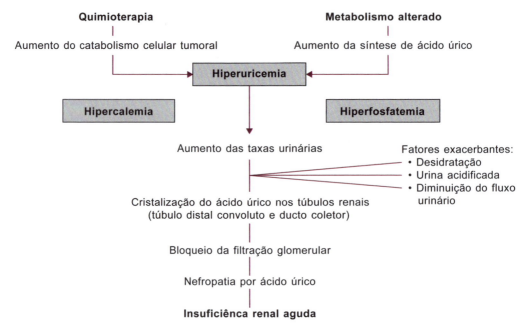

Figura 23.1 – Eventos fisiopatológicos na síndrome de lise tumoral e evolução para insuficiência renal aguda.
Fonte: Elaborada pela autoria do capítulo.

Classificação

A definição de Cairo-Bishop fornece critérios laboratoriais para o diagnóstico de SLT conforme aumento acima do limite superior da normalidade ou aumento em 25% do valor basal de pelo menos dois dos três componentes que definem a SLT e/ou diminuição de 25% no valor basal do cálcio sérico, como especificado na Tabela 23.1:[13]

Tabela 23.1 – Classificação laboratorial de SLT Cairo-Bishop.

Anormalidade	Tempo	Achado laboratorial
Hiperuricemia	24 a 48 horas	≥ 8 mg/dL
Hiperfosfatemia	24 a 48 horas	≥ 6,5 mg/dL
Hiperpotassemia	6 a 72 horas	≥ 6 mEq/L
Hipocalcemia	24 a 48 horas	≤ 7 mg/dL

Fonte: Elaborada pela autoria do capítulo.

A SLT clínica é definida como a presença de insuficiência renal (creatinina, clearance de creatinina) e/ou necessidade de hemodiálise ou hemofiltração, arritmias ou convulsões, variando de grau 0 a IV, de acordo com a gravidade medida por valores laboratoriais e sintomas clínicos e a necessidade de intervenção terapêutica.[13]

Os principais sintomas decorrem dessas alterações metabólicas e são: náuseas; vômitos; diarreia; anorexia; hematúria; tetania; arritmia cardíaca e letargia; coma e, nos casos mais graves, morte súbita.[12,13]

O Quadro 23.2 mostra os principais fatores de risco associados a SLT.

Quadro 23.2 – Principais fatores de risco associados a SLT.

Característica	Fator de risco
Tipo do tumor	• Linfoma de Burkitt • Linfoma linfoblástico • LLA com mais de 100 mil leucócitos (principalmente T derivada) • LLA B madura • LMA com mais de 50 mil leucócitos (FAB-M5)
Tamanho do tumor e extensão da doença	• Doença com grande volume (*bulky*) > 10 cm • DHL elevado (> 2 × o limite superior da normalidade) • Leucemias com contagem leucocitária elevada
Função renal	• Falência renal preexistente • Oligúria • Obstrução do trato urinário
Nível sérico do ácido úrico	• > 7,5 mg/dL
Efetividade e rapidez da terapia citorredutiva	• Variável de acordo com o tipo de tumor

Fonte: Elaborado pela autoria do capítulo.

Tratamento

As diretrizes do tratamento da SLT são definidas de acordo com a classificação de grupos de risco, que levam em consideração o tipo de neoplasia maligna, taxa de proliferação celular, taxa de resposta rápida à QT, dividindo neoplasias malignas com maior chance de desenvolver as complicações graves associadas à SLT conforme exemplificado no Quadro 23.3.[12]

\multicolumn{2}{c}{**Quadro 23.3 – Grupos de risco para desenvolver SLT.**}
Baixo risco	• Linfomas não Hodgkin • Tumores sólidos • Com baixa taxa de proliferação celular
Risco intermediário	• Linfomas difusos de grandes células B • LNH estádios I e II com DHL < 2 Xnl • LLA com contagem leucocitária entre 50 e 100 e DHL < 2 Xnl • LMA com contagem entre 10 e 50.000 e DHL < 2 Xnl • Tumores sólidos com alta taxa de proliferação celular (neuroblastoma abdominal extenso e E-IV)
Alto risco	• Linfomas linfoblásticos (E III ou IV) • Linfomas Burkitt (E-III ou IV) • LLA B madura (LLA Burkitt) • LNH localizados DHL > 2 Xnl • LLA com contagem > 100.000/m^3 e DHL > 2 Xnl • LMA com contagem leucocitária > 50.000 e DHL > 2 Xnl ou > 100.000 (FAB M4 e M5)

Fonte: Elaborado pela autoria do capítulo.

Nos pacientes classificados como de alto risco, deve-se usar uma estratégia profilática agressiva para prevenir as manifestações clínicas e laboratoriais da SLT, mesmo antes do início do tratamento quimioterápico. Esses pacientes devem ser admitidos de preferência em UTI, ter acesso venoso adequado, monitorização hemodinâmica, controle rigoroso da diurese e coleta de exames como hemograma completo, desidrogenase láctea (DHL), sódio, potássio, fósforo, cálcio, ácido úrico, ureia, creatinina.[11,12]

Pacientes incluídos nesse grupo devem receber hidratação agressiva 2,5 a 3 L/m², objetivando-se um fluxo renal adequado e aumentar a excreção do ácido úrico, normalmente utilizando-se soro glicosado a 5%. Importante não colocar potássio no soro. Não há necessidade de associar gluconato de cálcio ao soro de manutenção, somente nos casos de hipocalcemia sintomática. Lembrar que devemos manter um débito urinário de 100 mL/m²/hora (3 mL/kg/h).[11,12]

Para diminuir o nível sérico e a formação do ácido úrico, a droga de eleição para esses casos classificados como alto risco é a rasburicase. A rasburicase, enzima urucolítica, é uma urato-oxidase que converte todo o ácido úrico em alantoína, metabólito muito solúvel em ph urinário, que é muito mais excretável pelos rins, não depositando nos túbulos contorcidos e não ensejando IRA, portanto sem necessidade de controle de PH urinário. A vantagem é que, além de inibir a formação do ácido úrico, ela age sobre aquele já formado, diminuindo-o rapidamente, em 86% em menos de 4 horas, reduzindo rapidamente as complicações que podem causar insuficiência renal, requerer diálise, ensejar maior chance de longa estadia na UTI e gerar risco de óbito.

A dose da rasburicase é de 0,2 mg/kg, devendo ser diluída em solução salina (soro fisiológico 0,9%) e administrada via intravenosa (IV) em 30 minutos. Muitas vezes, porém, doses de 0,05 mg/kg em casos menos graves podem ser suficientes. Não há dose máxima diária. Sua administração pode ser repetida diariamente, por até 5 dias, conforme os controles de ácido úrico. Em virtude de sua eficiência e meia-vida longa, às vezes uma única dose é suficiente. Há risco de reação anafilática e, por isso, os pacientes devem ser monitorados e acompanhados pelo médico durante a administração do medicamento. Portadores de deficiência de glicose-6-fosfato desidrogenase (G6PD) têm contraindicação para rasburicase pelo risco de anemia hemolítica. Também pode ocasionar metemoglobinemia.[11] A rasburicase diminuiu a necessidade dos pacientes serem submetidos à dialise peritoneal de 21% a 1,5% em comparação ao uso do alopurinol.[11,12]

Para aqueles de menor risco como os tumores sólidos, leucemias mieloides agudas com baixa leucometria, indica-se apenas uma boa hidratação endovenosa e controles séricos e da diurese.[11]

Os pacientes classificados como risco intermediário, como os acometidos pelas LLA B derivadas com leucometria inferior a 100 mil e DHL menor que 2X o valor normal, sem doença renal prévia, as LMA com leucometria inferior a 50 mil, ou menor de 25 mil, mas com DHL maior 2X o valor normal, LMC em crise blástica e com função renal prejudicada, recomendam-se hiper-hidratação, uso do alopurinol, droga inibidora da xantina oxidase, além de controle seriado dos níveis séricos de todos os íons, ácido úrico, função renal e diurese. O alopurinol diminui a concentração sérica de ácido úrico, transformando-o em xantina e hipoxantina, metabólitos mais solúveis em pH urinário, e deve ser administrado na dose oral de 300 a 400 mg/m² (cp = 100 mg) ou 10 mg/kg/dia, dividida em três tomadas. Deve ser iniciado de preferência 24 a 48 horas antes do início do tratamento quimioterápico e continuado por 7 dias, até que todos os parâmetros de lise tumoral estejam normalizados.[11,12]

Por fim, a melhor estratégia para lidar com a SLT é a sua prevenção por meio da identificação dos pacientes com grande risco de apresentarem suas complicações e imediata intervenção com medidas profiláticas efetivas para tratá-la ou mesmo evitá-la.[11]

Síndrome da veia cava superior e síndrome do mediastino superior

A síndrome da veia cava superior (SVCS) é uma emergência importante e ocorre quando a veia cava superior é comprimida ou obstruída, provocando uma diminuição do retorno venoso da cabeça e pescoço para o coração, e que representa aproximadamente 35% do retorno venoso central.[15]

Como consequência, há rápido desenvolvimento de sintomas relacionados com obstrução do fluxo sanguíneo, manifestações neurológicas e dispneia, que são agravados quando há compressão traqueal associada, quadro denominado "síndrome do mediastino superior" (SMS).[16]

Na infância, a SVCS acontece principalmente secundária à compressão externa por neoplasias hematológicas e oncológicas e secundárias a quadros trombóticos obstrutivos decorrentes do maior uso de cateteres venosos centrais, principalmente em neonatologia ou a SVCS pode estar relacionada ao tratamento cirúrgico de defeitos cardíacos congênitos.[15,16] Nas crianças e adolescentes com câncer, ela pode ser a primeira manifestação de uma neoplasia que acomete o mediastino anterior e superior, secundária à compressão por neoplasias hematológicas como linfomas não Hodgkin (LNH), linfomas de Hodgkin (LH), leucemias linfoides agudas T (LLA-T) e tumores sólidos, principalmente os tumores de células germinativas (TCG) e, mais raramente, rabdomiossarcoma, neuroblastoma e sarcoma de Ewing (Quadro 23.4).[2,15,16]

Quadro 23.4 – Tumores mediastinais: diagnóstico diferencial.	
Mediastino anterior	• Linfoma não Hodgkin (linfoblásticos) 70% • LLA-T derivadas com massa mediastinal associada • Linfoma de Hodgkin (30%) • Tumor de células germinativas (germinomas e teratomas) • Timomas • Tumores da glândula tireoide • Tumores mesenquimais (lipoma, fibroma, hemangioma e linfangioma) • Metástases em linfonodos
Mediastino médio	• Linfoma não Hodgkin • Linfoma de Hodgkin • Metástases para linfonodos mediastinais • Tumores mesenquimais
Mediastino posterior	• Neuroblastoma • Ganglioneuroblastoma • Ganglioneuroma • Tumores malignos de nervo periférico
Observação: a SVCS e SMS são causadas pelas massas de mediastino anterior e médio, raramente decorrentes de mediastino posterior.	

Fonte: Adaptado de Attarbaschi A, Mann G, 2016.

Manifestações clínicas

A severidade dos sintomas à apresentação depende do grau e da velocidade com os quais ocorre o estreitamento da VCS, sendo que há uma mediana do início dos sintomas 7 dias antes do diagnóstico. Os principais sintomas são edema facial e de pescoço, pletora, cefaleia, ortopneia, cianose, principalmente labial, dilatação das veias torácicas, tosse, turgência jugular, síncope, sonolência, confusão mental e edema conjuntival. Como junto à compressão da VCS ocorre também a compressão da traqueia e mesmo da árvore respiratória superior, são também frequentes as manifestações respiratórias como dispneia intensa, tosse contínua, chiado, estridor laríngeo, inquietude e ansiedade intensa caracterizando o quadro de típico da SMS. Lembrar que todos esses sinais se agravam com o decúbito dorsal e manobra de Vassalva e pelo aumento da pressão da massa sobre as estruturas mediastinais e melhoram com a posição genupeitoral (prece maometana) que as diminui e alivia o quadro.[15,16]

O Quadro 23.5 sintetiza os sintomas e sinais da SVCS e da SMS.

Quadro 23.5 – Sintomas e sinais da SVCS e SMS.	
Sintomas	**Sinais**
• Tosse • Rouquidão • Dispneia • Ortopneia • Rouquidão • Dor torácica • Cefaleia • Mais raros: ansiedade, confusão mental, letargia, tontura e desmaio	• Edema face e pescoço • Face e pescoço pletóricos • Distensão da veia jugular • Edema de conjuntiva • Respiração ruidosa e estridor • Congestão das veias torácicas • Cianose labial

Fonte: Elaborado pela autoria do capítulo.

Diagnóstico

O diagnóstico etiológico deve ser realizado pelo procedimento menos invasivo possível, uma vez que biópsias com sedação empregando-se anestesia geral podem diminuir o tônus da musculatura respiratória e do diafragma, o que piora a insuficiência respiratória pela maior compressão tumoral e impossibilitando a posterior extubação pelo risco de parada respiratória.[16] Para os casos suspeitos de leucemia, o hemograma e o aspirado de medula óssea são suficientes para a confirmação do diagnóstico. Nos casos de linfomas, principalmente os linfoblásticos, a biópsia de gânglios periféricos, em regiões suspeitas, principalmente supraclaviculares ou por meio da realização da toracocentese no caso de existir derrame pleural, pode ser suficiente para identificar a presença das células neoplásicas características desses tumores, sendo útil, inclusive para a obtenção de marcadores imuno-histoquímicos ou imunofenotípicos (no líquido pleural) e alterações moleculares específicas. Nos casos de tumores sólidos, dosar a α-fetoproteína e β-HCG, úteis na suspeita de TCG do tipo teratoma misto, lembrando que nos casos de germinomas esses marcadores são negativos.[16]

A radiografia de tórax é útil para se localizar o tumor, revelando aumento do mediastino anterior e superior característico dos linfomas, e o estudo complementar com tomografia de tórax fornecem informações mais precisas, como dimensões da massa tumoral, relação com as estruturas vizinhas, densidade tumoral, presença de calcificações intratumorais (nos casos de TCG), presença de trombos, que são úteis para o raciocínio etiológico da doença de base.[15]

Nos casos em que há a necessidade de biópsia mediastinal, ela pode ser feita com anestesia local a céu aberto ou guiada por ultrassom ou tomografia de tórax. Vale a pena lembrar que quando há redução traqueal inferior a 50% e prova de função pulmonar maior que 50%, há baixo risco anestésico e a biópsia poderá ser realizado com segurança.[16]

Tratamento

Sabemos que A SVC é uma grave emergência oncológica e que muitas vezes não existe a possibilidade de se obter material para diagnóstico imediato. Como na maioria das vezes se trata de doenças oncológicas de grande taxa de proliferação celular, essas crianças devem ser tratadas em UTI, com um ótimo acesso venoso para garantir uma eficaz hidratação, estabilização e controle hemodinâmico e outros cuidados de lise tumoral como o uso de rasburicase. Como na maioria dos casos há uma forte suspeita de linfoma ou uma leucemia linfoide aguda de célula T, a terapia empírica pode ser iniciada com corticosteroides, de preferência a prednisona, pois essas neoplasias malignas são altamente sensíveis a essa medicação na dose de 60 mg/m^2/dia, dividida em 3 tomadas.[15,16] A dexametasona pode ser também empregada na dose de 4 a 6 mg/m^2/dia, dividida em 3 doses. Após no máximo 48 horas, frente à melhora do quadro, proceder à biópsia da massa que, em mais de 75% das vezes, permite ainda se conseguir material viável para o diagnóstico etiológico.[16,17]

Outra opção terapêutica que pode ser utilizada é a radioterapia de urgência em baixas doses que variam de de 200 a 400 cGy, restringindo-se as áreas de compressão da traqueia, com doses de 100 a 200 cGy a cada 12 horas. Os linfomas não Hodgkin e as LLA são muito sensíveis, mas essa radioterapia também demonstra efetividade nos linfomas de Hodgkin, tumores de células germinativas e outros tumores sólidos menos frequentes, como causa neuroblastoma sarcoma de Ewing.[18]

Se não houver resposta, outros esquemas terapêuticos como a adição de ciclofosfamida ou vincristina podem auxiliar na melhora da urgência, seguidos de biópsia da lesão.[16,17] Nos casos de tumores sólidos que respondam mais lentamente à QT, pode existir a necessidade de ressecção da massa para descomprimir a VCS, a traqueia e outras estruturas mediastinais.[18]

A mortalidade relacionada direta ou indiretamente à SVC/SMS é de aproximadamente 18% e a morbidade, de 30%, com um índice de complicações agudas de aproximadamente 55%.[15]

Referências bibliográficas

1. Attarbaschi A, Mann G. Initial emergencies in children and adolescents with malignant hematologic-oncological diseases. Memo-Magazine of European Medical Oncology. 2016;9(2):96-103.
2. Prusakowski MK, Cannone D. Pediatric oncology emergencies. Hematol Oncol Clin North Am. 2017;31(6):959-80.
3. Thapa N, Pham R, Cole C, Meinershagen M, Bowman PW, Ray A. Therapeutic leukocytapheresis in infants and children with leukemia and hyperleucocytosis: a single institution experience. J Clin Aphe. 2017:1-8.
4. Inaba H, Fan Y, Pounds S, Geiger TL, Rubnitz JE, Riberio RC et al. Clinical and biologic features and treatment outcome of children with newly diagnosed acute myeloid leukemia and hyperleukocytosis. Cancer. 2008;113;522-9.
5. Xu LH, Wang JW, Wang Y, Yang FY. Hyperleukocytosis predicts inferior clinical outcome in pediatric acute myeloid leukemia. Hematology. 2020;25(1):507-14.
6. Nguyen R, Jeha S, Zhou Y, Xueyuan C, Cheng C, Bhojwani et al. The role of leukapheresis in the current management of hyperleucocytosis in newly diagnosed childhood acute lymphoblastic leukemia. Pediatr Blood Cancer. 2016;63 (9):1546-55.
7. Abla O, Angelini P, Di Giuseppe G, Kanani MF, Lau W, Hitzler J et al. Early complications of hyperleucocytosis and leukapheresis in childhood leukemias. J Pediatr Hematol Oncol. 2016;38(2):111-77.
8. Padmanabhan A, Connelly-Smith L, Aqui N, Balogun RA, Klingel R, Meyer E et al. Guidelines on the use of therapeutic apheresis in clinical practice evidence-based approach from the Writing Committee of the American Society for Apheresis: the eighth special issue. J Clin Apher. 2019 Jun;34(3):171-354.
9. Azoulay W, Lengliné E. Pre-treatment with oral hydroxyurea prior to intensive chemotherapy improves early survival of patients high hyperleucocytosis in acute myeloid leukemia. Leuk Lymphoma. 2016;57(10):2281-8.

10. Russel TB, Kram DE. Tumor lysis syndrome. Pediatr Rev. 2020;41(1):20-6.
11. Jones GL, Will A, Jackson GH, Webb NJA, Rule S. Guidelines for the management of tumor lysis syndrome in adults and children with hematological malignancies on behalf of the British Committe for Standards in Haematology. Br J Haematol. 2015;169(5):661-71.
12. Mughal TI, Ejaz AA, Foringer JR, Coiffier B. An integrated clinical approach for the identification, prevention and treatment of tumor lysis syndrome. Cancer Treat Rev. 2010;36(2):164-76.
13. Cairo MS, Bishop M. Tumor lysis syndrome: new therapeutic strategies and classification. Br J Haematol. 2004;127:3-11.
14. Luisi FA. Síndrome de lise tumoral. In: Loggetto SR, Park MVF, Braga JP (ed.). Oncologia para o pediatra. São Paulo: Atheneu; 2012. p. 332-6.
15. Nossair F, Schoettler P, Starr J, Chan AKC, Kirov I, Paes B et al. Pediatric superior vena cava syndrome: an evidence-based systematic review of the literature. Pediatr Blood Cancer. 2018:1-8.
16. Jain R, Bansal D, Marwaha RK, Singhi S. Superior mediastinal syndrome: emergency management. Indian J Pediatr. 2013;80:55-9.
17. Ozcan A, Unal E, Karakukcu M, Coskun A, Ozdemir MA, Patiroglu. Vena cava superior syndrome in the children with mediastinal tumors: single center experience. North Clin Instanb. 2020;7(3):255-9.
18. Melaragno R. Emergências em oncologia pediátrica. In: Melaragno R, Camargo B (ed.). Oncologia pediátrica: diagnóstico e tratamento. São Paulo: Atheneu; 2013. p. 79-87.

Capítulo 24

O doente crônico onco-hematológico – como e quando o pediatra pode ajudar?

Ana Virgínia Lopes de Sousa

> "A melhor maneira de tornar as crianças boas
> é torná-las felizes."
> *Oscar Wilde*

Introdução

A proposta deste guia traz ao pediatra questões importantes sobre diversas condições clínicas, inclusive o manejo do paciente onco-hematológico crônico: "sobre o que fazer, o que não fazer, o que não pode esquecer e o que pode ficar para depois". Para tal propósito, é importante a compreensão da cronicidade limitada a condições muito específicas em onco-hematologia, igualmente importantes para o pediatra. A cronicidade como elemento presente no seguimento clínico reforça que o papel do pediatra é amplo, complementar e de fundamental importância.

O paciente onco-hematológico crônico

Conceitualmente, doenças crônicas são situações clínicas com uma ou mais das seguintes características: são permanentes e podem acarretar incapacidades; geralmente causadas por alterações patológicas não reversíveis; requerem treinamento para reabilitação/aceitação e associam-se a um longo período de supervisão e cuidado.

As leucemias agudas representam as doenças onco-hematológicas mais comuns na Pediatria, cujo comportamento biológico das células leucêmicas caracteriza-se pela rápida evolução, com capacidade de alto *turnover* celular. Uma vez recuperada a hematopoiese, ocorre a resolução completa dos sinais e sintomas e restituição da funcionalidade da criança e adolescente.[1] De maneira que a terminologia "cronicidade", no contexto de doenças onco-hematológicas em Pediatria, tem limites mais restritos. Na prática, dirige-se predominantemente aos pacientes portadores de leucemia mieloide crônica Philadelphia-positivo (LMC Ph+), que farão uso oral de inibidores de tirosinaquinases (TKI – *tyrosine kinase inhibitor*) por longos períodos, o que será o tema abordado neste capítulo. Ampliando o conceito de cronicidade, devemos também lembrar outras situações envolvendo pacientes após tratamento de leucemias agudas, com efeitos adversos tardios secundários ao tratamento oncológico e pacientes submetidos a transplante de células-tronco hematopoiéticas que podem ter graves complicações crônicas.

Na abordagem pediátrica do paciente onco-hematológico crônico, é crucial o reforço da compreensão de bem-estar na avaliação de crianças e adolescentes, o quanto significam seus anseios, suas expectativas ou esperanças diante da cronicidade de sua doença. O olhar do pediatra como participante contínuo nesse processo, em paralelo ao oncologista pediátrico, deve compreender que a evolução esperada da referida doença e a importância da adesão ao tratamento ensejam reflexão e análise de si mesmo como dos outros que lidam com os eventos cotidianos do tratamento.[2]

O alvo dos cuidados não é unicamente a criança, que deve ser tratada, contextualizada no seu núcleo familiar. O tratamento deve ser abrangente, exigindo atenção não só ao componente físico, mas também às necessidades psicossociais, incluindo a participação da família e o vínculo com o pediatra, que, em geral, acompanha a criança antes do diagnóstico de doenças oncológicas. A presença do pediatra no cotidiano desse grupo de pacientes é fundamental para compartilhar as diferentes fases da vida, em especial durante ou após o tratamento de doença onco-hematológica aguda, ou nas situações de cronicidade, como no seguimento de LMC, cujos efeitos adversos secundários ao uso de inibidores de tirosinaquinase podem perdurar durante todo o crescimento e desenvolvimento da criança.

Os pediatras podem exercer de maneira efetiva esse cuidado, mediante conhecimento das necessidades da criança e de sua família e reconhecimento da importância do apoio entre as especialidades pediátricas, com atenção individualizada e integral a cada paciente. O pediatra pode ser o elo para superação de barreiras na adesão ao tratamento crônico e acolhimento da expectativa irreal dos pais.[2]

Contextualizar a doença onco-hematológica crônica

A principal doença onco-hematológica crônica em Pediatria é representada pela LMC, responsável por apenas 2% de todas as leucemias em crianças menores de 15 anos de idade e 9% das leucemias em adolescentes entre 15 e 19 anos, com incidência anual de 0,7/milhão/ano na idade entre 1 e 14 anos, com incremento para 1,2/milhão/ano em adolescentes.[3] A fase crônica caracterizada por mieloproliferação e hematopoiese extramedular predomina nessa faixa etária.[1]

O *hallmark* oncogenético dessa doença é a presença do cromossomo Philadelphia, decorrente da translocação recíproca balanceada entre os cromossomos 9 (gene ABL1) e 22 (gene BCR), conhecida t(9;22)(q34;q11), comprometendo progenitores pluripotentes, resultando na pan-mielopatia. A fusão gênica BCR-ABL1 resultante codifica uma proteína quimérica com função tirosinaquinase constitutivamente ativa, com capacidade anti-apoptótica e de estímulo mieloproliferativo.[1]

O desenvolvimento do imatinib há duas décadas, atuando como um inibidor de tirosinaquinase que compete pelo sítio de ligação da molécula de ATP (adenosina trifosfato) à estrutura proteíca tirosinaquinase da fusão BCR-ABL1, revolucionou o tratamento da LMC nos adultos, cuja experiência foi estendida a crianças e adolescentes.[4,5] Com a medicação oral, todos os sinais clínicos da doença podem ser resolvidos, ficando a indicação de transplante de células--tronco hematopoiéticas alogênico reservada para situações cada vez mais restritas. Uma vez demonstrada sua eficácia, o imatinibe e sucessivos TKI de gerações subsequentes, permitiram para uma doença ameaçadora da vida, com evolução invariável para fase acelerada/blástica, permanência em fase crônica e passível de gerenciamento.[5]

Embora, a mesma estratégia terapêutica seja seguida na população pediátrica, LMC é biologicamente uma doença distinta, cujo hospedeiro está em pleno desenvolvimento, e a meta terapêutica é o longo tempo de remissão com controle rigoroso da doença.[5] A terapia com TKI para pacientes pediátrico é considerada uma questão para reflexão porque as crianças estão em crescimento ponderoestatural e neurocognitivo durante a terapia, com efeitos adversos que não se aplicam aos adultos, como o déficit de crescimento. Além disso, as crianças têm maior expectativa de vida que os adultos e, consequentemente, devem ter uma exposição mais longa aos TKI, com complicações ainda desconhecidas. É fundamental o monitoramento preciso da duração da terapia para identificar o aparecimento de resistência ou fenômenos de intolerância. De maneira que um novo alvo de resposta, nesses pacientes com morbidades crônicas, tem sido redefinido, como a remissão livre de tratamento, para reduzir ou evitar as toxicidades a longo prazo em crianças e adolescentes.[6,7]

Nos pacientes adultos em fase crônica, com resposta molecular profunda (quantificação do transcrito BCR-ABL1 inferior a 0,01%) e sustentada por pelo menos 24 meses, sem passado de resistência, tem sido estudada a suspensão transitória do TKI. No estudo STOP IMAPED, de Bruijn et al., 28,6% dos pacientes pediátricos com LMC-Ph + apresentaram recaída molecular após suspensão de imatinib. Millot et al. demostraram que seis crianças que descontinuaram o imatinibe tiveram um significativo aumento no nível de transcrito, resultando em uma perda de resposta molecular em cinco delas.[8,9] Até o momento, não há dados que mostrem a viabilidade de interromper os TKI na população pediátrica com LMC. Os dados limitados disponíveis baseiam-se principalmente em relatos de casos de pacientes pediátricos não aderentes. As diretrizes atuais para adultos para interromper TKI não podem ser aplicadas para crianças e adolescentes sem os ensaios clínicos prospectivos adequados.

Diante da estimativa de uso crônico da medicação, destacam-se alguns tópicos importantes no seguimento pediátrico nesses pacientes, "sobre o que fazer, o que não fazer, o que não pode esquecer", para os quais a parceria com o oncologista é fundamental.

Vacinação

Nas leucemias agudas, sejam de linhagem linfoide, sejam de linhagem mieloide, após 6 meses do término do tratamento, com a completa recuperação imune linfocitária, a vacinação pode ser atualizada, inclusive contra vírus vivos atenuados.[10]

A LMC é rara nas primeiras duas décadas de vida, com média de idade em torno de 11 anos, com prevalência da fase crônica. A literatura sobre vacinação é escassa e não há diretrizes específicas para esse subgrupo de pacientes, que são incorporados ao grupo de imunossuprimidos. Na prática, a maior parte das vacinas recomendadas pela Sociedade Brasileira de Imunização é instituída nos primeiros 10 anos de idade.[11]

Diferentes inibidores de tirosinaquinase de 1ª (imatinib), 2ª (nilotinib, dasatinib) e 3ª gerações (ponatinibe) são usados para tratar LMC sem conhecimento preciso sobre o impacto dessas drogas no sistema imunológico. Como os inibidores de tirosinaquinase podem inibir outras quinases, além de seu alvo específico (off-target), pode haver impacto na sinalização de linfócitos B, com redução da memória imunológica dessas células e alteração funcional.[1,10] Nos primeiros 12 meses do uso de TKI, os pacientes com LMC podem apresentar leucopenia associada à neutropenia e plaquetopenia, entretanto pode haver também linfopenia decorrente da inibição off-target do fator de células-tronco c-kit. Dessa forma, critérios hematológicos são definidos para suspensão dos TKI pela toxicidade hematológica que pode ocorrer. O limiar de 1.500 linfócitos mm^3 é geralmente considerado o limite quantitativo inferior para uma resposta imune satisfatória a uma vacina de vírus vivo atenuado.[12,13]

É consensual que todas as vacinas inativadas podem ser administradas durante o tratamento, embora sua eficácia possa ser menor.[7] Muito importantes a consideração e a vigilância do pediatra para a vacinação contra tétano, diferia, pertussis e influenzae, além das vacinas antipneumocócccica, meningocóccica, haemophilus, hepatite A, vacina inativada da poliomielite (VIP) e vacina contra papilomavírus humano (HPV). Cabe ao pediatra, o reforço da informação segundo a qual nenhum dos contactuantes do paciente tem contraindicação para a vacinação seguindo o plano de imunização para cada faixa etária, ressalvando apenas que é necessário substituir a vacina oral contra poliomielite pela VIP.[11,13,14]

Vacinas com vírus vivo atenuado não são recomendadas, mas, para os pacientes com profunda resposta molecular, pode ser criado um período de janela para a vacinação, interrompendo o TKI a depender do risco-benefício e em alinhamento com o oncologista e o infectologista pediátrico. Considerando-se o risco-benefício, orienta-se que as vacinas sejam oferecidas apenas após o primeiro ano de tratamento com TKI, quando são menos frequente as oscilações na contagem leucocitária. Interrupções curtas de tratamento são aceitáveis, preferencialmente se a doença residual mínima quantificada pela proporção de transcrito BCR-ABL1 está inferior a 0,1%, denominada de "resposta molecular maior".[14]

Embora um período de 1 semana, com base nos dados farmacocinéticos, seja suficiente para reduzir a meia-vida sérica terapêutica do imatinib, o intervalo mínimo de 2 semanas sem TKI após a vacinação é necessário para desenvolvimento de resposta imune. Nos pacientes com má resposta ao tratamento, o fato de não interromper o tratamento com TKI por um intervalo prolongado, para realizar a vacinação, é aceitável uma soroconversão mais baixa, em favor de minimizar o risco de agudização da doença.[13,14]

Considerando-se os estudos com reduzida amostra e ampla discussão sobre risco-benefício com a família, a vacinação com vírus vivo em pacientes em uso de TKI deve ser considerada individualmente, se os seguintes pré-requisitos forem atendidos conforme sugerido por Bettoni da Cunha-Riehm C. et al.:
   a) O paciente está residindo em uma área endêmica para doenças específicas ou viajando para lá, por exemplo, febre amarela.
   b) Além disso, o paciente obteve persistente resposta molecular maior ou profunda, além de contagens de linfócitos estáveis, superiores a 1.500 mm³.

Seguimento do crescimento e desenvolvimento

O enfretamento de doenças onco-hematológicas crônicas, como LMC-Ph+ em crianças é complexo, uma vez que a expectativa de vida da criança é superior ao adulto, e a exposição aos TKI podem ter efeitos adversos peculiares nos pré-púberes, como retardo do crescimento longitudinal e atraso na dentição que podem comprometer a aderência ao tratamento na fase de adolescência.[5]

O imatinib, medicação de 1ª linha nesse subgrupo de pacientes, tem mostrado supressão do crescimento longitudinal por distúrbio do eixo hipotalâmico-hipofisário, no equilíbrio entre hormônio do crescimento (GH – *Growth Hormone*) e fator de crescimento tipo insulina 1 (IGF1).[15] A desaceleração do crescimento foi observada em 47,2% das crianças pré-púberes. O *catch-up growth* ocorre na puberdade, mas atualmente não se sabe se é adequado para atingir a altura adulta esperada.[16] Os TKI causam a inibição da sinalização de receptor-beta do fator de crescimento derivado de plaquetas (PDGFR-beta) e resulta em recrutamento e atividade diminuídos de condrócitos na placa de crescimento e desregulação da remodelação óssea desregulada decorrente da redução dos osteoclastos.[16]

Está bem estabelecido que os TKI, em proporções distintas, causam redução da atividade osteoclástica, comprometendo a reabsorção óssea, resultando em uma diminuição na densidade mineral óssea, desregulação do metabolismo da 25-hidroxi-vitamina D, cálcio e fosfato. É recomendável o monitoramento dos níveis de cálcio, fósforo, hormônio da paratireoide e vitamina D 6 semanas após o início dos TKI, e a cada 6 meses.[16,17] Na LMC pediátrica, recomenda-se o monitoramento da função tireoidiana, 4 a 6 semanas após o início da terapia, seguido de acompanhamento de 6 a 12 meses.[16] O impacto do imatinibe nas glândulas adrenais em pacientes pediátricos com LMC não é conhecido.[17] É recomendável ingesta adequada ou reposição de vitamina D e cálcio, com densitometria óssea a cada 5 anos.[4,16]

Obesidade relacionada à terapia com imatinibe foi relatada na literatura pelas interações de vias metabólicas complexas.[18] Aduwa et al. observaram que o imatinibe foi associado ao ganho de peso significativo em 75% dos pacientes em virtude dos efeitos em outras proteínas com efeito tirosinaquinase. A inibição do PDGFR pelo imatinib foi relacionado com fisiopatologia dos adipócitos.

Questões psicossociais

Os efeitos colaterais/complicações na evolução da fase crônica da LMC geram diversos sinais e sintomas com manifestação orgânica, além de alterações da imagem corporal, ansiedade, irritabilidade, depressão e dificuldade de integração social.

Os TKI são reconhecidos por vários efeitos colaterais *off-target*, que podem envolver vários sistemas desde a pele até o metabolismo hormonal. Podem ocorrer manifestações cutâneas desde *rash* maculopapular, urticária, reações cutâneas palmoplantar, angioedema, pustulose exantematosa e síndrome de Steven-Johnson. Essas manifestações estão associadas ao bloqueio funcional de quinases cutâneas, são dose-dependentes após início da terapia e podem ser autolimitadas.[19]

A necessidade de uso crônico de medicação oral, associada ao ganho ponderal, que pode ocorrer nas crianças e adolescentes, e até algum grau de alopecia podem desfavorecer a inclusão desse paciente no convívio social. Além disso, o acometimento doloroso musculoesquelético, com fadiga e parestesias, pode desmotivar a adesão do paciente às atividades escolares e coletivas.[12,19]

Estímulo aos exercícios físicos

A intolerância ao exercício em pacientes pediátricos com câncer manifesta-se com o prejuízo do condicionamento aeróbio e anaeróbio, equilíbrio e flexibilidade, além da redução da força muscular e coordenação neuromuscular. A ocorrência de fadiga, parestesias, osteopenia e o potencial comprometimento cardíaco, com distúrbios de ritmo, pelo uso do TKI, reforçam a necessidade de programa individualizado de exercícios físicos aeróbios, de resistência e treino de flexibilidade e mobilidade.[20] Durante o seguimento, com o alcance da resposta molecular, deve ser feito o estímulo à prática de exercícios físicos, inclusive aquáticos, junto ao binômio família-paciente crônico.

Transição para hebiatria e a fertilidade

Diante da mudança da história natural da doença, após a introdução de TKI, o aumento da sobrevida das crianças e adolescentes fez emergir um novo cenário a ser manejado pelo pediatra/hebiatra relacionado às questões reprodutivas.

É reconhecida a capacidade do imatinib atravessar a barreira hematotesticular e reduzir a densidade quantitativa e funcional dos espermatozoides, entretanto os níveis de hormônios sexuais não foram comprometidos.[21] Aumento do risco de malformações fetais e de abortamento foi observado nas parceiras de pacientes do sexo masculino que estavam em uso de imatinibe ou dasatinib.[16] Em decorrência de teratogenicidade associada ao uso de TKI, recomenda-se a contracepção, em especial nas adolescentes do sexo feminino, em tratamento crônico com TKI.[12,16] Para pacientes que engravidam durante o tratamento, a decisão é individualizada com a recomendação de interrupção do TKI. Se a situação justificar que o TKI deve ser continuado, o nilotinibe parece ser o mais seguro.[12] Na adolescência, é fundamental o apoio do hebiatra na adesão aos contraceptivos de barreira e orais/injetáveis em razão da teratogenicidade associada a essas medicações.

Considerações finais

O objetivo da remissão livre de tratamento tende a ser fortalecido na infância e adolescência. Entretanto, diante da cronicidade da doença em um subgrupo de pacientes em desenvolvimento, ao pediatra cabe a promoção da saúde global, do acompanhamento rigoroso e ser agente complementar na adesão ao tratamento e controle dos efeitos adversos secundários à terapia a longo prazo.

Referências bibliográficas

1. Pui CH. Childhood leukemias. 3rd ed. Cambridge University Press; 2012.
2. Durall A, Zurakowski D, Wolfe J. Barriers to conducting advance care discussions for children with life-threatening conditions. Pediatrics. 2012;129(4):975-82.
3. Ries LAG, Smith MA, Gurney JG et al. (ed.). Cancer incidence and survival among children and adolescents: United States SEER Program, 1975-1995. [Monograph]. Bethesda (MD, USA): National Cancer Institute; 1999 – NIH Pub. n. 99-4649. Disponível em: https://seer.cancer.gov/archive/publications/childhood. Acesso em: 4 mar. 2021.
4. De La Fuente J, Baruchel A, Biondi A, De Bont E, Dresse MF, SuttorpM et al.; International BFM Group (I-BFM) Study Group Chronic Myeloid Leukemia Committee. Managing children with chronic myeloid leukemia (CML): recommendations for the management of CML in children and young people up to the age of 18 years. Br J Haematol. 2014;167(1):33-47.
5. Hijiya N, Suttorp M. How I treat chronic myeloid leukemia in children and adolescents. Blood. 2019;133(22):2374-84.
6. Jeyaraman P, Naithani R. Discontinuation of imatinib in a child with chronic myeloid leukemia. J Pediatr Hematol Oncol. 2020;42(1):e64-5.
7. Hijiya N, Schultz KR, Metzler M, Millot F, Suttorp M. Pediatric chronic myeloid leukemia is a unique disease that requires a different approach. Blood. 2016;127(4):392-9.

8. De Bruijn CMA, Millot F, Suttorp M et al. Discontinuation of imatinib in children with chronic myeloid leukemia in sustained deep molecular remission: results of the STOP IMAPED study. Br J Haematol. 2019;185(4):718-24.
9. Millot F, Claviez A, Leverger G et al. Imatinib cessation in children and adolescents with chronic myeloid leukemia in chronic phase. Pediatr Blood Cancer. 2014;61(2):355-7.
10. Cesaro S. et al. Guidelines on vaccinations in pediatric hematology and oncology patients. Biomed Res Int. 2014:707691.
11. Sociedade Brasileira de Imunizações (SBIm). Calendários de vacinação. Disponível em: https://sbim.org.br/calendarios-de-vacinacao. Acesso em: 4 mar. 2021.
12. National Comprehensive Cancer Network. NCCN clinical practice guidelines in oncology: chronic myeloid leukemia – Version 3.2020 [updated 2020 Jan].
13. Cunha-Riehm CB, Hildebrand V, Nathrath M et al. Vaccination with live attenuated vaccines in four children with chronic myeloid leukemia while on imatinib treatment. Front Immunol. 11:628. doi: 10.3389/fimmu.2020.00628.
14. Jugman P. Vaccination of immunocompromised hosts. In: Plotkin SA, Orestein WA, Offit PA et al. (ed.). Vaccines. 7th ed. Philadelphia (PA): Elsevier; 2018. p. 1355-69.
15. Walia R et al. Acquired neuro-secretory defect in growth hormone secretion due to imatinib mesylate and the efficacy of growth hormone therapy in children with chronic myeloid leukemia. Pediatric Hematol Oncol. 2020;37(2):99-108.
16. Athale U et al. Management of chronic myeloid leukemia (CML) in children and adolescents: recommendations from the Children's Oncology Group CML Working Group. Pediatr Blood Cancer. 2019;66(9):e27827.
17. Giona F, Mariani S, Gnessi L et al. Bone metabolism, growth rate and pubertal development in children with chronic myeloid leukemia treated with imatinib during puberty. Haematologica. 2013;98(3):e25-7.
18. Aduwa E, Szydlo R, Marin D et al. Significant weight gain in patients with chronic myeloid leukemia after imatinib therapy. Blood. 2012;120(25):5087-8.
19. Millot F et al. Imatinib is effective in children with previously untreated chronic myelogenous leukemia in early chronic phase: results of the French national phase IV trial. J Clin Oncol. 2011;29:2827-32.
20. West SL et al. Physical activity for children with chronic disease: a narrative review and practical applications. BMC Pediatrics. 2019;19(1):1-18.

Seção 4

Terapia transfusional em pediatria

Capítulo 25

Principais hemocomponentes – suas modificações e indicações

Paula Gracielle Guedes Granja

Introdução

Desde a criação do primeiro banco de sangue, a necessidade de revisão das práticas transfusionais era uma preocupação das entidades regulatórias.[1] Na década de 1940, a Hemoterapia brasileira começou a se caracterizar como especialidade médica e o primeiro banco de sangue foi inaugurado no Rio de Janeiro em 1942.[2] Em inúmeros artigos, a literatura médica mantém a discussão sobre quais seriam os parâmetros clínicos e laboratoriais para a indicação mais assertiva da transfusão, nos mais diversos cenários.

O conceito de *patient blood management* (manejo transfusional do paciente) tem sido cada vez mais utilizado nos diversos serviços de saúde, visando uma abordagem que contemple um conjunto de medidas terapêuticas com esforços voltados não apenas às estratégias que evitem as transfusões dispensáveis, mas que contemplem também aquelas que reduzam a espoliação recorrente e excessiva, partindo da monitorização frequente do paciente e indicação de quando e como transfundir.[1] Parâmetros como presença de sintomas relacionados com a anemia e sua velocidade de instalação, faixa etária e comorbidades associadas ao paciente são critérios que devem ser levados em consideração no momento da indicação da transfusão, bem como o julgamento clínico do médico responsável e a existência de diretrizes que orientem uma política global de transfusão com avaliação individualizada dos casos discrepantes. Os critérios laboratoriais mais utilizados para indicação transfusional na prática clínica são: contagem plaquetária; valor de hemoglobina e hematócrito; tempo de protrombina (TP); tempo de tromboplastina parcial ativada (TTPA) e fibrinogênio. Esses valores não devem ser considerados gatilhos automáticos, e sim parâmetros contribuintes para análise global dos pacientes. Os testes viscoelásticos como tromboelastografia (TEG) e tromboelastometria (ROTEM) são úteis no contexto hemorrágico, porém ainda não são de ampla disponibilidade na prática clínica. A transfusão deve ser realizada por meio de equipos apropriados e livres de pirógenos, com filtro capaz de promover a retenção de coágulos e agregados. Após aberto, o hemocomponente deve ser infundido em tempo inferior a 4 horas, sendo o volume restante descartado após esse período, principalmente pelo risco aumentado de contaminação bacteriana. O tempo médio de infusão varia de acordo com cada tipo de hemocomponente.

Tipos de transfusão

A transfusão é classificada como autóloga (quando o doador e o receptor são a mesma pessoa) ou alogênica (quando doador e receptor são indivíduos distintos).[3]

Modalidades de transfusão

- **Programada:** a ser realizada em determinados dia e hora.
- **Rotina:** a ser realizada dentro de 24 horas.
- **Urgência:** a ser realizada dentro de 3 horas.
- **Emergência:** quando o retardo da transfusão acarretar risco de vida para o paciente. Nesta modalidade, o quadro clínico do paciente deve justificar o risco da transfusão antes da finalização dos testes transfusionais e o médico do paciente deve assinar o termo de responsabilidade pela transfusão.[4]

As solicitações de reserva cirúrgica devem seguir os protocolos de cada instituição e têm como base principal o risco de sangramento de acordo com a dimensão do procedimento invasivo a ser realizado.

Hemocomponentes e hemoderivados

- **Hemocomponentes:** obtidos por meio do processamento físico dos produtos oriundos do sangue total ou plasma. Por exemplo, concentrado de hemácias, plaquetas randômicas e crioprecipitado.
- **Hemoderivados:** obtidos por meio de processamento físico-químico ou biotecnológico dos produtos oriundos do sangue total ou do plasma. Por exemplo, concentrados de fator, imunoglobulina, albumina. O uso de hemoderivados não será objeto de estudo neste capítulo.[5]

Tipos de coleta de sangue

- **Coleta por sangue total:** procedimento em que o sangue total (cerca de 450 mL) é coletado em uma bolsa e posteriormente centrifugado e fracionado em outros hemocomponentes.
- **Coleta por aférese:** procedimento de coleta de sangue utilizando equipamento automatizado, capaz de centrifugar e separar os hemocomponentes, resultando em um produto fracionado.

Não há diferença funcional entre os hemocomponentes coletados por sangue total ou por aférese, exceto que as aféreses são consideradas leucodepletadas pela técnica utilizada.

Hemocomponentes utilizados na prática clínica

Concentrado de plaquetas

Indicado habitualmente para pacientes apresentando trombocitopenia (hereditária ou adquirida) ou defeitos qualitativos de plaquetas (trombocitopatia). Pode ser obtido pela coleta de sangue total ou por meio do processamento por aférese (1 unidade de aférese equivale a cerca de 6 unidades de plaquetas randômicas). A vantagem da transfusão de plaqueta por aférese em relação à plaqueta randômica é a redução da exposição do paciente a diversos doadores. Preferencialmente, devem ser ABO e RhD idênticos ou com plasma compatível com o receptor. Na necessidade de utilização de plaquetas RhD positivo em pacientes RhD negativos, deve-se administrar (em até 72 horas da transfusão) uma dose de imunoglobulina anti-D em receptores do sexo feminino em idade fértil (ou pacientes em programação de transplante, de acordo com o protocolo do serviço). Nos quadros de plaquetopenia induzida por heparina ou nas púrpuras trombocitopênicas trombóticas, a transfusão de plaquetas encontra-se contraindicada em decorrência do risco de associação com trombose. Nos quadros de trombocitopenia imune (PTI), a despeito das baixas contagens plaquetárias, a transfusão também não é indicada, exceto em quadros de sangramento grave com risco de vida ou instabilidade hemodinâmica.

Classificação da transfusão de plaquetas segundo tipo de sangramento[6]

- **Profilática:** transfusões com objetivo de prevenir sangramento ou pré-procedimento invasivo.
- **Terapêutica:** transfusões com objetivo de tratar pacientes com sangramento graus 2 a 4 da Organização Mundial da Saúde (OMS) (Quadro 25.1).

Quadro 25.1 – Classificação de sangramento segundo a OMS.

Grau	Tipo de sangramento
1	Petéquias em mucosa oral ou pele, púrpuras < 1 cm, presença de sangue oculto nas fezes, sangramento orofaríngeo ou epistaxe com duração inferior a 30 minutos nas últimas 24 horas
2	Melena, hematêmese, hemoptise, sangue vivo nas fezes, sangramento musculoesquelético/partes moles, epistaxe ou sangramento orofaríngeo com duração superior a 30 minutos, hematúria macroscópica, púrpura maior que 1 cm, sangramento anormal em local de punção ou procedimento invasivo, sangramento visível em fluidos de cavidade, sangramento de retina sem déficit visual, sangramento menstrual
3	Sangramento com necessidade transfusional de concentrado de hemácias ou moderada instabilidade hemodinâmica
4	Sangramento com grave instabilidade hemodinâmica, sangramento de sistema nervoso central em estudo de imagem, sangramento fatal

Fonte: Adaptado de Ministério da Saúde, 2015.

Recomendações para transfusão de plaquetas em pediatria[6,7]

Pacientes COM plaquetopenia:
- Inferior a 10.000 mm³ com falência de produção plaquetária.
- Inferior a 20.000 mm³ associado a mucosite grave, uso de anticoagulação, risco de sangramento secundário à infiltração local do tumor ou a outros fatores de risco para sangramento agudo.
- Inferior a 30.000 mm³ em recém-nascidos com falência de produção plaquetária ou pacientes com leucemia mieloide aguda M3.
- Inferior a 50.000 mm³ em recém-nascidos prematuros estáveis com falência de produção plaquetária, na presença de sangramento ativo ou antes de procedimentos invasivos.
- Inferior a 50.000 mm³ em pacientes com coagulação intravascular disseminada (CIVD) e sangramento significativo, leucocitose extrema, transfusão maciça com sangramento ativo, sangramento importante em trato gastrointestinal ou genitourinário ou pré-procedimento invasivo.
- Inferior a 100.000 mm³ em recém-nascidos prematuros instáveis, na presença de sangramento ativo ou antes de procedimentos invasivos se paciente com CIVD.

Pacientes SEM plaquetopenia:
- Sangramento ativo ou pré-procedimento invasivo em associação com defeitos qualitativos de plaquetas.
- Sangramento excessivo inexplicável em pacientes durante procedimentos de *bypass* cardiopulmonar/circulação extracorpórea (CEC).
- Pacientes durante procedimentos de oxigenação por membrana extracorpórea (ECMO) e contagem plaquetária inferior a 100.000 mm³ ou na vigência de sangramento, mesmo com contagens superiores.

Níveis plaquetários desejáveis para a realização de procedimentos invasivos
- **Broncoscopia e endoscopia digestiva:** acima de 20.000 mm³ sem biópsia e acima de 50.000 mm³ com biópsia.
- **Punção do líquido cefalorraquidiano (CLR):** acima de 20.000 a 50.000 mm³ (a depender da experiência do profissional).
- **Anestesia epidural, extração dentária, inserção de cateter central por punção, toracocentese, paracentese, biópsia brônquica, biópsia hepática, laparotomia:** acima de 50.000 mm³.
- **Cirurgias neurológicas e oftalmológicas:** acima de 100.000 mm³.

Concentrados de hemácias

A transfusão de hemácias tem como objetivo gerar incremento na massa eritrocitária do paciente, aumentando, assim, a capacidade de transporte de oxigênio. As indicações devem se ter como base não apenas os níveis de hemoglobina e hematócrito (Hb/Ht), como também a presença de sintomas de anemia ou de perdas sanguíneas consideráveis (> 15% a 20% da volemia). É sabido que crianças maiores de 1 ano de idade e com sistema cardiovascular saudável toleram níveis de Hb mais baixos entre 7 e 8 g/dL, sendo sugerido, em diversos estudos, o uso de gatilhos mais restritivos para a transfusão de hemácias, mesmo em pacientes críticos. Nos recém-nascidos prematuros, cardiopatas e pacientes portadores de hemoglobinopatias, devemos utilizar protocolos específicos com gatilhos distintos para cada situação clínica.

Recomendações para transfusão de hemácias em crianças menores de 4 meses[6]
- **Anemia sintomática:** pacientes com hematócrito menor que 20% e baixa contagem de reticulócitos.
- **Hematócrito menor que 30%:** paciente no halo de oxigênio com menos de 35%, cateter nasal, pressão positiva contínua nas vias aéreas (CPAP), ventilação mandatória intermitente (VMI) ou ventilação mecânica com pressão média menor que 6 cm de água. Paciente mantendo taquicardia, taquipneia, episódios de apneia, bradicardia ou com baixo ganho ponderal mesmo com aporte calórico adequado.
- **Hematócrito menor que 35%:** paciente no halo de oxigênio com mais de 35%, CPAP, VMI ou ventilação mecânica com pressão maior que 6 a 8 cm de água.

Crianças em ECMO ou portadoras de cardiopatia congênita cianogênica requererão suporte transfusional se hematócrito inferior a 45%. Procedimentos de exsanguinotransfusão utilizando hemácias reconstituídas em plasma compatível, para pacientes com hiperbilirrubinemia neonatal ou policitemia, devem seguir protocolos específicos.

Recomendações para transfusão de hemácias em crianças maiores de 4 meses
- Perda sanguínea intraoperatória superior a 15% da volemia total.
- Perda sanguínea aguda com hipovolemia não responsiva a outras terapias.
- **Hematócrito menor que 24%:** na vigência de procedimento cirúrgico de urgência quando outras terapias não são viáveis, durante pré-operatório em pacientes com sintomas de anemia ou sangramento, pacientes em vigência de quimioterapia/radioterapia, anemia congênita ou adquirida sintomática.
- **Hematócrito menor que 40%:** em pacientes portadores de doença pulmonar grave ou em ECMO.
- Portadores de doença falciforme com acidente vascular cerebral, síndrome torácica aguda, sequestro esplênico, crise aplástica, priapismo recorrente e no preparo pré-operatório (com programação de anestesia geral). Exsanguinotransfusão pode ser necessária.
- Pacientes do regime de transfusão crônica como os portadores de talassemia major e síndrome de Blackfan-Diamond (não responsivos ao tratamento).

Recomendações para transfusão de plasma fresco congelado (PFC)

O PFC deve ser utilizado para tratamento de sangramento ativo ou pré-procedimento invasivo, quando o paciente é portador de deficiência congênita ou adquirida de fator de coagulação (para o qual o concentrado liofilizado não se encontra disponível) e o TP ou o TTPA apresentar relação 1,5 vez maior que os controles normais, devendo ser ABO compatível com o receptor. Por conter todos os fatores de coagulação, o PFC é comumente utilizado em pacientes com doença hepática ou CIVD em vigência de sangramento ou procedimentos invasivos e nas coagulopatias diluicionais secundárias à transfusão maciça. Também pode ser uma opção para reversão da varfarina em situações de emergência com sangramentos ou procedimentos invasivos (quando não for necessária a reversão com urgência, deve-se usar a vitamina K). Outra indicação menos frequente em Pediatria é a utilização do PFC como solução de troca, na realização de plasmaférese terapêutica.

Recomendações para transfusão de crioprecipitado

Indicada para o tratamento de sangramento e na profilaxia pré-procedimento invasivo nas seguintes situações clínicas:
- Portadores de deficiência de fator XIII, hipofibrinogenemia e disfibrinogenemia (quando não disponível o fator isolado).
- Portadores da doença de von Willebrand quando o DDAVP (deamino-D-arginina vasopressina) é contraindicado, não disponível ou com resposta não favorável e quando fator VIII liofilizado (contendo fator de von Willebrand) não estiver disponível.
- Pacientes com CIVD e na falência hepática com fibrinogênio inferior a 100 mg/dL, na vigência de sangramento ou pré-procedimento invasivo. Pacientes portadores de hemofilia devem receber o fator específico liofilizado, sendo contraindicado o uso do crioprecipitado, exceto em situações de urgência, na indisponibilidade do fator.

Recomendações para transfusão de concentrado de granulócitos

Produto coletado mediante procedimento de aférese (após estímulo do doador com fator estimulador de colônias de granulócitos G-CSF e/ou corticosteroideterapia), ABO compatível com o receptor, com provas de compatibilidade negativas e provenientes de doadores CMV negativos (se receptor CMV negativo ou desconhecido). Deve conter ao menos 1×10^{10} granulócitos/unidade e está indicado para pacientes com neutropenia grave inferior a 500 mm³ ou disfunção de granulócitos em vigência de infecção grave (fúngica principalmente), quando não há resposta às terapias habituais, como opção coadjuvante ao tratamento-padrão. O concentrado de granulócitos deve ser irradiado e não pode ser leucodepletado, sendo o volume máximo de infusão em torno de 10 a 15 mL/kg.

Quadro 25.2 – Hemocomponentes e doses transfusionais em pediatria.

Hemocomponente	Apresentação	Preservação	Dose	Incremento*
Concentrado de hemácias	Ht 70% Vol. 220 a 280 mL	Validade 35 a 42 dias Armazenado 2 a 6 °C	10 a 15 mL/kg	2 a 3 g/dL
Plasma fresco congelado	Plasma contendo fatores de coagulação Vol. 150 a 200 mL	Validade 1 ano Armazenado -20 a -30 °C	10 a 15 mL/kg	15 a 20% dos níveis de fatores
Plaquetas randômicas ou por aférese	40 a 70 mL e $5,5 \times 10^{10}$ plaq/un randômica 200 a 300 mL e 3×10^{11} plaq/un aférese	Validade 5 dias Armazenado em temperatura de 20 a 24 °C em agitação constante	5 a 10 mL/kg ou 1 unidade randômica para cada 10 kg	50.000/µL

(continua)

Quadro 25.2 – Hemocomponentes e doses transfusionais em pediatria. (*Continuação*)

Hemocomponente	Apresentação	Preservação	Dose	Incremento*
Crioprecipitado	Fibrinogênio, fator XIII, fator VIII e von Willebrand 15 a 30 mL	Validade 1 ano Armazenado de -20 a -30 °C	1 a 2 unidades para cada 10 kg	60 a 100 mg/dL de fibrinogênio
Concentrado de granulócitos	> 1 × 10^{10} granulócitos 200 a 250 mL	Validade 24 horas Armazenado de 20 a 24 °C	Até 10 a 15 mL/kg	Manter transfusão até 2 contagens de neutrófilo acima de 500 mm³

* Considerando recuperação de 100%.
Fonte: Adaptado de Ministério da Saúde, 2015; Agência Nacional de Vigilância Sanitária, 2016; Association for the Advancement of Blood & Biotherapies (AABB), 2020.

Hemocomponentes modificados

As indicações das modificações dos hemocomponentes durante o seu processamento ou infusão têm como objetivo principal a profilaxia de reações transfusionais. Entre as modificações mais utilizadas na prática clínica, temos:

- **Deleucotização:** consiste em remover mais de 99% dos leucócitos do doador presentes nos hemocomponentes (concentrado de hemácias e plaquetas). Para isso, são utilizados filtros descartáveis específicos, nas fases de pré ou pós-estocagem do produto, dentro da unidade de hemoterapia ou à beira do leito. Os hemocomponentes coletados por técnica de aférese são considerados leucodepletados. Os benefícios clínicos mais relevantes e bem documentados da remoção dos leucócitos são:
  - Redução da reação febril não hemolítica;
  - Redução da aloimunização contra antígenos HLA e refratariedade plaquetária;
  - Redução da transmissão de citomegalovírus.

Existem outros benefícios clínicos defendidos que ainda não foram comprovados e não serão abordados neste capítulo. O procedimento é recomendado para pacientes portadores de imunodeficiências, aplasias, receptores de transplante de órgãos ou medula óssea, prematuros e de baixo peso, receptores de transfusão intrauterina, pacientes oncológicos submetidos à quimioterapia intensa, pacientes com antecedente de reação febril não hemolítica (ao menos dois episódios), portadores de hemoglobinopatias e politransfundidos.

- **Irradiação:** tem como objetivo a inativação de linfócitos T do doador, presentes nos hemocomponentes celulares/sangue total, por meio do uso de uma dose mínima de irradiação gama de 2.500 cGY como estratégia de profilaxia da doença do enxerto contra o hospedeiro transfusional (DECHT). A irradiação está indicada para os pacientes com imunodeficiência congênita, mesmo na fase de suspeita clínica, nos pacientes transplantados e pacientes oncológicos submetidos à quimioterapia/radioterapia intensiva, hemocomponente de doador familiar/HLA compatível, transfusão de granulócitos, recém-nascidos prematuros (menos de 28 semanas) ou com menos de 1.200 g ao nascimento, transfusão intrauterina ou exsanguinotransfusão no período neonatal.[1,4,6]
- **Lavagem ou redução de plasma:** tem como objetivo principal a remoção de plasma remanescente e suas proteínas, como estratégia de prevenção em pacientes com antecedente de reações alérgicas graves/anafilaxia. O procedimento reduz drasticamente a viabilidade dos hemocomponentes (24 horas para hemácias e 4 horas para plaquetas) e aumenta o risco de contaminação, devendo a indicação ser precisa e bem programada. Está indicada também para pacientes com deficiência de IgA.[1,4]
- **Fenotipagem eritrocitária:** a seleção de hemácias fenotipadas encontra-se indicada nos pacientes que apresentam aloimunização eritrocitária (formação de anticorpos contra antígenos eritrocitários específicos) ou naqueles cujo risco de desenvolvê-la é aumentado,

como nos pacientes portadores de hemoglobinopatias (falciformes e talassêmicos). A aloimunização eritrocitária dificulta o processo de transfusão (pela não compatibilização do concentrado de hemácias) e aumenta as chances de reações hemolíticas (agudas ou tardias).
- **Aliquotagem:** estratégia utilizada para adequação do volume transfusional (sem desperdício de produto hemoterápico) nas transfusões de receptores de baixo peso, com dificuldade no manejo de volume (instabilidade hemodinâmica, comprometimento cardiovascular e/ou renal) ou para evitar exposição a diferentes doadores (em pacientes pequenos/recém-nascidos).[8] As unidades são fracionadas no serviço de hemoterapia, com técnicas que minimizam o risco de contaminação bacteriana.
- **Inativação de patógenos:** novas técnicas visando redução/eliminação da transmissão de agentes infecciosos por meio da transfusão continuam sendo desenvolvidas. Entre elas, a inativação de patógenos. A tecnologia ainda apresenta custo proibitivo para implantação na maioria dos bancos de sangue (na Europa, a inativação de patógenos em plasma já é uma realidade) e os estudos em andamento buscam avaliar, entre as técnicas disponíveis, quais substâncias apresentam menor risco de toxicidade ao receptor, não causem dano à funcionalidade das células e mantenham o rendimento e a eficácia do produto final.[1]

Considerações finais

Os conceitos de transfusão segura e de transfusão adequada não devem estar separados, sendo a educação continuada uma importante ferramenta deste processo. O conteúdo oferecido durante a graduação é limitado, não havendo programa formal de hemoterapia em grande parte das instituições de ensino superior.[1] Quando indicada de forma adequada, a transfusão tem papel fundamental na recuperação clínica do paciente e a despeito de todos os avanços tecnológicos, ainda não foi aprovado um substituto seguro e eficaz para a transfusão de sangue, sendo as doações de voluntários saudáveis a forma atualmente disponível para obtenção do produto.

Referências bibliográficas

1. Bordin JO, Langhi Jr DM, Covas DT. Hemoterapia: fundamentos e prática. 2. ed. São Paulo: Atheneu; 2019.
2. Junqueira PC, Rosenblit J, Hamerschlak N. História da hemoterapia no Brasil. Rev Bras Hematol Hemoter. 2005;27(3):201-20.
3. Brasil. Agência Nacional de Vigilância Sanitária (Anvisa). Marco conceitual e operacional: guia para hemovigilância no Brasil. Anvisa; 2015.
4. Brasil. Agência Nacional de Vigilância Sanitária (Anvisa). Portaria Ministério da Saúde n. 158, de 4 de fevereiro de 2016.
5. Brasil. Ministério da Saúde. Guia para uso de hemocomponentes. 2. ed. Brasília; 2015.
6. Association for the Advancement of Blood & Biotherapies (AABB). Technical manual. 20th ed. Bethesda: AABB; 2020.
7. Braga JAP, Loggetto SR, Tone LG. Hematologia e hemoterapia pediátrica. São Paulo: Atheneu; 2014.
8. Villeneuve A, Arsenault V, Lacroix J, Tucci M. Neonatal red blood cell transfusion. Vox Sanguinis. 2021;116:366-78.

Capítulo 26

Reações transfusionais mais frequentes – prevenção e conduta

Paula Gracielle Guedes Granja

Introdução

A transfusão de sangue é um método terapêutico eficaz, porém não isento de complicações. Ela deve ser utilizada criteriosamente na Medicina, uma vez que traz em si um risco ao receptor, seja imediato, seja tardio.[1]

Os eventos adversos relacionados à transfusão podem acontecer mesmo quando a transfusão foi bem indicada e são caracterizados por uma resposta indesejável do receptor, temporalmente associada com a transfusão de sangue, podendo ser secundária a incidente relacionado ao ciclo do sangue ou a uma interação entre receptor e hemocomponente (produto biologicamente ativo).[2]

Estima-se que a taxa de reação transfusional no Brasil esteja em torno de 5 reações/1.000 transfusões, sendo 97% das reações notificadas como agudas e, destas, 83% classificadas como leves. Entre as reações notificadas, 49% foram classificadas como reação febril não hemolítica (RFNH) e 37% como reações alérgicas (RA). Pela análise do panorama histórico nacional, dividido por regiões entre os anos de 2007 a 2015, é possível evidenciar que ainda existe baixa adesão à notificação dos eventos adversos relacionados à transfusão.[3]

Estudos clínicos tentam demonstrar que pode haver imunomodulação associada à transfusão, influenciando a evolução clínica dos pacientes em diferentes cenários. Porém, os resultados ainda são contraditórios e novas evidências científicas são necessárias para melhor definição da influência exercida.[4]

Com o objetivo de identificar de forma precoce a ocorrência de eventos adversos, o paciente deve ter seus sinais vitais (temperatura, pressão arterial e pulso) verificados e registrados em prontuário, imediatamente antes e logo após o término da transfusão e os primeiros 10 minutos de infusão deverão ser acompanhados à beira do leito por profissional de saúde qualificado, devendo o paciente ser reavaliado periodicamente no decorrer da transfusão. Após o término desta, o paciente deve aguardar ao menos 1 hora para ser liberado.[1]

Classificação das reações transfusionais

De acordo com o *Marco conceitual e operacional:* guia para hemovigilância no Brasil, publicado em 2015, as reações transfusionais são classificadas de acordo com o tempo de aparecimento, gravidade, correlação do evento com a transfusão e diagnóstico da reação. Ao término do capítulo, apresentamos de forma resumida (Quadro 26.1) uma classificação geral das reações em imediatas/tardias e em relação à presença ou não de mecanismo imunológico envolvido na fisiopatologia.

Quadro 26.1 – Principais reações transfusionais imediatas-tardias/etiologia.

	Imunes	Não imunes
Imediatas	RFNH RHAI Reação alérgica TRALI	Sobrecarga volêmica Contaminação bacteriana Rha não imune Distúrbios metabólicos Hipotensão relacionada à transfusão Dispneia associada à transfusão
Tardias	RHT/aloimunização eritrocitária Aloimunização Refratariedade plaquetária Púrpura pós transfusional DECH transfusional Imunomodulação	Sobrecarga de ferro Transmissão de doenças infecciosas

RFNH: reação febril não hemolítica; RHAI: reação hemolítica aguda imunológica; TRALI: injúria pulmonar aguda relacionada à transfusão; RHT: reação hemolítica tardia; DECH: doença do enxerto contra o hospedeiro.
Fonte: Adaptado de Braga JAP, Loggetto SR, Tone LG, 2014.

Tempo de aparecimento

- **Imediata:** quando os sinais e sintomas do evento adverso aparecem durante ou nas primeiras 24 horas após a transfusão.
- **Tardia:** quando os sinais e sintomas do evento adverso aparecem após as 24 horas do início da transfusão. O tempo máximo em que o sinal/sintoma clínico pode ser correlacionado à transfusão não foi estabelecido.

Para todos os eventos adversos imediatos (agudos), cinco medidas devem ser instituídas ao primeiro sinal/sintoma de suspeição:
1. Interrupção imediata da transfusão.
2. Manutenção de acesso venoso com solução fisiológica a 0,9%.
3. Verificação da identificação correta do paciente e do produto infundido (bolsa correta para o paciente correto).
4. Notificar o médico do paciente e o Serviço de Hemoterapia.
5. Quando pertinente, enviar ao Serviço de Hemoterapia as amostras de sangue do paciente e o produto (unidade de sangue) envolvido no evento adverso e encaminhar ao laboratório amostras de hemocultura do paciente, provas de hemólise e amostra urinária.

Em caso de febre relacionada à transfusão, com elevação de temperatura corporal acima de 1 °C após o início da transfusão e atingindo-se temperatura final superior a 38 °C, a transfusão será interrompida imediatamente e o componente não será mais infundido no paciente.[1] Recomenda-se também a coleta de hemoculturas do paciente e do produto sempre que os sintomas envolverem elevação de temperatura, tremores/calafrios (suspeita de bacteremia).

Gravidade

- **Leve:** não causa risco à vida, a intervenção médica pode ser necessária, não resulta em danos permanentes ou em disfunção de órgão ou função.

- **Moderada:** pode estar associada com morbidade a longo prazo, requer hospitalização ou causa prolongamento desta, provoca deficiência ou incapacidade persistente ou significativa, necessita de intervenção médica para evitar danos permanentes ou comprometimento de órgãos ou função.
- **Grave:** os sinais e sintomas causam ameaça imediata à vida, intervenção médica é exigida para evitar o óbito.
- Óbito: atribuído à transfusão.

Correlação com a transfusão

- **Confirmada:** quando após o término da investigação, há evidências claras (quadro clínico, laboratorial e vínculo temporal) que atribuem, sem nenhuma dúvida, a correlação do evento com a transfusão.
- **Provável:** após o término da investigação, ou no curso desta, existem evidências que indicam a correlação com a transfusão, mas há dúvidas para a sua confirmação.
- **Possível:** quando após o término da investigação, ou no curso desta, existem evidências que indicam a correlação dos sinais e sintomas com outras causas, mas não é possível descartar a correlação com a transfusão.
- **Improvável:** quando após o término da investigação, ou no curso desta, existem evidências que indicam a correlação dos sinais e sintomas com outras causas, mas há dúvidas para exclusão da correlação com a transfusão.
- **Descartada:** quando após o término da investigação, há evidências claras que atribuem, sem nenhuma dúvida, a correlação do evento com outras causas que não a transfusão.
- **Inconclusiva:** quando após a conclusão da investigação, não foram encontradas evidências suficientes para confirmar ou descartar a correlação do evento com a transfusão.

Diagnóstico da reação

Reação febril não hemolítica (RFNH)

Presença de elevação de temperatura maior ou igual a 38 °C, com aumento de pelo menos 1 °C em relação ao controle pré-transfusional e/ou tremores e calafrios, durante ou até 4 horas após a transfusão E ausência de outras causas tais como contaminação bacteriana, reação hemolítica ou doença de base. O quadro pode estar associado a náuseas, vômitos e cefaleia, geralmente autolimitados.[2] A RFNH é uma das reações transfusionais mais frequentes principalmente em pacientes politransfundidos e durante a transfusão de plaquetas. Apesar de não oferecer risco à vida do paciente, causa grande desconforto a ele e ocasiona a interrupção da transfusão. O mecanismo de ação envolvido inclui a liberação de citocinas pró-inflamatórias (interleucina-1 e fator de necrose tumoral-alfa), tanto de forma ativa como passiva (presença de anticorpos no receptor, previamente sensibilizados contra antígenos leucocitários do doador ou leucócitos presentes no hemocomponente, liberando citocinas durante o estoque). A frequência da RFNH é menor quando são utilizados produtos leucodepletados e em relação ao uso de pré-medicação, os estudos e revisões não mostram diferença significativa entre os grupos que utilizaram ou não pré-medicação, como profilaxia para RFNH, não sendo recomendada como rotina. O uso de antitérmicos e manutenção da hidratação após o evento, para manejo dos sintomas, apresenta bons resultados.[4]

Reação alérgica (ALG)

A definição inclui o aparecimento de hipersensibilidade durante ou até 4 horas após a transfusão, com a ocorrência de dois ou mais dos seguintes sinais e sintomas: pápulas; prurido; urticária; edema (lábio, língua, úvula, periorbital, conjuntival); tosse ou rouquidão. No caso da reação anafilática (forma grave), de instalação rápida (segundos ou minutos após o início da transfusão), ocorrem, obrigatoriamente, distúrbios respiratórios associados aos seguintes achados: edema de laringe; cianose; broncoespasmo; estridor e insuficiência respiratória. Sintomas de ansiedade, taquicardia, perda de consciência, hipotensão arterial e choque podem acompanhar o quadro.[2] Também bastante frequentes, principalmente com o uso de hemocomponentes plasmáticos (PFC e plaquetas), as reações alérgicas são classificadas como leve-moderada na maior parte dos casos, sendo raras as formas mais graves.[4] Deve-se atentar para o uso de medicamentos ou a ingesta de alimentos possivelmente alergênicos cerca de 4 horas antes do evento. A fisiopatologia não é totalmente esclarecida e pode envolver hipersensibilidade imediata do tipo I (presença de anticorpos de imunoglobulinas IgE que ativam mastócitos e basófilos, após interação com alérgenos); ativação pela via modificadora da resposta biológica, pelo acúmulo de quimiocinas e citocinas inflamatórias nos hemocomponentes estocados; transferência passiva de alérgenos em hemocomponentes para os quais o receptor tem anticorpos ou vice-versa e deficiência de IgA, C4, C3 e haptoglobina. O significado da IgG nas reações ainda não está bem esclarecido, mas pode estar relacionado com a ativação do complemento.[4] O diagnóstico diferencial, principalmente nas formas graves, envolve outros quadros com manifestação respiratória ou com comprometimento hemodinâmico como TRALI (injúria pulmonar aguda relacionada à transfusão), TACO (sobrecarga circulatória relacionada à transfusão), sepse/contaminação bacteriana e outras causas relacionadas à doença de base (sem correlação com a transfusão). A reação alérgica na sua forma leve é uma das poucas reações transfusionais que permitem a continuação da transfusão com o mesmo produto, caso os sintomas se resolvam após a interrupção da transfusão e com a administração de medidas de suporte (desde que não apresente evolução para sintomas respiratórios ou alteração de níveis pressóricos). Para reações de moderada a grave intensidade, é prudente suspender definitivamente a infusão do produto. O uso de anti-histamínicos, corticosteroide ou adrenalina para tratamento do evento agudo deve ser indicado de acordo com a gravidade dos sintomas e tende a apresentar bons resultados. Ventilação mecânica e vasopressores podem ser necessários para tratamento dos casos mais graves, com evolução para anafilaxia/choque. Apesar de as evidências para o uso de pré-medicação não serem tão robustas,[4] o anti-histamínico e o corticosteroide podem ser utilizados de acordo com o histórico e gravidade das reações transfusionais alérgicas prévias, não sendo indicados para pacientes que nunca apresentaram reação alérgica transfusional. Em alguns casos, pode ser necessária a remoção do plasma/sobrenadante dos hemocomponentes celulares (lavagem/redução de plasma) para prevenir eventos adversos em pacientes com antecedente de reação alérgica de maior gravidade com anafilaxia-choque.

Reação por contaminação bacteriana (CB)

Definida como a presença de microrganismo no hemocomponente transfundido ou cocomponente (outro produto proveniente da mesma doação) E presença do mesmo microrganismo no sangue do receptor e/ou presença de febre (temperatura maior ou igual a 38 °C) com aumento de pelo menos 2 °C em relação ao valor pré-transfusional, durante a transfusão ou até 24 horas após, sem evidência de infecção prévia. O evento pode ser acompanhado por tremores, calafrios, taquicardia, dispneia, hipotensão, náuseas, vômitos ou choque.[2] As estratégias para redução do risco de contaminação bacteriana incluem indicação precisa das transfusões (diminuindo a exposição do receptor a produtos desnecessários), triagem clínica e orientação rigorosa do doador, uso adequado de técnicas de antissepsia no momento da coleta, utilização de produtos descartáveis e estéreis, uso de bolsa de coleta com reservatório de desvio da primeira alíquota de sangue, rotinas adequadas de processamento, armazenamento e transporte dos hemocomponentes e utilização de técnicas padronizadas para controle de qualidade microbiológico.

Reação hemolítica aguda imunológica (RHAI)

Caracterizada pela rápida destruição de eritrócitos por incompatibilidade ABO ou de outro sistema eritrocitário, durante ou até 24 horas após a transfusão, sendo a causa mais frequente do evento o erro humano (falha ou troca na identificação de amostras, produto ou receptor). A evolução do quadro clínico dependerá do volume infundido, sendo que quantidades superiores a 30 a 50 mL estão associadas a uma letalidade próxima de 20%.[4] Para classificação do evento, o paciente deve apresentar qualquer um dos sinais e sintomas descritos (febre, tremores/calafrios, dor no local da punção, dor abdominal, lombar ou em região dos flancos, ansiedade, agitação, sensação de morte iminente, rubor facial, hipotensão arterial, oligoanúria, insuficiência renal, hemoglobinúria e evolução para coagulação intravascular disseminada, com sangramentos e choque), acompanhado de teste de hemólise positivo na amostra do paciente E dois ou mais dos resultados a seguir: TAD (teste de antiglobulina direta) positivo; teste de eluição positivo; DHL elevada; bilirrubina indireta elevada; queda de hemoglobina/hematócrito; haptoglobina baixa; hemoglobinúria; fibrinogênio baixo; ou hemoglobina livre aumentada.[2]

Lesão pulmonar aguda relacionada à transfusão (TRALI)

Definida como síndrome de desconforto respiratório agudo (SDRA), de ocorrência durante ou até 6 horas após o início da transfusão, sem evidência anterior de comprometimento pulmonar e descartada sobrecarga circulatória, com imagem de tórax apresentando infiltrado pulmonar bilateral e associação com hipoxemia (saturação de oxigênio menor que 90% em ar ambiente e/ou PaO_2/FiO_2 menor que 300 mmHg). O quadro pode ser acompanhado por dispneia, febre, taquicardia, hipotensão arterial e cianose.[2] O evento é mais associado ao uso de hemocomponentes derivados do plasma e a sua patogênese está relacionada tanto a eventos imunológicos relacionados ao doador (transferência passiva de anticorpos do doador contra antígenos leucocitários do receptor, com ativação da cascata de complemento, sendo este o mecanismo descrito como mais frequente) como a fatores relacionados ao receptor de sangue (aloanticorpos do receptor direcionados contra antígenos leucocitários do doador). Na sua forma clássica, é praticamente impossível distinguir TRALI da síndrome da angústia respiratória do adulto (SARA), não estando disponível teste rápido e conclusivo para o diagnóstico. O tratamento não é específico, sendo indicadas as medidas de suporte ventilatório e hemodinâmico. A medida preventiva atualmente adotada é a segregação de derivados plasmáticos de mulheres multigestas (em virtude de formação de anticorpos pela mãe, após exposição a aloantígenos paternos presentes nos leucócitos do feto) e bloqueio com orientação de doador relacionado ao evento.[4]

Sobrecarga circulatória relacionada à transfusão (SC/TACO)

Caracterizada por sinais de hipervolemia, com edema pulmonar agudo e insuficiência cardíaca congestiva, em pacientes submetidos à infusão rápida ou maciça de sangue, principalmente se reserva cardíaca diminuída. A infusão lenta da transfusão (1 mL/kg/h) e uso de diuréticos nos pacientes identificados como de risco, são estratégias para reduzir a ocorrência de TACO.[4] O diagnóstico inclui edema pulmonar durante ou até 6 horas da transfusão, acompanhado de pelo menos quatro dos seguintes sinais/sintomas: insuficiência respiratória aguda; taquicardia; hipertensão arterial; balanço hídrico positivo; imagem radiológica de edema pulmonar; aumento da pressão venosa central; insuficiência de ventrículo esquerdo e aumento de BNP (peptídeo natriurético tipo B).[2] Deve-se fazer o diagnóstico diferencial com TRALI e reação alérgica grave, e o tratamento é semelhante ao da insuficiência cardíaca congestiva de outras etiologias.

Reação hemolítica aguda não imune (RHANI)

Ocorre quando a lise das hemácias é provocada por outros mecanismos não imunológicos como transfusão de sangue inadequadamente armazenado, infusão conjunta com soluções não isotônicas e sistemas de infusão inadequados ou sem validação apropriada. A definição de caso tem como característica a hemólise durante ou até 24 horas após a transfusão, com ou sem sintomas clínicos significativos, sem evidência de causa imunológica e presença de hemoglobina livre no plasma e/ou hemoglobinúria.[2,4]

Dor aguda relacionada à transfusão (DA)

Definida por quadro doloroso agudo, de curta duração (inferior a 30 minutos) em região lombar, torácica ou membros superiores, durante ou até 24 horas após a transfusão, sem outra justificativa clínica, podendo também estar acompanhada de hipertensão arterial, inquietação, vermelhidão na pele, calafrios, taquipneia, dispneia e taquicardia.[2]

Dispneia associada à transfusão (DAT)
Quadro de desconforto respiratório agudo (sintoma mais evidente), de ocorrência nas primeiras 24 horas da transfusão, que não apresenta critérios conclusivos para TRALI, TACO ou reação alérgica e não pode ser explicado pela doença de base ou outra causa relacionada ao paciente.[2]

Reação hipotensiva relacionada à transfusão (HIPOT)
Reação caracterizada pela queda de pressão arterial evidenciada em até 1 hora após a transfusão, sem outras causas justificáveis e que responde rapidamente à interrupção da transfusão e a medidas de suporte. Em menores de 1 ano ou naqueles com peso inferior a 12 kg, a queda é maior que 25% dos valores basais (sistólica, diastólica ou média). Entre 1 e 18 anos de idade, queda maior que 25% da pressão sistólica basal e nos maiores de 18 anos queda maior ou igual a 30 mmHg e aferição menor ou igual a 80 mmHg da pressão arterial sistólica.[2]

Distúrbios metabólicos (DM)
Evidências clínicas de distúrbios metabólicos com confirmação laboratorial (p. ex., hipocalcemia, hipercalemia e alcalose metabólica), na ausência desses distúrbios na doença de base.[2]

Doença do enxerto contra o hospedeiro transfusional (DECH/GVHD)
Caracterizada pelo aparecimento entre 2 dias e 6 semanas da transfusão de um quadro de febre, diarreia, lesões cutâneas maculopapulares que se espalham para as extremidades e que podem progredir para eritrodermia generalizada com formação de bolhas hemorrágicas, hepatomegalia, alteração de função hepática (com aumento de transaminases, bilirrubina e fosfatase alcalina), pancitopenia e aplasia de medula. Os sinais e sintomas devem estar acompanhados por biópsia compatível com DECH (pele ou de órgãos comprometidos) OU com presença de quimerismo leucocitário. A profilaxia da DECH é realizada por meio da irradiação de hemocomponentes celulares, visando a inativação dos linfócitos T dos doadores, em produtos destinados a pacientes de risco/imunodeprimidos.[2,4]

Púrpura pós-transfusional (PPT)
Definida como queda do número de plaquetas para níveis abaixo de 20% da contagem anterior à transfusão, podendo ocorrer entre 5 a 12 dias após o uso do hemocomponente. O quadro deve estar acompanhado da presença de anticorpo antiplaquetário no receptor e varia de assintomático até a presença de sangramento grave de trato gastrointestinal, genitourinário ou sistema nervoso central.[2]

Refratariedade plaquetária
Reação transfusional caracterizada pelo baixo incremento plaquetário e que pode comprometer cerca de 20% a 70% dos pacientes politransfundidos, sendo secundária tanto a mecanismos imunes como a não imunes. A refratariedade imune é resultado da aloimunização a antígenos leucocitários humano (HLA) ou antígeno plaquetário humano (HPA) ou pelo uso de plaquetas ABO incompatíveis. Representa 20% do total dos casos de refratariedade plaquetária e pode elevar a morbimortalidade pelo incremento no risco de sangramento, prolongamento do tempo de internação e elevação dos custos do tratamento. A refratariedade não imune é de ocorrência mais frequente (80% dos casos), sendo os principais mecanismos envolvidos a presença de febre, sepse, sangramento ativo, esplenomegalia (sequestro esplênico), coagulação intravascular disseminada (CIVD), DECH, doença veno-oclusiva, uso de medicamentos como antifúngicos e determinados antibióticos. Quando o

resultado do incremento corrigido de plaquetas (ICC) é inferior a 5.000 mm³ em pelo menos duas contagens, faz-se o diagnóstico de refratariedade (Quadro 26.2). Para realização do cálculo, deve ser avaliada a contagem de plaquetas após 1 hora da transfusão (mais sugestivo de refratariedade imune), utilizando-se plaquetas ABO compatíveis e com menos de 48 a 72 horas de coleta.[6] O manejo do paciente com refratariedade, principalmente de causa imune, deve ser realizado por equipes experientes e envolve a realização de *crossmatch* plaquetário, uso de doadores HLA/HPA compatíveis e restrição às transfusões profilática, para evitar novas aloimunizações.

Quadro 26.2 – Incremento corrigido de plaquetas (ICC).

$$\frac{(\text{Plaquetas pós-transfusão} - \text{plaquetas pré-transfusão}) \times \text{superfície corporal (m}^2)}{\text{Número de plaquetas transfundidas } (\times 10^{11})}$$

Fonte: Adaptado de Stanworth SJ, 2015.

Transmissão de doenças infecciosas (DT)

A profilaxia da transmissão de doenças infecciosas inclui uma triagem clínica detalhada e a realização de testes de triagem infecciosa em todos os doadores selecionados. Atualmente, os testes obrigatórios no país abrangem pesquisa do vírus HIV, hepatite B, hepatite C, vírus linfotrópico da célula humana (HTLV), doença de Chagas e sífilis. As primeiras descrições de casos de receptores de sangue com sintomas de HIV ocorreram em 1982, sendo a triagem sorológica em bancos de sangue instituída em 1985. Desde 2012, a introdução do NAT (teste de ácidos nucleicos) nas triagens sorológicas tem sido obrigatória, o que reduziu consideravelmente o risco infeccioso. No país, apesar da existência dos centros de triagem voluntária implantados pelo Ministério da Saúde, estima-se que cerca de 36% a 39% dos homens façam a triagem para HIV por meio das doações de sangue, o que eleva o risco da transmissão desta e de outras doenças sexualmente transmissíveis. Em zonas endêmicas para malária, é realizada a pesquisa do parasita intraeritrocitário e de antígenos/anticorpo em amostra de soro. Em áreas não endêmicas, o doador é excluído durante a triagem clínica, de acordo com o tempo de deslocamento para áreas de risco.[4] Outros agentes infecciosos como leishmania, babesiose, West Nile vírus, dengue, zika, chikungunya, doença de Creutzfeldt-Jakob e hepatite A compõem uma lista de cerca de 77 agentes com risco potencial de transmissão por transfusão, para os quais atualmente não há estratégias individualizadas de controle nos bancos de sangue de forma geral.[4] Até o presente momento, não existe evidência de transmissão do vírus SARS-CoV-2 por transfusão sanguínea.[5] A definição de caso de transmissão transfusional de doença infecciosa inclui diagnóstico de infecção pós-transfusional (vírus, parasitas ou outros agentes infecciosos, exceto bactérias) no receptor, sem evidência desta antes da transfusão e ausência de outra fonte que justifique a infecção e evidência da mesma infecção no doador de hemocomponente transfundido ou hemocomponente transfundido no receptor com evidências do mesmo agente infeccioso.[2]

Reação hemolítica tardia (RHT)

Definida pela presença de anticorpos contra antígenos eritrocitários após a transfusão, com clínica de hemólise presente de 24 horas até 28 dias após o evento transfusional. O quadro de hemólise é desencadeado por resposta imune anamnéstica a antígeno previamente conhecido pelo sistema imunológico do paciente, seja por exposição transfusional, transplante ou gestação. A clínica pode ser muito discreta, quase assintomática ou semelhante ao quadro de RHAI. O quadro é acompanhado por positividade para o TAD, positividade do teste de eluição ou o aloanticorpo eritrocitário identificado no sangue do receptor. O incremento da hemoglobina após a transfusão é insuficiente ou ocorre seu rápido declínio em comparação aos valores pré-transfusionais, podendo aparecer esferócitos de forma não justificada por outras causas em sangue periférico.[2,4]

Aloimunização/surgimento de anticorpos irregulares (ALO/PAI)

Identificação de novo anticorpo (com significância clínica) contra antígeno eritrocitário por meio do TAD (teste de antiglobulina direta) positivo ou na triagem de anticorpos irregulares, estando ausentes os sinais e sintomas clínicos ou laboratoriais de hemólise.[2]

Hemossiderose com comprometimento de órgãos (HEMOS)

Caracterizada em pacientes com antecedente de transfusão de hemácias de repetição, com elevação da ferritina para valores acima de 1.000, acompanhada de disfunção orgânica.[2] O teste deve ser repetido em, ao menos, duas coletas distintas (se possível fora de contexto infeccioso ou inflamatório) e, por tratar-se de proteína de fase inflamatória, é importante realizar o diagnóstico diferencial com outras entidades clínicas que também elevam a ferritina sérica. Cada unidade de CH contém cerca de 250 mg de ferro, sendo a sobrecarga de ferro uma preocupação importante nos pacientes politransfundidos, principalmente nos portadores de hemoglobinopatias.[7]

Após a investigação do evento e análise da correlação com a transfusão, o Serviço de Hemoterapia deve notificar às autoridades sanitárias o resultado das investigações, por intermédio do Sistema de Notificações em Vigilância Sanitária (Notivisa), em prazo determinado de acordo com a reação e a gravidade.

Referências bibliográficas

1. Brasil. Agência Nacional de Vigilância Sanitária. Portaria Ministério da Saúde n. 158, de 4 de fevereiro de 2016.
2. Brasil. Agência Nacional de Vigilância Sanitária (Anvisa). Marco conceitual e operacional: guia para hemovigilância no Brasil. Anvisa; 2015.
3. Brasil. Agência Nacional de Vigilância Sanitária (Anvisa). Relatório de hemovigilância: dados consolidados 2007-2015.
4. Bordin JO, Langhi Jr DM, Covas DT. Hemoterapia: fundamentos e prática. 2. ed. São Paulo: Atheneu; 2019.
5. Brasil. Ministério da Saúde, Secretaria de Atenção Especializada à Saúde. DAET/Coordenação – Nota técnica n. 13/2020: geral de sangue e hemoderivados.
6. Stanworth SJ, Navarrete C, Estcourt L, Marsh J. Platelet refractoriness-practical approaches and ongoing dilemmas in patient management. British Journal of Haematology. 2015; 171:297-305.
7. Braga JAP, Loggetto SR, Tone LG. Hematologia e hemoterapia pediátrica. São Paulo: Atheneu; 2014.

Seção 5

Outros temas e informações complementares

Capítulo 27

Websites e referências de consulta para o pediatra

Miriam Verônica Flor Park

Sociedade de Pediatria de São Paulo (SPSP)

O site da SPSP tem informações para os pediatras e para as famílias sobre vários temas de pediatria geral e das especialidades. É uma fonte excelente de atualização e consulta, na qual se podem consultar dados sobre os próximos eventos, livros, temas pediátricos na mídia, campanhas, serviços, impressos, além do portal de educação continuada, com vários cursos específicos. O site também abriga o *Blog Pediatra orienta*, o *Pediatra atualize-se*, o *Pediatra informe-se*, *Recomendações* e a *Revista Paulista de Pediatria*. O pediatra associado à Sociedade Brasileira de Pediatria tem acesso aos conteúdos da SPSP.

Disponível em: www.spsp.org.br.

Sociedade Brasileira de Pediatria (SBP)

A SBP é a entidade brasileira dos pediatras. É ela que se posiciona frente a assuntos importantes relacionados com a profissão, infância e adolescência, maternidade, medicamentos, vacinas, procedimentos, leis, entre outros, frente à sociedade, às autoridades e conselhos de medicina. O site da SBP contém um grande arsenal de conteúdos para os pediatras, e, também para pais e mães, com informação relevante. Oferece informações sobre cursos e eventos, além de venda de muitos livros de várias especialidades, que auxiliam na reciclagem e atualização dos profissionais que lidam com crianças.

Disponível em: www.sbp.com.br.

Associação Brasileira de Hematologia, Hemoterapia e Terapia Celular (ABHH)

A ABHH é a entidade brasileira dos hematologistas. É a associação que representa os hematologistas, regulamenta os exames de provas de título de especialista, e organiza cursos, *webinars* e eventos, entre eles, o HEMO, que é o Congresso Brasileiro da Especialidade (em geral ocorre em novembro). No site da ABHH podemos encontrar publicações e diretrizes de assuntos relacionados à hematologia, hemoterapia, hematologia pediátrica, ao transplante de células-tronco hematopoiéticas, entre outros, e ter acesso à revista *Hematology, Transfusion and Cell Therapy*, que é a publicação trimestral da especialidade. Até 2017, esta revista foi publicada como *Revista Brasileira de Hematologia e Hemoterapia*. A ABHH atua firmemente pela qualidade dos serviços de hematologia e hemoterapia, pela qualidade do sangue, incorporação e distribuição de medicamentos no Brasil. A ABHH organiza um programa de educação continuada (HEMO.educa), tem parcerias com organizações internacionais e, também advoga pela residência médica em hematologia e hemoterapia no Brasil. No site, podemos encontrar a "Coletânea Covid-19", com informações sobre a covid-19 relacionadas aos temas de hematologia e hemoterapia.

Disponível em: www.abhh.org.br.

American Society of Hematology (ASH)/Sociedade Americana de Hematologia

O *website* da ASH tem várias publicações sobre temas em hematologia, como as revistas: *Blood*; *Blood Advances*; *The Hematologist*; *Hematology, ASH Hematology Program*; *ASH Clinical News*; *ASH Self-Assessment Program*. Além disso, tem informações sobre eventos, inclusive sobre o congresso anual (que acontece em dezembro), oportunidades de estudo para *trainees*, *fellowships*, bolsas de estudo para especialistas que estão no meio da carreira.

A ASH é uma entidade que representa interesses de pesquisadores e clínicos em hematologia junto às autoridades estadunidenses. O *website* traz atualização profissional e científica, cursos *online*, *webinars*, além de ter um banco de imagens em hematologia muito útil para ilustrar os conhecimentos sobre as principais enfermidades hematológicas (www.imagebank.hematology.org).

Disponível em: www.hematology.org.com.

Você pode acessar os *guidelines* mais atualizados da ASH sobre os assuntos:

- **Tromboembolismo pediátrico (2018)**
  Disponível em: https://www.hematology.org/education/clinicians/guidelines-and-quality-care/clinical-practice-guidelines/venous-thromboembolism-guidelines/pediatrics.
- **Doença falciforme (2019)**
  Disponível em: https://www.hematology.org/education/clinicians/guidelines-and-quality-care/clinical-practice-guidelines/sickle-cell-disease-guidelines.
- **Anticoagulação em pacientes com covid-19 (2021)**
  Disponível em: https://www.hematology.org/education/clinicians/guidelines-and-quality-care/clinical-practice-guidelines/venous-thromboembolism-guidelines/ash-guidelines-on-use-of-anticoagulation-in-patients-with-covid-19.
- **Diagnóstico e tratamento de doença de von Willebrand (2021)**
  Disponível em: https://www.hematology.org/education/clinicians/guidelines-and-quality-care/clinical-practice-guidelines/von-willebrand-disease.

European Hematology Association (EHA)/Associação Europeia de Hematologia

O *website* da EHA tem uma série de informações sobre doenças hematológicas, com publicação de *guidelines* sobre diagnósticos e tratamentos, além de informações sobre cursos e eventos, inclusive sobre o congresso anual, EHA (que em geral acontece em junho), atualização profissional, oportunidades de verbas para pesquisa, grupos científicos e de pesquisa, currículo de formação do hematologista entre outros.

Disponível em: www.ehaweb.org.

Centers for Disease Control and Prevention (CDC-EUA)/Centro para Prevenção e Controle de Doenças

O *website* do CDC dos Estados Unidos tem uma gama muito grande de publicações sobre saúde, doenças e prevenção de doenças. Tem artigos sobre doenças emergentes e temas globais, como covid-19, por exemplo, com estatísticas recentes, muito úteis para consulta e atualização.

Disponível em: www.cdc.gov.

Cure4kids

O *Cure4kids* é um *website* do *International Outreach Program* do *St. Jude Children's Research Hospital*, de Memphis-TN, Estados Unidos, que fornece informação para profissionais de todo o mundo, criado neste hospital incrível que tem como objetivo a pesquisa, o tratamento e a cura de doenças devastadoras da infância, como câncer, doenças hematológicas entre outras. O site tem vários recursos como *webinars*, aulas gravadas, cursos, artigos e acesso a uma vasta biblioteca e pesquisa de artigos na *PubMed Central* e às revistas *Journal of Pediatric Hematology/Oncology, Leukemia, Pediatric Blood and Cancer, Lancet*. Existem reuniões e grupos de discussão que podem ser arranjadas dentro do *website*, com médicos do hospital. Pode-se criar uma conta gratuita no *Cure4kids* e ter acesso ao *PubMed Central* para a busca de artigos científicos cadastrados no *Medline* e outras bases de dados.

Disponível em: www.cure4kids.org.

Academia de Ciência e Tecnologia de São José do Rio Preto

O *website* foi desenvolvido pelos pesquisadores e professores Paulo César Naoum e Flávio Augusto Naoum e outros colaboradores. O site tem várias informações sobre o diagnóstico laboratorial e estudos no Brasil sobre a hemoglobina e as hemoglobinopatias.

Disponível em: www.hemoglobinopatias.com.br.

Manuais e *guidelines* úteis

- **Manual dos Centros de Referência de Imunobiológicos Especiais (CRIE)**
  Disponível em: https://portalarquivos2.saude.gov.br/images/pdf/2019/dezembro/11/manual-centros-referencia-imunobiologicos-especiais-5ed.pdf.
- *Guideline* **de doença falciforme NHLBI 2014 (***Evidence-based management of sickle cell disease***: expert panel report, 2014)**
  Disponível em: http://www.nhlbi.nih.gov/health-pro/guidelines/sickle-cell-disease-guidelines.
- **Manual de eventos agudos da doença falciforme (Ministério da Saúde – Brasil, 2009)**
  Disponível em: http://bvsms.saude.gov.br/bvs/publicacoes/manual_eventos_agudos_doenca_falciforme.pdf.
- **Orientações para o diagnóstico e tratamento das talassemias-beta (Ministério da Saúde – Brasil, 2016)**
  Disponível em: https://bvsms.saude.gov.br/bvs/publicacoes/orientacoes_diagnostico_tratamento_talassemias_beta.pdf.
- **Manual de diagnóstico e tratamento da doença de von Willebrand (Ministério da Saúde – Brasil, 2008)**
  Disponível em: http://bvsms.saude.gov.br/bvs/publicacoes/manual_tratamento_willebrand.pdf.
- **Consenso de anemia ferropriva (SBP, 2021)**
  Disponível em: https://www.sbp.com.br/fileadmin/user_upload/23172c-Diretrizes-Consenso_sobre_Anemia_Ferropriva.pdf.

Índice remissivo

A

Abordagem do episódio febril, 86
Academia de Ciência e Tecnologia de São José do Rio Preto, 283
Acantócitos, 55
Acetato de desmopressina, 146
Acidente vascular cerebral, 82
Ácido tranexâmico, 146
Aconselhamento genético, 76
Adenomegalias, 33
Adolescente com doença falciforme, 78
Agregação plaquetária, 61
Aliquotagem, 269
Aloimunização/surgimento de anticorpos irregulares, 278
Alterações
    da coagulação, 217
    hematológicas
        na síndrome de Down, 123
        presentes nos fetos e neonatos, 124
American Society of Hematology (ASH)/Sociedade Americana de Hematologia, 282
Amplificação, 59
Anemia(s), 17, 223
    autoimunes, 22
    carenciais, 101
    da inflamação, 223
    da prematuridade, 237
    de Blackfan-Diamond, 169
    de doença crônica, 21
    de Fanconi, 167
    em lactentes, pré-escolares e escolares, 19
    falciforme, 21
    ferropriva, 21
    fisiológica, 20
        da infância, 237
    hemolítica(s), 153
        adquiridas, 22
        autoimune, 153
            classificação, 155
            fisiopatologia, 153
            quadro clínico e laboratorial, 156
            tratamento, 156
        hereditárias, 21
        não esferocítica, 118
    hipoplásica eritroide congênita, 169
    macrocíticas, 48
    megaloblástica, 21, 107
        exames laboratoriais, 109
        tratamento, 111
    microangiopáticas, 22
    microcíticas, 48
    no período neonatal, 237
    normocíticas, 48
    por deficiência de ferro, 101
        diagnóstico(s), 104
            diferenciais, 106
        epidemiologia, 102
        etiologia, 102
        fisiopatologia, 103
        quadro clínico, 103
        tratamento, 105
    sintomática, 266
Anomalias vasculares, 205
    classificação das, 205
Antagonistas da vitamina K, 197
Antibioticoterapia profilática na neutropenia, 29
Anticoagulantes orais diretos, 198
Antifibrinolíticos, 146
Associação Brasileira de Hematologia, Hemoterapia e Terapia Celular (ABHH), 282
Ativador do plasminogênio
    do tipo tecidual, 60
    do tipo uroquinase, 60
Aumento da destruição eritrocitária, 20
Autocuidado, 76
Avaliação
    da coagulação, 57
    laboratorial da hemostasia, 60

B

Bean syndrome, 214

C

Centers for Disease Control and Prevention (CDC-EUA)/ Centro para Prevenção e Controle de Doenças, 283

Ciclo de Krebs, 115
Cintilografia, 90
Citometria de fluxo, 61
Citorredução, 247
Coagulação intravascular disseminada, 217
Coagulopatias, 139
　adquiridas, 13
　hereditárias, 12
　　raras, 148
Coleta de sangue
　por aférese, 264
　por sangue total, 264
Concentrado(s)
　de fator da coagulação, 142
　de hemácias, 266
　de plaquetas, 264
Contagem de plaquetas, 52, 61
Corpo(s)
　de Alder-Reilly, 55
　de Döhle, 55
　de Heinz, 55
　de Howell-Jolly, 55
Corticosteroide, 207
Covid-19, 88, 221
Crise(s)
　aplástica, 80, 82
　　pelo parvovírus B19, 89
　dolorosas, 78
　vaso-oclusiva, 80
Cure4kids, 283

D

Dactilite, 80
Defeitos
　de membrana, 21
　intrínseco nas células mieloides ou progenitoras, 50
Deficiência(s)
　de glicose-6-fosfato desidrogenase, 71, 115, 116
　de piruvatoquinase, 115, 119
　de vitamina
　　B12, 108
　　K, 242
　enzimáticas, 115
Deleucotização, 268
Diagnóstico de deficiência de G6PD, 72
Diminuição
　da contagem leucocitária, 247
　da produção de eritrócitos, 19
Disceratose congênita, 170
Disfunções plaquetárias, 11
Disgenesia reticular, 26
Dispneia associada à transfusão, 276
Distúrbios metabólicos, 276
Doença(s)
　de von Willebrand, 11
　do enxerto contra o hospedeiro transfusional, 276
　falciforme, 21, 68, 75, 80
　　prevalência da, 68

　　hematológicas, 217s, 237
　　hemolítica do recém-nascido, 238
　onco-hematológica(s), 73, 177
　　crônica, 256
　　　estímulo aos exercícios físicos, 259
　　　questões psicossociais, 258
　　　seguimento do crescimento e desenvolvimento, 258
　　　transição para hebiatria e a fertilidade, 259
　　　vacinação, 257
Doente crônico onco-hematológico, 255
Dor aguda relacionada à transfusão, 275
Drepanócitos, 54
Dye laser, 207

E

Educação em saúde, 76
Eliptócito, 54
Emergências onco-hematológicas, 245
Eosinofilia, 51
Eritroenzimopatias, 21
Eritrograma, 47
Esferócitos, 54
Esferocitose hereditária, 159
　diagnóstico, 162
　fisiopatologia, 160
　quadro clínico, 162
　tratamento, 164
Esfregaço de sangue periférico, 54, 61
Esquizócitos, 55
Estímulo aos exercícios físicos, 259
Estomatócitos, 55
European Hematology Association (EHA)/Associação Europeia de Hematologia, 283
Exame(s)
　físico, 7, 19
　laboratoriais, 7

F

Falências medulares, 21, 167
Fases da coagulação, 59
Fator de von Willebrand (FvW) e atividade do FvW, 61
Fenômeno de Kasabach-Merritt, 207
Fenotipagem eritrocitária, 268
Fertilidade, 259
Fibrinólise, 4, 60
Finalização, 59
Focalização isoelétrica, 69
Formação em *rouleaux*, 55

H

Hebiatria, 259
Hemácias
　crenadas, 55
　em alvo, 54
Hemangioendotelioma kaposiforme, 207
Hemangioma da infância, 206

Hemocomponentes, 263, 264
   modificados, 268
   utilizados na prática clínica, 264
Hemoderivados, 264
Hemofilia(s), 139, 141
   A e B, 12
   com inibidor, 147
   preparo cirúrgico nas, 145
Hemoglobinopatias, 75, 94
Hemoglobinúria paroxística a frio, 154
Hemograma, 47, 104
   no tubo citrato, 61
Hemorragia no período neonatal, 239
Hemossiderose com comprometimento de órgãos, 278
Hemostasia, 3
   na criança, 4
   primária, 3, 57, 61
   secundária, 4, 58
Heparina
   de baixo peso molecular, 196
   não fracionada, 195
Hepatoesplenomegalia, 39
   diagnóstico, 42
   epidemiologia, 39
   fisiopatogenia, 40
   quadro clínico, 41
Hiperleucocitose, 245
História
   do sangramento, 6
   familiar, 7

I

Icterícia neonatal, 71, 118
Imatinib, 256, 258
Impacto do teste do pezinho na família, 76
Inativação de patógenos, 269
Infarto cerebral, 82
Infecções, 84
   transmitidas por transfusão, 91
Inibidor(es)
   diretos da trombina, 198
   indireto do fator Xa, 198
Iniciação, 59
Intercorrências infecciosas e respiratórias, 78
Interpretação dos exames complementares em hematologia pediátrica, 45
Investigação do sangramento, 5
Irradiação, 268

L

Lavagem ou redução de plasma, 268
Lesão pulmonar aguda relacionada à transfusão, 275
Leucemia(s), 177
   agudas, 255
   linfoblástica aguda, 181
   linfoide aguda, 128
   mieloide
      aguda, 181
      associada à síndrome de Down, 127
      crônica, 181
   promielocítica, 181
   transitória associada à síndrome de Down, 125
Leucemogênese associada ao cromossomo 21, 124
Leucoaférese, 247
Leucocitose, 49
Leucograma, 49
Leucopenia, 49
Linfo-histiocitose hemofagocítica, 187, 226
Linfocitose, 51
Linfoma(s), 182
   de Hodgkin, 184
Linfonodos, 36
Linfopenias, 50

M

Macrocefalia associada a malformações capilares, 214
Malária, 91
Malformação(ões)
   arteriovenosas, 212
   capilar, 211
   linfáticas, 211
   vasculares, 211
      associadas, 213
   venosas, 211
Mancha vinho do porto, 211
Manuais e *guidelines* úteis, 283
Membrana eritrocitária, 159
Meningite, 88
Metabolismo
   de ferro, 104
   eritrocítico, 115
Método simples de medida do baço, 92
Microangiopatia trombótica, 227
Modalidades de transfusão, 264
Monocitose, 52

N

Neutrofilia, 50
Neutrófilo, 23
Neutropenia, 23, 49
   autoimune, 26
   causada por fatores extrínsecos, 50
   causas de, 50
   cíclica, 25
   congênita(s), 24
      grave, 24
   étnica benigna, 26
   febril, 29
   relacionada a erros inatos da imunidade, 25
   secundária
      a infecções, 27
      a outras doenças, 27
      induzida por medicamentos, 27

O
Osteomielite, 89

P
Paciente onco-hematológico crônico, 255
Palpação do baço, 77
Patient blood management (manejo transfusional do paciente), 263
Perdas sanguíneas durante a gestação e parto, 19
Poiquilocitose, 54
Policitemia no período neonatal, 239
Preparo cirúrgico nas hemofilias, 145
Prevenção das infecções, 85
Priapismo, 80, 81
Primeira consulta, 76
Profilaxia com penicilina, 85
Promoção de saúde, 85
Propagação, 59
Propranolol oral, 206
Purpura fulminans, 220
Púrpura
    fulminante, 220
    pós-transfusional, 276
    trombocitopênica trombótica, 228
        adquirida, 230
        congênita, 231

R
Radiografia, 90
Reação(ões)
    alérgica, 273
    febril não hemolítica, 273
    hemolítica
        aguda
            imunológica, 274
            não imune, 275
        tardia, 277
    hipotensiva relacionada à transfusão, 276
    leucemoide, 51
    por contaminação bacteriana, 274
    transfusionais, 271, 272
Refratariedade plaquetária, 276
Ressonância nuclear magnética, 90
Reticulócitos, 104

S
Sepse, 88
Sequestro esplênico, 92
Shunt da hexosemonofosfato, 115
Síndrome(s)
    da aglutinina fria, 154, 158
    da lise tumoral, 247
    da veia cava superior, 251
    de Bernard-Soulier, 56
    de *Blue Rubber Bleb Nevus*, 214
    de Chédiak-Higashi, 25, 56
    de CLAPO, 214
    de CLOVES, 214
    de Down, 123
    de Griscelli tipo II (GSII), 25
    de falência medular, 48
        hereditária, 167
    de Hermansky-Pudlak, 25
    de Klippel-Trenaunay, 214
    de Kostmann, 24
    de Pearson, 25
    de Proteus, gene AKT1, 214
    de Shwachman-Diamond, 25, 173
    de Sturge-Weber, 214
    de Wiskott-Aldrich, 56
    de Zinsser-Engman-Cole, 170
    do mediastino superior, 251
    hemofagocítica, 187
    hemolítico-urêmica, 231
    talassêmicas, 21
    torácica aguda, 80, 81, 89
    WHIM, 25
Sirolimo, 207
Sistema fibrinolítico, 60
Sobrecarga circulatória relacionada à transfusão, 275
Sociedade
    Brasileira de Pediatria (SBP), 281
    de Pediatria de São Paulo (SPSP), 281

T
Talassemia
    intermédia, 95
    major, 95
    minor, 95
Técnica(s)
    de IEF, 69
    laboratoriais empregadas na triagem neonatal para hemoglobinopatias, 69
Tempo
    de protrombina, 62
    de trombina, 63
    de tromboplastina parcial ativada, 62
Terapia transfusional, 261
Teste(s)
    de correção a 50%, 62
    de mistura, 62
    do pezinho
        interpretação do, 69
        método de coleta, 68
        para deficiência de G6PD, 71
        para doenças hematológicas, 67
    genéticos, 65
    globais da coagulação, 64
Timolol, 207
Traço
    de talassemia, 93, 95
    falciforme, 93

Transfusão
    de concentrado de granulócitos, 267
    de crioprecipitado, 267
    de hemácias, 266
    de plaquetas, 265
    de plasma fresco congelado, 267
    tipos de, 264
Transmissão de doenças infecciosas, 277
Tratamento do AVC na emergência, 83
Triagem, 67
    neonatal, 67
        para hemoglobinopatias, 68, 94
Trombocitopenia, 9
    amegacariocítica congênita, 174
    imune, 131
        apresentação clínica, 133
        classificação, 132
        diagnóstico diferencial, 133
        epidemiologia, 133
        fisiopatologia, 131
        tratamento, 134
    induzida pela heparina, 218
    ligada ao X, 56
    no RN, 240
Tromboembolismo venoso, 193

Trombofilias, 193
    hereditárias, 200
Trombolíticos, 199
Trombose(s), 193
    arterial, 200
Tumores vasculares, 206

U
Ultrassonografia, 90

V
Vacinação, 85
    no paciente neutropênico, 29
Via
    de pentosefosfato, 115
    extrínseca, 62
    intrínseca, 62
Vincristina, 207
Vitamina
    B12, 107
    K, 242

W
Websites e referências de consulta para o pediatra, 281